本论著是国家社科基金项目（21STA052）和国家卫生健康委员会委托项目、湖南省卫生健康委员会委托项目的部分研究成果

现代医院合规管理

风险防范与规范指引

主　编　郑雪倩　曹艳林　程雪莲

副主编　刘　凯　仇永贵　董来东　陈　伟

中国人民大学出版社
·北京·

本书编委会

主　编：

郑雪倩　中国医院协会医疗法制专业委员会

曹艳林　中国医学科学院北京协和医学院医学信息研究所

程雪莲　重庆市卫生健康委员会

副主编：

刘　凯　北京市华卫律师事务所

仇永贵　南通大学附属医院

董来东　山东大学齐鲁医院

陈　伟　首都医科大学附属北京口腔医院

编　　委（按照姓氏笔画排列）：

丁宗烽　中南大学湘雅医院

王　川　中国医学科学院血液病医院

王　阳　首都医科大学附属北京中医医院

王　凯　重庆坤源衡泰律师事务所

王　婧　北京清华长庚医院

王将军　中日友好医院

文学斌　湘雅博爱康复医院

龙翔凌　北京大学第一医院

刘丹妮　四川大学华西医院

刘欢欢　北京市华卫律师事务所

刘启望　四川大学华西医院

刘诗卉　首都医科大学附属北京积水潭医院

刘桂华　山东环周豪才律师事务所

李　强　中国医学科学院血液病医院

李欣慧　首都医科大学附属北京中医医院

李俊键　中国建筑上海设计研究院有限公司

李敬伟　北京大学第一医院

杨　凡　中国医学科学院血液病医院

杨　超　北京清华长庚医院

杨　超　山东环周豪才律师事务所

张　可　贵州省黔南州中级人民法院

张　梦　首都医科大学附属北京积水潭医院

张荣荣　北京大学第一医院

张晓羽　南通市第六人民医院

张继庞　重庆医科大学附属儿童医院

张静静　山东齐鲁律师事务所（济南）总所

陈　琳　中国医学科学院血液病医院

陈　夔　四川大学华西医院

邵莫童　首都医科大学附属北京积水潭医院

周渝金　中国医学科学院北京协和医学院医学信息研究所

郑建国　重庆坤源衡泰律师事务所

郑秋实　北京大学肿瘤医院

赵　双　首都医科大学附属北京积水潭医院

胡志萍　北京大学医学部医院

施陈漪　中国医学科学院北京协和医学院医学信息研究所

袁　达　中国医学科学院北京协和医院

袁　娟　济南市第三人民医院

徐潇洁　某互联网公司

席迎弈　北京市华卫律师事务所

黄　鹂　中国医学科学院北京协和医院

龚志忠　首都医科大学附属北京中医医院

庹　琳　北京大学医学部

康　丽　南通大学附属医院

彭　华　中国医学科学院北京协和医院

董艳艳　山东大学齐鲁医院

韩　茵　北京市华卫律师事务所

韩　磊　中国人民解放军陆军特色医学中心

程丽霞　中国人民解放军陆军特色医学中心

谢婷婷　重庆市卫生健康综合行政执法总队

曾　豪　重庆市卫生健康综合行政执法总队

蔡林俐　四川大学华西医院

潘　勇　中国医科大学附属盛京医院

特别致谢

本书得到了国家卫生健康委员会法规司赵宁司长的专业指导和帮助，为本书涉及的相关内容提出了独到见解，在此表示感谢！

本书得到了如下行业组织及单位的支持，它们积极组织参与编写工作，在此表示感谢！

中国医院协会医疗法制专业委员会；

中国卫生法学会；

中国研究型医院学会医药法律专业委员会；

中华预防医学会公共卫生管理与法治分会；

北京卫生法学会；

北京市华卫律师事务所。

编委会全体成员再次对参加指导本书编写、出版的各位领导及组织、单位的支持表示由衷的感谢！

合规管理是指以有效防控风险为目的，以增强法律执行力，提升依法合规经营管理和服务水平为导向，以组织机构管理者和全体员工的经营管理和服务活动为对象，开展包括制度制定、风险识别处置、合法合规性审查、合规风险应对、合规报告、合规评价、违规责任追究、合规培训在内的有组织、有计划的管理活动。从 20 世纪末以来，境外一些国家陆续出台法律法规，要求企业建立合规管理制度，开启从行政强力监管模式转变为充分激发企业自我治理能力的合规管理模式之路。欧美、日本等国家（地区）的大型企业将建立合规制度、实施合规管理作为企业现代管理的重要内容，将合规的理念"变成"一种内生于企业，为企业所长期秉持的宗旨、核心文化和价值观。

国务院国有资产监督管理委员会于 2018 年 11 月印发了《中央企业合规管理指引（试行）》，于 2022 年 8 月发布了《中央企业合规管理办法》，为打造"法治央企"，进一步明确了合规管理组织及其职责、合规管理运行机制、合规考核评价、合规文化和信息化建设等基本制度框架，以加快提升合规经营管理水平，确保企业可持续健康发展。目前，合规管理已成为我国大型企业监管的重要途径。

在医药卫生领域，2021 年 1 月 21 日中国化学制药工业协会以行业标准的名义发布了《医药行业合规管理规范》，以行业组织的形式开启了医药行业合规管理的探索。

近年来，一些大型公立医院在医院管理中运用合规管理的理念，以实现现代医院高质量发展的要求。合规管理是医院稳健经营运行的内在需求，也是防范违规风险的基本前提，可以防止决策失误，尤其是约束高层领导人员的相关行为，最大限度减少决策失误带来的经营风险。合规管理是规范医院员工行为的有效手段，建构科学的医院合规文化以及合规管理体系，有利于医院全体人员养成合规化的习惯，自觉自律地避免违规风险。

中国医院协会医疗法制专业委员会勇于探索、敢为人先，在医疗卫生法治建设的进程中永不缺位。由 2020 年度"法治人物"郑雪倩，以及曹艳林、程雪莲共同担任主编，中国医院协会医疗法制专业委员会、中国卫生法学会、中国研究型医院学会医药法律专业委员会、中华预防医学会公共卫生管理与法治分会、北京卫生法学会、北京市华卫律师事务所等组成的编写团队历经一年半共同努力编写的《现代医院合规管理》一书首发面世。该书的编写团队由经验丰富的具有医学、法学、管理学等知识的专业人员组成，以习近平法治思想为统领，坚持党的领导，坚持法治思维，坚持有理有据，坚持理论联系实际，认真梳理合规管理的历史渊源和相关的法律法规，借鉴国内外企业合规管理的理论和经验，结合中国医院管理的现状，深入研究探讨中国医院合规管理的可行性、必要性和可操作性，为中国医院合规管理提供了可复制可遵循的范本。

《现代医院合规管理》是迄今较为完整论述医院合规管理的书籍。该书共 12 章，除第一章"概述"外，其余各章以导言/概述、合规风险提示、合规依据、合规指引为框架，力求章节系统全面、题目含义明确、风险重点突出、依据明示可查、指引清晰实用。本书中的"合规风险"主要指医院管理、运营和医疗服务过程中系统和实操层面违法违规的风险，如决策风险、制度短板、机制缺陷等系统方面的风险；此外，还包括用工风险、客户风险、竞争风险、合作风险、执业风险、科研教学风险、行为风险、伦理道德风险等操作层面的风险。"合规风险提示"部分旨在划清违规红线，明示责任承担。"合规依据"部分列明了防控风险合规管理应当遵循的相关法律法规，既指明了应用依据，又便于查找。"合规指引"部分对应本章节的"合规风险"，从医院领导体制、组织架构、制度建设、机制完善、监督考核、合规程序、民主文化的层面，提出依法依规在医院内部预防/控制风险的规范行动和方略指引。

在新时期，我国在经济、科技领域的不断创新和发展，带动了医疗卫生健康领域新技术、新业态、新服务的深度发展。对医院合规管理，对广大医务工作者和管理者提出了更高的要求与挑战。研究探讨现代医院法治建设及合规管理的新问题、新法律、新制度、新衔接，是摆在我们面前的新课题、新任务、新责任。医疗卫生健康法治体系涉及面广，关系国家安全，关系经济建设保障，关系人民的生命健康，关系民生福祉，关系社会安定，关系社会进步。我们相信《现代医院合规管理》一书将有利于医院管理能力的提升，有利于医院管理法治进程的推进；我们相信医院合规管理工作将取得积极进展和明显成效，为医院高质量发展、"健康中国"战略实施提供有力支撑/保障。

2023年，是党的二十大胜利召开后的开局之年，新时代、新变局、新挑战、新机遇，任重道远，时不我待，我们肩负重任，责任重大。让我们在习近平法治思想的指引下，开创现代医院高质量发展新格局，共同携手，不忘初心，砥砺前行。

由于水平有限，书中难免瑕疵，不足之处，望读者批评指正，以匡不逮。

《现代医院合规管理》编写组

2023年10月

目　录

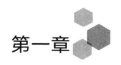

第一章

概　述

第一节　合规制度简介

一、合规的概念

1. 合规的本意

从中文语义学解释而言，并不难理解"合规"这一词语的含义。根据汉语字典的解释，所谓"合"，作动词时，有"结合到一起；凑到一起；共同"之意；所谓"规"，本意是指画圆的器具，后被引申为法度、准则、模范、典范、成例、标准、法则等意思。东汉许慎所著《说文解字》对规的解释为"有法度也。从夫从见"。从中文语义来理解，"合规"就是指行为应与相关规定（法律、法规、标准、章程等）的要求相符，不得违背。关于合规一词所对应的英文词汇，通说大都界定为"compliance"，取其名词原意"遵循"的意思。[①] 也有学者认为，合规一词源于英文中的动词"comply"，具体词组为"to comply with"，取其遵守、符合、依从之意。[②]

2. 合规的定义

由于合规起源和主要运用于企业，故企业合规的定义比较规范和完整。企业合规通常是指，企业及其员工的经营行为符合法律法规、国际条约、行业准则、商业惯例、道德规范、内部规章制度等。

依 2005 年 4 月巴塞尔银行监督管理委员会发布的《合规与银行内部合规部门》，合规管理是指银行在开展业务经营活动时遵循法律、监管规定、规则、自律性组织制定的有关

---

① 李晓明 . 合规概念的泛化及新范畴的确立：组织合规 . 法治研究，2022（2）：136 - 147.
② 李本灿 . 刑事合规制度的法理根基 . 东方法学，2020（5）：32 - 44.

准则，以及适用于银行自身业务活动的行为准则。

2022 年 8 月国务院国有资产监督管理委员会第 42 号令《中央企业合规管理办法》中规定：合规是指企业经营管理行为和员工履职行为符合国家法律法规、监管规定、行业准则和国际条约、规则，以及公司章程、相关规章制度等的要求。合规管理是指企业以有效防控合规风险为目的，以提升依法合规经营管理水平为导向，以企业经营管理行为和员工履职行为为对象，开展的包括建立合规制度、完善运行机制、培育合规文化、强化监督问责等的有组织、有计划的管理活动。

从上述合规的定义我们可以分析出合规三个层面的含义：第一个层面是对行为人所施行为的评价和认定；第二个层面是对行为主体所施行为，尤其是对行为主体本身的"规训"；第三个层面是对行为主体价值观的引领。

3. 合规与合法的关系

遵循、遵守、符合、依从是合规的核心意义，而"规"也大都包括法律法规、标准规范、准则等。从这一角度而言，合规与合法没有本质区别，但如果我们从合规本质看，合规不能与合法完全"等号"联结。合法是指社会大众行为必须符合国家法律、法规、规章等的要求，不能逾越法律红线。合规的范围更广，包含法律、法规、规章、技术标准、伦理道德规范、行业伦理准则或惯例等规范性法律文件和非规范性要求，以及单位内部为更好地保障法律实施而制定的制度。合规通过制定制度、规则等形式，来更好地保证法律的执行和落实。

现代合规的重点，不只是对组织体（法人）所实施的行为是否"合法"的认定评判，也不仅仅在于组织体（法人）实施了违法行为之后，国家对它所实施的行政或刑事处罚。现代合规的本质在于：组织体（法人）为了使其自身、其下属员工，以及与其合作的第三方依法实施相应行为，减少、合理分配不可欲的风险而进行预防和控制工作。这些预防和控制工作，包括且不限于法人治理结构的调整，相关内部控制制度、程序等事项的完善。在出现了违法违规行为之后，司法机关更加关注组织体（法人）所做前述诸多预防和控制工作是否具有合理性、是否具有可执行性以及是否具备有效性。合规是一种由被动守法转向主动合法的价值取向的转变，可以被视为一种伦理文化和商业道德。很多企业在进行合规管理的同时建立合规文化，培育企业优秀文化，增强企业凝聚力和竞争力。

上海师范大学张志铭教授、陈雪博士在《合规概念的新颖性何在》一文中论述道："从合法到合规，我们看到了法律在现实生活中的延伸，看到了法律在现实生活中的展开——生根、发芽、开花、结果，看到了国家和社会法治化治理的具体落实和实现。由此也就彻底扭转了我们对法律、合法性、法治化治理等概念的片面狭窄的认知，使法治化治理由一种理论和制度构设转化为生动的社会生活事实成为可能。"

二、合规制度的形成与发展

大多数学者认为，现代合规制度起源于美国。政府对经济进行干预的开启，是现代合规制度得以出现的制度性源头。1865 年南北战争结束之后，美国进入了自由竞争式的资本主义阶段。随着经济的发展，自由竞争式的资本主义的发展必然产生垄断。美国国会与政府针对经济等领域的垄断问题，制定了一系列的法律，设立了多个专业性的专项监管机构。

行政权力不可避免地，甚至以一种"被邀请"的状态进入了经领域。经济危机大爆发以及由此展开并确立的罗斯福"新政"，是现代合规制度得以"孕育"的前提。1929 年 10 月美国爆发经济危机。1933 年富兰克林·罗斯福总统为遏制经济衰退、重振市场信心、解决社会矛盾，实施了一系列调节金融、农业市场，振兴工业领域，完善社会保障、促进就业的政策、措施，其中较为重要的是加强对银行的监管，强化其自我合规管理。伴随着经济的高速发展和经济全球化的进展，美国政府，尤其是官员与利益集团的联系不断增加，大型跨国公司的各类丑闻事件被不断曝光，促使 1977 年《反海外贿赂行为法》出台。该法是现代合规制度形成的基础。该法对企业如实记录、合规经营提出了更具体、更高的要求，具有威慑力，也起到"规训"的作用。此后美国陆续出台了一系列法律，对公司合规管理进行严格要求和监管。美国司法机关还将企业合规与刑事案件审理相结合，1990 年《美国检察官手册》明确规定"检察官在决定是否起诉一家企业或者与之进行认罪协商时，该企业是否承诺和实行有效的合规计划以及在执法调查中是否合作配合是重要考虑因素"[①]。从 1991 年开始，美国的《联邦量刑指南》在惩戒犯罪的同时，实施适当的激励措施，要求企业建立企业文化，制订有效的合规和道德计划，建立有效预防犯罪和发现犯罪的内部机制。

从 20 世纪末以来，欧美、日本等的大公司将建立合规管理制度、实施合规管理作为企业现代管理的重要内容，将合规的理念"变成"一种内生于企业内部、为企业所长期秉持的宗旨和原则。现代合规制度逐步被普及并不断完善，也从一种企业管理模式演变为国家对社会治理的一种方式。

---

① 肖沛权.企业合规不起诉制度的实践流变、价值及其构建.山西大学学报（哲学社会科学版），2021（5）：153-160.

三、现代合规制度在中国的发展

2001 年 12 月 11 日，我国正式加入了世界贸易组织，成为世界贸易组织的第 143 个成员方。为防范金融风险，强化对金融行业的管理和监管，2002 年中国人民银行借鉴和学习国外中央银行的管理模式，将总行的法律事务部更名为"法律与合规部"，增加了合规监管职能。

从 2004 年开始，国内学者研究银行业现代合规制度的文章增多，如《合规管理在美国银行业监管和银行经营中的作用》《商业银行合规风险控制》《我国银行业的合规管理》等。这些研究涉及银行合规、风险监管、合规风险管理，多从内部控制、治理结构、风险防范、巴塞尔银行协议等方面对现代合规制度进行论述。

2006 年、2008 年中国银监会先后发布《商业银行合规风险管理指引》《保险公司合规管理指引》，从法人治理结构、内部控制、结构性或系统性的风险防范展开，强调金融领域各行业、各部门在业务运营过程中应当遵守法律、法规，遵守相关规则、准则、行为守则以及职业操守。随着"走出去"战略的实施，中国企业不断遇到诸多法律问题（风险），这些问题（风险）多集中在反倾销、反补贴、知识产权、海外并购、商业秘密、合同订立和履行、反腐败领域。为提高企业经营管理水平，增强其风险防范能力，促进企业可持续发展，2008 年财政部、中国证监会、审计署、中国银监会和中国保监会发布了《企业内部控制基本规范》，后于 2010 年发布了《企业内部控制配套指引》。

2012 年，商务部、国家发展和改革委员会（以下简称国家发展改革委）、国务院国有资产监督管理委员会（以下简称国资委）、中华全国工商业联合会（以下简称全国工商联）等联合印发了《中国境外企业文化建设若干意见》，该意见在"企业文化建设的基本内容部分"明确："坚持合法合规。严格遵守驻在国和地区的法律法规，是境外企业文化建设的重要内容。境外企业要认真研究和熟悉当地法律法规，做到依法求生存，依法求发展。严格履行合同规定，主动依法纳税，自觉保护劳工合法权利，认真执行环境法规，确保国际化经营合法、合规。坚持公平竞争，坚决抵制商业贿赂，严格禁止向当地公职人员、国际组织官员和关联企业相关人员行贿，不得借助围标、串标等违法手段谋取商业利益。""强化道德规范。企业道德是企业文化的集中体现。'小胜于智，大胜于德。'境外企业要树立'以德兴企'的观念。加强对员工的道德意识教育，弘扬传统美德，增强荣辱观念，养成良好的道德品质。深刻认识见利忘义、唯利是图、损害消费者利益等不道德行为的危害性。坚持义利并重，将道德感、伦理观渗透到企业经营和管理的全过程。"

2017 年 12 月 29 日中国国家标准化管理委员会在以国际标准化组织发布的《合规管理体系 指南》(ISO 19600：2014) 为摹本的基础上，发布了中国的国家标准《合规管理体系指南》(GB/T 35770—2017)。①

2018 年 7 月，国资委发布了《中央企业违规经营投资责任追究实施办法（试行）》。2018 年 11 月，国资委发布了《中央企业合规管理指引（试行）》。2018 年 12 月，国家发展改革委、商务部、中国人民银行、国资委、全国工商联等部门制定并发布了《企业境外经营合规管理指引》。前述规范性文件要求企业健全合规管理框架，制定合规管理制度，完善合规管理运行机制，防范应对合规风险，持续改进管理体制，重视合规文化建设。这些文件构建了一个供"走出去"企业参考适用的标准、体系。因此，2018 年也被称为我国的"合规元年"。2022 年 8 月国资委发布第 42 号令《中央企业合规管理办法》。这是国资委自成立以来针对合规管理发布的第一个部门规章。该办法强调合规管理是企业有效防范经营风险的关键制度性措施，要求中央企业加快提升依法合规经营管理水平。

2019 年 12 月，最高人民检察院检察理论研究所提交了《检察职能有待拓展的空间：刑事合规监督》的专题报告，建议："检察机关可以以刑事检察为龙头，构建企业刑事合规的检察监督机制，并将其作为检察机关参与优化营商环境的着力点和依法平等保护民营经济健康发展的切入点。"一些基层检察院进行了刑事合规试点，具体做法是"检察机关对于办理的涉企刑事案件，在依法作出不批准逮捕、不起诉决定或者根据认罪认罚从宽制度提出轻缓量刑建议的同时，督促涉案企业作出合规承诺并积极整改，促进企业合规守法经营，预防和减少企业违法犯罪"②。2021 年 6 月、12 月，最高人民检察院发布了两批 10 件的企业合规典型案例。在最高人民检察院主导下所进行的"企业犯罪相对不起诉适用机制改革"的实施，标志着我国开始对现代合规制度在国内的具体落实以及现代合规制度中的"外部激励"机制展开探索。2021 年 6 月，最高人民检察院、司法部、财政部、生态环境部、国资委、国家税务总局、国家市场监督管理总局、全国工联和中国国际贸易促进委员会共同印发了《关于建立涉案企业合规第三方监督评估机制的指导意见（试行）》。上述单位后于同年 11 月印发了《关于建立涉案企业合规第三方监督评估机制的指导意见（试行）实施细则》和《涉案企业合规第三方监督评估机制专业人员选任管理办法（试行）》。2022 年 4 月，最高人民检察院、司法部、财政部、生态环境部、国资委、国家税务总局、

---

① 该标准于 2022 年被国家标准《合规管理体系要求及使用指南》(GB/T 35770—2022) 所代替。

② 徐日丹. 为守法经营而管 为健康发展而究："2021 企业合规国际论坛·刑事合规交流研讨会"侧记. 检察日报，2021 - 07 - 19.

国家市场监督管理总局、全国工商联和中国国际贸易促进委员会所共同组建的"第三方机制管委会",印发了《涉案企业合规建设评估和审查办法(试行)》。这些规范性文件的颁布,表明我国涉案企业合规从宽检察改革工作正在向纵深发展,刑事合规也从理论走向实践。2023年最高人民检察院工作报告中明确指出:"积极稳妥推进涉案企业合规改革。做实对国企民企、内资外资等各类企业依法平等保护,营造法治化营商环境,把企业产权和企业家合法权益保护落到实处,促进保就业保民生。"检察机关正积极稳慎探索在重大复杂案件和涉国有企业、大型企业、跨国企业案件中适用企业合规改革,推动创建中国特色涉案企业合规司法制度,营造法治化营商环境。

四、实施合规制度的意义

从合规的概念和发展脉络可以看出,合规管理最早是企业为了避免受到惩罚而进行的一种自我约束、自我改进。现代合规制度演变和发展所体现出的价值期许,已经不仅仅是企业合法即可,而是企业在合法的基础上,通过依法构建合规和道德计划这种措施,在应然层面达到一种"德性";政府以及监管机构寄希望于通过法律的引领和规训、外部的激励和惩戒,企业能够建构正向的企业文化,塑造自身、延续自身,影响乃至于引领社会风尚。

合规制度也体现了政府和监管机构的治理理念、方式的转变和能力的提升:政府和监管机构除实施传统的监督、处理、处罚措施之外,还着重于监管对象的合法性塑造,指引组织体(法人)主动去合法,主动去依法实施行为,并将这种主动合法的制度和机制确立下来。

第二节　合规制度在公立医院的实施

党的十八届三中全会以来,我国改革的主线和原则之一就是:在中国共产党的领导下,实现"民主与法治的共融、国家与社会的共通、政府与公民的共治,由此达成国家与社会的和谐发展和长治久安"[①]。党的十九届四中全会通过的《中共中央关于坚持和完善中国特色社会主义制度推进国家治理体系和治理能力现代化若干重大问题的决定》强调,"必须加强和创新社会治理,完善党委领导、政府负责、民主协商、社会协同、公众参与、

---

① 王浦劬.全面准确深入把握全面深化改革的总目标.中国高校社会科学,2014(1).

法治保障、科技支撑的社会治理体系，建设人人有责、人人尽责、人人享有的社会治理共同体"。多元主体依法参与、依法实施、共建国家治理体系的格局正在形成。

习近平总书记在党的十九大报告中指出，要实施"健康中国"战略。深化医药卫生体制改革是全面推进健康中国建设的重点任务，改革的目标之一就是党和国家在医疗卫生领域建设现代治理体系，提升治理能力。健全现代医院管理制度、推进公立医院高质量发展是建设健康中国的重要保障。

合规制度这一现代企业治理模式也必将在推进卫生健康领域治理体系治理能力现代化、健全现代医院管理制度、推进公立医院高质量发展方面发挥更大作用。

一、医院实施合规制度的意义

1. 医院实施合规制度是提升卫生健康领域治理体系和治理能力的有效途径

1994 年《医疗机构管理条例》和 1998 年《执业医师法》的出台，标志着我国医政管理步入法制化进程。自此卫生行政部门依据这两部法律法规对医疗机构、医师准入和执业活动进行监督管理。依法监管对提高医疗质量、保障医疗安全起到了至关重要的作用，然而，卫生行政部门这种"管"的模式与卫生健康行业的特点并不完全契合。换言之，医疗质量和安全并不是完全靠外部监管得来的。

医院引入现代合规制度后，医院将主动对照法律法规、标准规范构建内部管理、内部控制等相关制度，从被动接受卫生健康主管部门监管，转变为主动落实法律法规、标准规范等的各项要求。卫生健康主管部门从单纯的对医院违法行为的事后处罚监管模式，转变为评价医院所制定的各项制度是否合理、是否有效、是否具有可执行性，从而预防违法行为发生的监管方式。这种引导、激励的监管方式不仅仅降低了卫生健康主管部门的监管成本，提高了监管效率，更重要的是使医院的行为与卫生健康主管部门的监管目标保持高度一致，即保障医疗质量和医疗安全，使医院长久健康发展。

2. 医院实施合规制度是健全现代医院管理制度、促进公立医院高质量发展的有效手段和方式

习近平总书记在党的十九大报告中指出，"深化医药卫生体制改革，全面建立中国特色基本医疗卫生制度、医疗保障制度和优质高效的医疗卫生服务体系，健全现代医院管理制度"。党的十九届四中全会和《国民经济和社会发展第十四个五年规划和 2035 年远景目标纲要》都要求"加快现代医院管理制度改革""加快建立现代医院管理制度"。建立现代医院管理制度从医院角度而言，就是要完善医院管理制度，具体内容为：制定章程，规范

内部治理结构和权力运行规则，提高医院运行效率；健全决策机制，保证党组织意图在决策中得到充分体现，发挥专家治院作用；健全以职工代表大会为基本形式的民主管理制度，推进院务公开；健全医疗质量安全管理制度，建立医疗质量管理与控制工作制度，落实医疗质量安全核心制度，加强重点科室、重点区域、重点环节、重点技术的质量安全管理；健全人力资源管理制度，建立健全人员聘用管理、岗位管理、职称管理、执业医师管理、护理人员管理、收入分配管理等制度；健全财务资产管理制度，确保经济活动合法合规，提高资金资产使用效益；健全绩效考核制度，将政府、举办主体对医院的绩效考核落实到科室和医务人员，对不同岗位、不同职级的医务人员实行分类考核。围绕办院方向、社会效益、医疗服务、经济管理、人才培养培训、可持续发展等方面建立健全绩效考核指标体；健全人才培养培训管理制度，加强临床重点专科、学科建设，提升医院的核心竞争力；健全科研管理制度，加强临床医学研究，加快诊疗技术创新突破和应用，大力开展适宜技术推广普及，加强和规范药物临床试验研究，提高医疗技术水平；健全后勤管理制度，推进医院后勤服务社会化；健全信息管理制度，强化医院信息系统标准化和规范化建设，加强医院网络和信息安全建设管理；加强医院文化建设，弘扬"敬佑生命、救死扶伤、甘于奉献、大爱无疆"的职业精神，塑造行业清风正气；全面开展便民惠民服务，构建和谐医患关系。

2021年6月国务院办公厅发布《关于推动公立医院高质量发展的意见》。该意见提出的目标是，力争通过5年努力，公立医院发展方式从规模扩张转向提质增效，运行模式从粗放管理转向精细化管理，资源配置从注重物质要素转向更加注重人才技术要素，为更好提供优质高效医疗卫生服务、防范化解重大疫情和突发公共卫生风险、建设健康中国提供有力支撑。公立医院高质量发展重点推进六个方面的工作：一是构建新体系。建设国家医学中心和区域医疗中心，成为推动国家医学进步的重要引擎。建设省级高水平医院，减少跨省就医。发展紧密型城市医疗集团和县域医共体，按照网格化布局，探索一体化管理，推动从以治病为中心转向以健康为中心，落实分级诊疗制度。建立健全分级分层分流的重大疫情救治体系。二是引领新趋势。加强临床专科建设。加强基础和临床研究，开展关键核心技术攻关，推动科技成果转化。建设智慧医院，发展远程医疗和互联网诊疗，推广多学科诊疗等服务模式。三是提升新效能。健全以经济管理为重点的科学化、规范化、精细化运营管理体系，提高资源配置和使用效率。四是激活新动力。落实政府投入责任，加强改革系统集成，持续深化医疗服务价格、医保支付方式、人事编制、薪酬制度、培养评价制度等重点领域改革，激发创新创造活力。五是建设新文化。大力弘扬伟大抗疫精神和崇高职业精神，凝聚广大医务人员对工作极端负责、对人民极端热忱、对技术精益求精的精神力量。六是坚持和加强党对公立医院的全面领导。全面执行和落实党委领导下的院长负责制，充分发挥公立医院党委把方向、管大局、作决策、促改革、保落实的领导作用。加强公立医院领导班子和干部人才队伍建设，全面提升公立医院党组织和党员队伍建设质量，落实公立医院党建工作责任。

从健全现代化医院管理制度的主要内容、推进公立医院高质量发展的重点工作，可以看出现代合规制度与这些目标和工作高度契合。公立医院通过现代合规制度等现代管理理念和管理工具、管理方法、管理技术，将基于人的经验管理与基于制度和标准的管理相结合，坚持公立医院的公益性，承担应有的社会责任，提升自我教育、自我管理、自我监督的能力，实现管理的精细化、信息化、规范化、科学化。

3. 医院实施合规管理是防范医疗风险的需要

在现代社会人类在科学、经济、社会等领域取得了以往几千年都未曾有过的发展和进步，但随之人们也发觉到一种客观现象，即"计算得越理性，开启越复杂的计算，眼前便有越多边边角角涉及未来的不确定性"[①] 产生，这些"未来的不确定"就是风险。从这个角度来讲，现代社会中风险无处不在，且无可避免。唯一能够应对风险社会的现实路径，就是在正视风险的同时，对其予以预防和控制。然而，预防和控制风险"不是要根除风险或被动地防止风险，也不是简单地考虑风险的最小化，而是设法控制不可欲的风险，并尽量公正地分配风险。全面根除或者被动防止风险的极端立场不仅不可能，也不可欲，因为这必定严重消减现代性发展中所潜藏的自由可能性"[②]。由于医疗行为的不确定性和医疗过程中的不确定因素，医疗领域的风险无处不在。如果简单地采取全面消除医疗风险的措施，那么不仅会让医务人员不敢采取有风险的诊疗措施，而且会阻碍医学科学的进步与发展。所要预防和控制的医疗风险应当被限定在带来负面的消极后果的不确定性。现代合规就是要预防和控制组织体（法人）及其员工因违规行为，引发法律责任、受到相关处罚、造成经济或声誉损失以及其他负面影响的可能性。医院实施现代合规制度，就是要通过合规管理消除或者减少违法行为、消极后果的不确定性，进而预防和控制医疗风险。

二、现代医院合规管理体系的构建

现代医院合规管理体系是医院管理体系的重要组成部分，是对医院治理模式的改良和

① 尼克拉斯·卢曼. 风险社会学. 孙一洲，译. 南宁：广西人民出版社，2020：50-51.
② 劳东燕. 风险社会中的刑法：社会转型与刑法理论的变迁. 北京：北京大学出版社，2015：3.

提升。现代医院合规管理体系将主动合法、主动实施合法行为作为最高目标及最终价值追求，将涉及医院准入、医务人员人事与执业管理、公共卫生服务管理、运营管理、后勤与基建管理、行风管理等的外部与内部管理领域，经由风险识别、合规组织架构建设、岗位与职责确定、合规管理制度制定、管控合规机制运行、合规文化树立这一路径，并结合医院自身所处环境等相关客观情况，进行医院管理领域的系统性整合。

1. 现代医院合规管理体系应当遵循的基本原则

现代医院合规管理体系应当遵循的基本原则反映了合规管理体系的精神，是医院构建合规管理体系的指导思想和基本依据，贯穿于医院合规管理的构建、实施、监督等全过程。参照现代企业合规管理的基本原则，笔者认为现代医院合规管理体系应当遵循的原则应当包括以下几方面：

一是合规管理体系全面覆盖。医院应当将合规要求嵌入医疗管理和医疗活动各环节，贯穿于医院决策、执行、监督全过程，落实到各部门、各科室和全体人员，实现多方联动、上下贯通。

二是合规管理实施权责清晰。医院应当明确业务及职能部门、合规管理部门和监督部门的职责，严格落实人员合规责任，对违规行为严肃问责。

三是合规管理运行务实高效。医院应当建立健全符合本医院实际的合规管理体系，突出对重点领域、关键环节和重要人员的管理，充分利用大数据等信息化手段，切实提高管理效能。

四是合规管理体系协调联动。医院应当推动合规管理与法律风险防范、监察、审计、内控管理等工作相统筹、相衔接，确保合规管理体系有效运行。

2. 医院合规管理体系的组织架构与相关职责

医院合规管理体系的运行与实施，带来了迥异于以前的治理与管理模式，因此其组织的构架不是像设置一个合规管理部门那样简单。笔者认为，现代医院合规管理体系的组织构架应当为"1＋N"的模式，即医院合规管理部门加上医院主要负责人、院长办公会（院务会议）、行政管理部门、各个职能科室。

医院合规管理部门是医院合规管理的牵头部门，组织、协调和监督合规管理工作，为其他部门提供合规支持。其主要职责包括：（1）组织起草医院合规管理计划、基本制度和具体制度规定；（2）组织负责医院规章制度、重大决策、重要合同合规审查；（3）开展合规风险识别、预警与应对处置，开展合规检查与考核评价；（4）受理职责范围内的违规举报，组织或参与对违规事件的调查，并提出处理建议；（5）组织开展合规培训。

虽然医院合规管理部门的工作会更多涉及法律问题，但也会涉及医院管理、临床业务、财务、审计等诸多工作领域，因此，不能简单将合规管理部门认定为法务部门或法律部门。

医院主要负责人应当履行医院合规管理的重要组织者、推动者和实践者的职责，积极推进合规管理各项工作。

院长办公会（院务会议）应当在医院合规管理方面发挥作决策、防风险作用，研究决定医院合规管理方面的重大事项，推动完善医院合规管理体系。

医院行政管理部门应当发挥抓落实、强管理的作用，确保合规要求融入医院管理所涉及的各个环节和事项。

各个职能科室应当推动合规要求在本科室得到严格遵循和落实，定期梳理重点岗位合规风险，及时报告合规风险，组织或者配合开展应对处置。

2022年8月国资委发布的《中央企业合规管理办法》第12条规定：中央企业应当结合实际设立首席合规官，领导合规管理部门组织开展相关工作，指导所属单位加强合规管理。首席合规官作为企业核心管理层成员，应全面领导合规管理体系建设与运行，发挥积极作用。至于医院是否参照中央企业设立首席合规官，笔者认为，应当根据医院自身情况而定，医院应当根据规模、业务范围、医院运营管理等配备专职合规管理人员。可以借鉴中央企业的做法，将首席合规管理人员与专职法务人员合二为一。

3. 医院合规管理的实施

医院合规管理的实施是一个系统、连续、长期的过程，笔者重点介绍其中几项较为重要的内容。

一是合规风险评估。风险评估工作涉及医院实施合规管理制度的所有方面，贯穿于合规管理工作的始终。风险评估工作强调以合规义务为核心，包括风险识别、风险分析和风险评价三个步骤（部分）。

风险识别聚焦于本医院的哪些因素可能导致违反合规义务，以及可能导致增加违反合规义务的概率。对风险的分析主要是找出违反合规义务出现的原因，进而审查相关制度是否缺失、是否有效。开展风险评价的目的是明确本医院对于哪一业务领域的、哪种类型的风险是可接受的，对于哪些风险是不可接受的且需要继续实施更全面、细致的合规管理措施。如前文所述，受限于对医学科学技术发展水平的认识，一些医疗风险是客观存在的，接纳风险的存在同样属于实施合规管理的应有之义。在实施合规管理的过程中对于相关风险，不应被动接受，而应主动选择接纳。医院通过合规风险评价来判断医院相关管理制度和措施对于风险的预防与控制是否合理、是否可行。

二是医院合规管理的重点领域和环节。由于医院规模、医疗业务范围不同，医院合规管理的重点领域有所不同，但应包括医院机构和医务人员准入、医疗服务安全与质量、医院运营与对外合作、纠纷处置与行风管理、医院财务与税收、医院人事与劳动用工、医院安全与环保等领域。

医院应当加强对规章制度制定、重大医院发展决策、重要医疗管理运营、重要合同和项目签订等重点环节的合规管理，加大对管理人员、重要医疗岗位人员的合规管理。

三是合规审查。医院应当将合规审查作为必经程序嵌入流程，对重大决策事项的合规审查意见应当由医院合规管理部门负责人或者专/兼职的合规管理人员签字，对决策事项的合规性提出明确意见，突出合规审查的刚性约束，未经合规审查不得实施，并确保"应审必审"。医院应当建立违规行为整改和问责机制，对重大或者反复出现的合规风险和违规问题，查找根源，完善相关制度。

笔者坚信，现代医院合规管理体系的建立和实施，将引导全体医务人员自觉践行合规理念，防范医疗风险，树立依法合规、守法诚信的价值观，营造积极向上的医院文化，促进医院高质量发展。

（刘　凯）

第二章
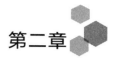

医院准入合规管理

概　述

随着医药卫生事业体制改革的深入，中国卫生健康事业持续进步并取得了举世瞩目的成就。截至 2020 年年末，全国医疗卫生机构总数达 1 022 922 家，其中医院 35 394 家，基层医疗卫生机构 970 036 家。[①] 随着医药卫生事业体制改革的深入，也越发需要加强医院管理，规范医院管理行为、职业道德行为、医疗服务行为，提高医疗护理质量，保证医疗安全，防范医疗差错及事故发生。医院历来被公认为是最复杂的组织体系，要想运营管理好一家医院，需要考虑千头万绪的问题。然而，在这些问题中首先需要考虑的则是医院准入合规的问题，因为这是医院依法执业的逻辑起点，也是医院高质量发展的基础。

同时，伴随着信息技术的发展和医药卫生事业体制改革的深入，互联网医院出现，实现了从网络化实体医院到智慧医院的重要跃迁。截至 2021 年上半年，全国已经审批设置 1 600 余家互联网医院，初步形成线上线下一体化的医疗服务模式。[②] 据统计，某互联网医院患者端累计下载量达 376 万次，用户数突破 140 万人，线上诊疗 102 万人次，在线咨询 5.4 万人次，送药到家 32 万次，省外视频问诊患者达 59.1%，夜间问诊量达 40%，节假日视频问诊量达 30%。[③] 随着互联网医院的蓬勃兴起，互联网医院的合法合规运营与管理也成为卫生健康行业管理的重点问题和社会关注的热点问题。

本章拟从实体医院和互联网医院两个维度，讨论医院准入合规问题，指引医院管理人员做好医院相关注册及校验事宜，从而为医院依法执业打下坚实基础。

---

①　2020 年我国卫生健康事业发展统计公报．（2021 - 07 - 13）［2022 - 09 - 09］．http：//www.nhc.gov.cn/guihuaxxs/s10743/202107/af8a9c98453c4d9593e07895ae0493c8.shtml.

②　关于政协十三届全国委员会第四次会议第 4544 号（医疗体育类 536 号）提案答复的函．（2022 - 02 - 09）［2022 - 06 - 07］．http：//www.nhc.gov.cn/wjw/tia/202202/cd2832ed20414d81af2da76c7461a22e.shtml.

③　国务院深化医药卫生体制改革领导小组简报（第 142 期）西安交通大学第一附属医院发展互联网医院取得积极进展．（2021 - 04 - 28）［2022 - 06 - 07］．http：//www.nhc.gov.cn/tigs/ygjb/202104/bcc8b6273c774385a359d6cf788b35ae.shtml.

第一节 合规风险提示

一、实体医院合规风险提示

1994 年 2 月 6 日，国务院颁布《医疗机构管理条例》。同年 8 月卫生部发布《医疗机构管理条例实施细则》，为医疗机构依法管理打下了制度基础。

实务中，实体医院准入常见的合规风险主要有：

（1）医疗机构名称不符合法律规定。实务中经常发生的情形有医疗机构登记时的名称不符合法律要求，造成医疗机构名称无法通过核准；或者使用了与其他医疗机构相同的名称或者足以使人混淆的名称，产生侵权损害赔偿责任。

（2）没有取得"设置医疗机构批准书"。"设置医疗机构批准书"是部分医疗机构取得"医疗机构执业许可证"的前提。实务中，如果没有取得"设置医疗机构批准书"，则将难以取得"医疗机构执业许可证"。

（3）"设置医疗机构批准书"有效期届满没有完成设置。根据《医疗机构管理条例实施细则》，"设置医疗机构批准书"具有有效期。如果期限届满，没有完成设置工作，则"设置医疗机构批准书"将失去法律效力，进而导致失去设置医疗机构的合法性。

（4）医疗机构没有取得"医疗机构执业许可证"。医疗机构取得"医疗机构执业许可证"是开展医疗服务的前提。实务中，许多医院在没有取得"医疗机构执业许可证"的情况开展"试运行""试营业"等的做法是不合法的，并且存在较大风险隐患。如果医疗机构没有取得"医疗机构执业许可证"就开展医疗服务行为，则构成非法行医，卫生健康主管部门将按照《基本医疗卫生与健康促进法》第 99 条之规定，责令停止执业活动，没收违法所得和药品、医疗器械，并处违法所得 5 倍以上 20 倍以下的罚款，违法所得不足 1 万元的，按 1 万元计算。

（5）医疗机构未按照"医疗机构执业许可证"登记（备案）诊疗科目执业。《医疗机构管理条例》第 26 条规定，"医疗机构必须按照核准登记或者备案的诊疗科目开展诊疗活动"。如果医疗机构发生此种情形，则构成超范围执业，卫生健康主管部门将按照《医疗机构管理条例》第 46 条之规定，予以警告、责令其改正，没收违法所得，并可以根据情节处以 1 万元以上 10 万元以下的罚款；情节严重的，吊销其"医疗机构执业许可证"或者责令其停止执业活动。

（6）"医疗机构执业许可证"登记事项发生变化没有及时变更。实务中，医疗机构如果名称、场所、主要负责人、诊疗科目、床位等登记事项发生变化，则必须向原登记机关办理变更登记，不一致时可能承担民事及行政法律责任。如，设置了分院区，却未在"医疗机构执业许可证"上增加执业地点，则此时分院区可能构成无证行医。

（7）"医疗机构执业许可证"有效期届满未及时延续。"医疗机构执业许可证"根据床位数量有不同的有效期。超过有效期的"医疗机构执业许可证"事实上处于失效状态，严格地讲，此时的医疗机构的执业行为属于非法行医行为，卫生健康主管部门可以按照《基本医疗卫生与健康促进法》第99条之规定，追究相关法律责任。

（8）伪造、涂改、出卖、转让、出租出借"医疗机构执业许可证"。实务中，医疗机构通过上述方式取得"医疗机构执业许可证"的，卫生健康主管部门可以根据《基本医疗卫生与健康促进法》第99条之规定，责令其改正，没收违法所得，并处违法所得5倍以上15倍以下的罚款，违法所得不足1万元的，按1万元计算；情节严重的，吊销医疗机构执业许可证。

（9）医疗机构没有及时申请校验。实务中，医疗机构没有按时进行校验仍从事诊疗活动的，卫生健康主管部门将按照《医疗机构管理条例》第44条之规定，责令其限期补办校验手续；拒不校验的，吊销其"医疗机构执业许可证"。

（10）医疗机构暂缓校验。实务中，如果医疗机构存在以下情形，卫生健康主管部门将作出"暂缓校验"的结论，并下达整改通知书，给予1~6个月的暂缓校验期：1）对校验审查所涉及的有关文件、病案和材料存在隐瞒、弄虚作假；2）不符合医疗机构基本标准；3）处于限期整改期间；4）处于停业整顿期间；5）省、自治区、直辖市人民政府卫生健康主管部门规定的其他情形。在此期间，医疗机构不得发布医疗服务信息和广告；未设床位的医疗机构不得执业；除急救外，设床位的医疗机构不得开展门诊业务、收治新病人。

（11）医疗机构未通过校验。实务中，医疗机构暂缓校验后再次校验仍不合格的，由登记机关注销其"医疗机构执业许可证"。医疗机构在暂缓校验期满后规定时间内未提出再次校验申请的，登记机关将注销其"医疗机构执业许可证"。

二、互联网医院准入合规风险提示

（1）互联网医院没有实体医院支撑。为了保障医疗质量和医疗安全，《互联网医院管理办法（试行）》还暂未允许没有实体医院支撑的纯粹的互联网医院，因此脱离了线下实体医院的纯粹的互联网医院将无法取得执业许可。

（2）互联网医院名称不合法。如同实体医院一样，互联网医院命名也有相应要求。如果互联网医院名称不符合规定，则将造成医疗机构名称无法通过核准；如果使用了与其他医疗机构相同的名称或者足以使人混淆的名称，则可能产生侵权损害赔偿责任。

第二节　合规依据

（1）《民法典》（2020 年*）；

（2）《基本医疗卫生与健康促进法》（2019 年）；

（3）《医疗机构管理条例》（2022 年修订）；

（4）《医疗机构管理条例实施细则》（2017 年修正）；

（5）《医疗机构校验管理办法》（卫医政发〔2009〕57 号）；

（6）《国家卫生健康委关于印发医疗机构设置规划指导原则（试行）（2021—2025 年）的通知》（国卫医发〔2022〕3 号）；

（7）《国家卫生健康委关于规范公立医院分院区管理的通知》（国卫医发〔2022〕7 号）；

（8）《国家卫生健康委办公厅关于取消部分医疗机构〈设置医疗机构批准书〉核发加强事中事后监管工作的通知》（国卫办医函〔2020〕902 号）；

（9）《关于进一步规范医疗机构名称管理工作的通知》（国卫办医函〔2020〕611 号）；

（10）《关于进一步改革完善医疗机构、医师审批工作的通知》（国卫医发〔2018〕19 号）；

（11）《关于优化医疗机构和医护人员准入服务的通知》（国卫办医发〔2018〕29 号）；

（12）《医疗机构内通用医疗服务场所的命名》（国卫通〔2016〕20 号）；

（13）《卫生部关于社会资本举办医疗机构经营性质的通知》（卫医政发〔2012〕26 号）；

（14）《卫生部办公厅关于进一步做好医疗机构校验工作的通知》（卫办医政发〔2010〕28 号）；

（15）《卫生部关于印发〈卫生部关于医疗机构审批管理的若干规定〉的通知》（卫医

---

* 如无特别说明，该年份为法律等规范性文件公布年份。——编辑注

发〔2008〕35 号，部分失效）；

（16）《卫生部关于进一步规范医疗机构命名有关问题的通知》（卫医发〔2006〕433号）；

（17）《医疗机构诊疗科目名录》（2009 年修改）；

（18）《国务院办公厅关于促进"互联网＋医疗健康"发展的意见》（国办发〔2018〕26 号）；

（19）《互联网诊疗管理办法（试行）》（国卫医发〔2018〕25 号）；

（20）《互联网医院管理办法（试行）》（国卫医发〔2018〕25 号）；

（21）《远程医疗服务管理规范（试行）》（国卫医发〔2018〕25 号）；

（22）《国家中医药管理局关于规范中医医院医院与临床科室名称的通知》（国中医药发〔2008〕12 号）。

第三节　合规指引

一、实体医院合规指引

1. 名称合规指引

根据《医疗机构管理条例》《医疗机构管理条例实施细则》《卫生部关于进一步规范医疗机构命名有关问题的通知》《国家中医药管理局关于规范中医医院医院与临床科室名称的通知》等文件的规定，医疗机构的名称由识别名称和通用名称依次组成。

通用名称为医院、中心卫生院、卫生院、疗养院、妇幼保健院、门诊部、诊所、卫生所、卫生站、卫生室、医务室、卫生保健所、急救中心、急救站、临床检验中心、防治院、防治站、护理院、护理站、中心以及国家卫生健康主管部门规定或者认可的其他名称。识别名称为地名、单位名称、个人姓名、医学学科名称、医学专业和专科名称、诊疗科目名称和核准机关批准使用的名称。例如"上海华山医院"，"医院"是通用名称，"上海""华山"是识别名称。

需要说明的是，各级地方人民政府设置的医疗机构的识别名称中应当含有省、市、区、街道、乡、镇、村等行政区划名称，例如北京市市属医院北京市积水潭医院、北京市区级医院北京市房山区人民医院。其他医疗机构的识别名称中不得含有行政区划名称。

国家机关、企业和事业单位、社会团体或者个人设置的医疗机构的名称中应当含有设置单位名称或者个人的姓名，例如北京大学第一医院、重庆医科大学附属第一医院、北京电力医院。

实务中，随着业务发展，一些医院还设置了分院区。对分院区名称，国家也进行了约束。根据《国家卫生健康委关于规范公立医院分院区管理的通知》（国卫医发〔2022〕7号），分院区的名称由主院区第一名称、识别名称和通用名称依次组成，体现分院区与主院区间业务关系，同时还应当符合医疗机构命名有关要求。分院区的通用名称为院区、分院，识别名称为地名、方位名、顺序名或者其他有内在逻辑关系的名称。分院区登记名称为"主院区名称＋识别名＋院区/分院"。例如，北京大学第三医院北方院区，这里的"北京大学第三医院"就是主院区名称，"北方"是识别名称，"院区"则是体现要求的分院名称。需要说明的是，除符合条件的分院区和国家层面推动的区域医疗中心建设项目单位外，其他医联体、医院托管、对口支援等合作模式的成员单位不得使用"某某医院＋识别名＋院区/分院/医院"的形式命名。

需要注意的是，医院名称的核准还有不同的权限划分。含有特殊名称如"中国""全国""中华""国家"等字样以及跨省地域名称的，由国家卫生健康主管部门核准；在识别名称中含有"中心"字样的，由省级以上卫生健康主管部门核准[①]；确实需要以具体疾病名称作为识别名称的，由省级卫生健康主管部门核准。

2. 取得"设置医疗机构批准书"合规指引

1994年，国务院发布《医疗机构管理条例》，规定医疗机构执业必须同时取得"设置医疗机构批准书"和"医疗机构执业许可证"。可以说，取得"设置医疗机构批准书"是取得"医疗机构执业许可证"的前提。随着"放管服"改革的推进，2018年，《关于进一步改革完善医疗机构、医师审批工作的通知》（国卫医发〔2018〕19号）明确二级及以下医疗机构设置审批与执业登记"两证合一"。2020年，《国家卫生健康委办公厅关于取消部分医疗机构〈设置医疗机构批准书〉核发加强事中事后监管工作的通知》（国卫办医函〔2020〕902号）印发。至此，除三级医院、三级妇幼保健院、急救中心、急救站、临床检验中心、中外合资合作医疗机构、港澳台独资医疗机构外，其他类别的医疗机构不再需要取得"设置医疗机构批准书"，仅在执业登记时发放"医疗机构执业许可证"。

根据《医疗机构管理条例》第10条，医疗机构设立人申请设置医疗机构，取得"设置医疗机构批准书"，应当根据医疗机构床位数向有管辖权的卫生健康主管部门提交设置

---

① 以"中心"作为医疗机构通用名称的医疗机构名称，如××医疗中心，由省级以上卫生健康主管部门核准。

申请书、设置可行性研究报告、选址报告和建筑设计平面图等材料。根据《医疗机构管理条例实施细则》第 15 条、第 16 条，医疗机构设立人提交的设置可行性研究报告包括以下内容：（1）申请单位名称、基本情况以及申请人姓名、年龄、专业履历、身份证号码；（2）所在地区的人口、经济和社会发展等概况；（3）所在地区人群健康状况和疾病流行以及有关疾病患病率；（4）所在地区医疗资源分布情况以及医疗服务需求分析；（5）拟设医疗机构的名称、选址、功能、任务、服务半径；（6）拟设医疗机构的服务方式、时间、诊疗科目和床位编制；（7）拟设医疗机构的组织结构、人员配备；（8）拟设医疗机构的仪器、设备配备；（9）拟设医疗机构与服务半径区域内其他医疗机构的关系和影响；（10）拟设医疗机构的污水、污物、粪便处理方案；（11）拟设医疗机构的通讯、供电、上下水道、消防设施情况；（12）资金来源、投资方式、投资总额、注册资金（资本）；（13）拟设医疗机构的投资预算；（14）拟设医疗机构 5 年内的成本—效益预测分析。医疗机构设立人提交的选址报告则应当包括以下内容：（1）选址的依据；（2）选址所在地区的环境和公用设施情况；（3）选址与周围托幼机构、中小学校、食品生产经营单位布局的关系；（4）占地和建筑面积。

卫生健康主管部门收到申请后，将根据《行政许可法》和《卫生行政许可管理办法》进行审查：对于符合条件的，会在 20 日内核发"设置医疗机构批准书"；对于不符合条件的，也需要进行说明。设置申请人取得"设置医疗机构批准书"后，应当按批准事项，在"设置医疗机构批准书"有效期内完成医疗机构的设置工作。

3."设置医疗机构批准书"有效期合规指引

根据《医疗机构管理条例实施细则》第 22 条，"设置医疗机构批准书"的有效期，由省、自治区、直辖市卫生健康主管部门规定，因此各省（区、市）的"设置医疗机构批准书"的有效期不尽相同。例如，《重庆市医疗机构管理条例》第 17 条对"设置医疗机构批准书"的有效期作出了规定：申请人在取得"设置医疗机构批准书"后，应当在规定的有效期内设置医疗机构。其中，设置 100 张床位以上的医疗机构的，有效期为 3 年；设置 99 张床位以下的医疗机构的，有效期为 2 年；设置不设床位的医疗机构的，有效期为 1 年。"设置医疗机构批准书"有效期满后自行失效。

"设置医疗机构批准书"是落实医疗机构设置规划的一项制度，其意义在于合理配置各级各类、不同隶属关系、不同所有制形式的医疗机构，向居民提供公平、可及、安全、有效的基本医疗服务。一直以来，符合规划和标准是进入医疗服务领域的两大基本要求。2020 年，国家卫生健康委发布了《关于取消部分医疗机构〈设置医疗机构批准书〉核发加强事中事后监管工作的通知》（国卫办医函〔2020〕902号）。目前"设置医疗机构批准书"的适用范围大大缩减，主要适用于三级医院、三级妇幼保健院、急救中心、急救站、临床检验中心、中外合资合作医疗机构、港澳台独资医疗机构，除此以外的其他医疗机构的设置不需要"设置医疗机构批准书"。

按照"设置医疗机构批准书"的制度要求，设置申请人应当在有效期内，完成场地选择、房屋建设或租赁、医疗设备配备、人员招募，并满足消防、环保等法定验收要求，为开始营业做好必要准备。如果不能在规定时限内完成相关开业准备工作，则应办理延续手续或者重新申办。至于具体的办理要求，各地不完全一致。

4. "设置医疗机构批准书"变更合规指引

《医疗机构管理条例实施细则》第23条规定：变更"设置医疗机构批准书"中核准的医疗机构的类别、规模、选址和诊疗科目，必须按照条例和本细则的规定，重新申请办理设置审批手续。《卫生行政许可管理办法》第42条规定：被许可人在卫生行政许可有效期满前要求变更卫生行政许可事项的，应当向作出卫生行政许可决定的卫生健康主管部门提出申请，并按照要求提供有关材料。卫生健康主管部门对被许可人提出的变更申请，应当按照有关规定进行审查。对符合法定条件和要求的，卫生健康主管部门应当依法予以变更，并换发行政许可证件或者在原许可证件上予以注明；对不符合法定条件和要求的，卫生健康主管部门应当作出不予变更行政许可的书面决定，并说明理由；第43条规定：按照法律、法规、规章规定不属于可以变更情形的，应当按照规定重新申请卫生行政许可。

因此，"设置医疗机构批准书"证载事项的变化分为变更与重新申请办理两种情形，变更类别、规模、选址和诊疗科目需要重新申领"设置医疗机构批准书"，上述四项证载事项之外的变化则仅需要完善变更手续。

5. "医疗机构执业许可证"取得合规指引

《医疗机构管理条例》第14条规定：医疗机构执业，必须进行登记，领取"医疗机构执业许可证"；诊所按照国务院卫生健康主管部门的规定向所在地的县级人民政府卫生行政部门备案后，可以执业。如果医疗机构没有取得"医疗机构执业许可证"就开展医疗服务行为，则构成非法行医，会产生行政法律责任甚至刑事法律责任。根据《基本医疗卫生与健康促进法》第99条，由县级以上人民政府卫生健康主管部门责令停止执业活动，没收违法所得和药品、医疗器械，并处违法所得五倍以上20倍以下的罚款，违法所得不足1万元的，按1万元计算。

根据《医疗机构管理条例》第 22 条之规定，医疗机构不得通过伪造、涂改、出卖、转让、出借等方式取得"医疗机构执业许可证"；"医疗机构执业许可证"遗失的，应当及时申明，并向原登记机关申请补发。因此，医院取得"医疗机构执业许可证"是其执业的前提，同时，还必须要以其自己的名义原始取得，不能通过受让方式取得，更不能通过伪造、变造方式取得。

根据《医疗机构管理条例实施细则》第 25 条，医院取得"医疗机构执业许可证"应当向有管辖权的卫生健康主管部门提交以下材料：（1）"设置医疗机构批准书"或者"设置医疗机构备案回执"；（2）医疗机构用房产权证明或者使用证明；（3）医疗机构建筑设计平面图；（4）验资证明、资产评估报告；（5）医疗机构规章制度；（6）医疗机构法定代表人或者主要负责人以及各科室负责人名录和有关资格证书、执业证书复印件；（7）省、自治区、直辖市卫生健康主管部门规定提交的其他材料。

6. "医疗机构执业许可证"诊疗科目合规指引

诊疗科目是"医疗机构执业许可证"的法定证载事项，也是衡量医院执业行为是否超出执业范围的重要依据。1994 年，卫生部发布《医疗机构诊疗科目名录》，后相继于 2007 年、2009 年、2010 年对该名录进行了修订。2009 年，卫生部通过《医疗美容服务管理办法》（卫生部令第 19 号）对"医疗美容科"项下的二级诊疗科目进行了明确；同年，卫生部对"口腔科"的二级诊疗科目进行了修订。

因此，如果以 1994 年卫生部首次发布并经多次修订的《医疗机构诊疗科目名录》为主线，结合"口腔科""医疗美容科"的特殊规定，现行有效的完整的诊疗科目共有一级诊疗科目 34 个（其中 18 个下设有二级诊疗科目）、二级诊疗科目 142 个（其中 17 个"其他"，普通外科专业诊疗科目下又包含 6 个器官移植类项目）。因此，通说认为我国目前设定的医疗机构的一级诊疗科目为 34 个。

医疗机构必须严格按照登记或备案的诊疗科目开展执业活动。规模较小的医院通常核准到一级诊疗科目即可，但如果医院规模较大，实施的技术复杂、风险大、难度大、配套设备设施条件要求高，则应当核定到二级诊疗科目，因为根据《放射诊疗管理规定》《医疗机构临床检验实验室管理办法》等法律法规，医院需要核定了二级诊疗科目，才能从事相应的医疗行为。

7. "医疗机构执业许可证"地址合规指引

地址也是"医疗机构执业许可证"的法定证载事项，指的是医疗机构的执业场所。对此，一般情况下不会发生争议。但是当医疗机构设置分支医疗机构、分部、延伸点等时，关于地址的登记会存在一定争议。根据《卫生部关于医疗机构设置有关问题的批复》（卫医发〔2001〕97号），当医疗机构在原执业地点以外设置分部、分院区、门诊部、诊所等形式的医疗点（站）时，如果其与原医疗机构名称具有一定的关联性，且人、财、物是统一管理的，那么只需要在原"医疗机构执业许可证"中地址栏加注新的执业地址。但是如果人、财、物不是统一管理的，法律责任也是独立承担的，则需要依法办理相应设置审批手续，并重新取得"医疗机构执业许可证"。

需要说明的是，医疗机构设置分院区，并不是简单地增加执业地点。2021年《医疗机构设置规划指导原则（2021—2025年）》和2022年《关于规范公立医院分院区管理的通知》（国卫医发〔2022〕7号），制定了较为严格的规范，以期合理控制分院区的数量，避免重复建设和资源浪费。目前，公立医院设立分院区需要满足以下五个要求：第一，是三级甲等公立医院；第二，医院在病床使用持续超过90%这种高位下运行，平均住院日处于全国同类别医院的10%；第三，住院病人的疑难程度（CMI）值排名为所在省份同类别医院的前10%；第四，现有院区公立医院绩效考核等级连续3年要在A＋以上，专科医院绩效考核等级要在A以上；第五，近三年来医院没有发生重大的医疗安全事件和严重的行风问题。[1]

8. "医疗机构执业许可证"有效期合规指引

有效期也是"医疗机构执业许可证"的法定证载事项，《卫生部医政司关于医疗机构执业许可证有效期限问题的批复》（卫医管发〔1999〕第66号）规定：床位在100张以上的综合医院、中医医院、中西医结合医院、民族医医院以及专科医院、疗养院、康复医院、妇幼保健院、急救中心、临床检验中心和专科疾病防治机构的"医疗机构执业许可证"有效期为15年，其他医疗机构的"医疗机构执业许可证"有效期为5年；"医疗机构执业许可证"和副本的有效期限起止日期应保持一致。医疗机构办理变更登记，需要换发新的"医疗机构执业许可证"的，新证的有效期限起始日期为变更登记日期，截止日期仍与副本规定的一致。

因此，医疗机构应当在"医疗机构执业许可证"有效期届满前，及时向登记注册的卫生健康主管部门申请换发新证，从而使有效期延续，避免有效期中断。

9. "医疗机构执业许可证"变更合规指引

"医疗机构执业许可证"证载事项的变更同样分为新办与变更两种。《医疗机构管理条

---

[1] 《国家卫生健康委关于规范公立医院分院区管理的通知》解读．〔2023－04－23〕．http：//www.nhc.gov.cn/yzygj/s3578/202203/be776e895078466c856f187342ccc9be.shtml.

例》第 19 条规定：医疗机构改变名称、场所、主要负责人、诊疗科目、床位，必须向原登记机关办理变更登记或者向原备案机关备案。《医疗机构管理条例实施细则》第 30 条规定：医疗机构变更名称、地址、法定代表人或者主要负责人、所有制形式、服务对象、服务方式、注册资金（资本）、诊疗科目、床位（牙椅）的，必须向登记机关申请办理变更登记，并提交下列材料：（1）医疗机构法定代表人或者主要负责人签署的"医疗机构申请变更登记注册书"；（2）申请变更登记的原因和理由；（3）登记机关规定提交的其他材料。鉴于上述两条规定均采取完全列举的立法技术，医疗机构如果变更"医疗机构执业许可证"记载的性质、类别，则需要重新取得"医疗机构执业许可证"。

需要说明的是，申请变更时要注意选择有管辖权的卫生健康主管部门，而不是向原发证机关申请变更。根据《医疗机构管理条例实施细则》第 32 条，医疗机构在原登记机关管辖权限范围内变更登记事项的，由原登记机关办理变更登记；因变更登记超出原登记机关管辖权限的，由有管辖权的卫生健康主管部门办理变更登记。医疗机构在原登记机关管辖区域内迁移，由原登记机关办理变更登记；向原登记机关管辖区域外迁移的，应当在取得迁移目的地的卫生健康主管部门发给的"设置医疗机构批准书"，并经原登记机关核准办理注销登记后，再向迁移目的地的卫生健康主管部门申请办理执业登记。

10. 医疗机构校验合规指引

医疗机构校验是指卫生健康主管部门依法对医疗机构的基本条件和执业状况进行检查、评估、审核，并依法作出相应结论的过程。它是卫生健康主管部门的重要职责，通过校验，可以对医疗机构的基本条件和执业状况进行全面检查和审核，实施有效的医疗机构再次准入管理，清理不符合条件的医疗机构和诊疗科目。

《医疗机构管理条例》第 21 条规定：床位不满 100 张的医疗机构，其"医疗机构执业许可证"每年校验 1 次；床位在 100 张以上的医疗机构，其"医疗机构执业许可证"每 3 年校验 1 次。校验由原登记机关办理。《医疗机构管理条例实施细则》第 35 条第 1 款规定：床位在 100 张以上的综合医院、中医医院、中西医结合医院、民族医院以及专科医院、疗养院、康复医院、妇幼保健院、急救中心、临床检验中心和专科疾病防治机构的校验期为 3 年；其他医疗机构的校验期为 1 年。《医疗机构校验管理办法（试行）》第 6 条规定，达到校验期的医疗机构应当申请校验。医疗机构的校验期为：（1）床位在 100 张以上的综合医院、中医医院、中西医结合医院、民族医院以及专科医院、疗养院、康复医院、妇幼保健院、急救中心、临床检验中心和专科疾病防治机构的校验期为 3 年；（2）其他医疗机构的校验期为 1 年；（3）中外合资合作医疗机构的校验期为 1 年；（4）暂缓校验后再次校验合格医疗机构的校验期为 1 年。

综上所述，医疗机构的校验期可以分为以下两种情形：（1）三年期，床位在 100 张以上的综合医院、中医医院、中西医结合医院、民族医医院以及专科医院、疗养院、康复医院、妇幼保健院、急救中心、临床检验中心和专科疾病防治机构；（2）一年期，其他医疗机构、中外合资合作医疗机构、暂缓校验后再次校验合格医疗机构。

根据《医疗机构校验管理办法（试行）》第 7 条，医疗机构应当于校验期满前 3 个月向登记机关申请校验，并提交下列材料：（1）"医疗机构校验申请书"；（2）"医疗机构执业许可证"及其副本；（3）各年度工作总结；（4）诊疗科目、床位（牙椅）等执业登记项目以及卫生技术人员、业务科室和大型医用设备变更情况；（5）校验期内接受卫生健康主管部门检查、指导结果及整改情况；（6）校验期内发生的医疗民事赔偿（补偿）情况（包括医疗事故）以及卫生技术人员违法违规执业及其处理情况；（7）特殊医疗技术项目开展情况；（8）省、自治区、直辖市人民政府卫生健康主管部门规定提交的其他材料。

校验结论包括"校验合格"和"暂缓校验"。如果登记机关经审查，认为医疗机构在执业过程中，持续符合医疗机构的基本标准，同时执业状况良好，无重大违法行为发生，也未超过记分管理的界限，则登记机关将作出"校验合格"结论，并在"医疗机构执业许可证"副本上加盖校验合格章。校验时如果不符合上述条件，存在下列五种情形之一的，则登记机关将作出"暂缓校验"结论，下达整改通知书，并根据情况，给予 1～6 个月的暂缓校验期：（1）校验审查所涉及的有关文件、病案和材料存在隐瞒、弄虚作假情况；（2）不符合医疗机构基本标准；（3）限期整改期间；（4）停业整顿期间；（5）省、自治区、直辖市人民政府卫生健康主管部门规定的其他情形。

需要特别指出的是，医疗机构逾期不校验仍从事诊疗活动的，将按照《医疗机构管理条例》第 44 条、《医疗机构管理条例实施细则》第 78 条之规定，由县级以上人民政府卫生健康主管部门责令其限期补办校验手续；拒不校验的，吊销其"医疗机构执业许可证"。

11. 医疗机构校验整改合规指引

《医疗机构管理条例实施细则》第 37 条规定，医疗机构有下列情形之一的，登记机关可以根据情况，给予 1～6 个月的暂缓校验期：（1）不符合《医疗机构基本标准（试行）》；（2）限期改正期间；（3）省、自治区、直辖市卫生健康主管部门规定的其他情形。不设床位的医疗机构在暂缓校验期内不得执业。暂缓校验期满仍不能通过校验的，由登记机关注销其"医疗机构执业许可证"。《医疗机构校验管理办法（试行）》第 19 条规定，医疗机构有下列情形之一的，登记机关应当作出"暂缓校验"结论，下达整改通知书，并根据情况，给予1～6个月的暂缓校验期：（1）校验审查所涉及的有关文件、病案和材料存在隐瞒、弄虚作假情况；（2）不符合医疗机构基本标准；（3）限期整改期间；（4）停业整顿期间；（5）省、自治区、直辖市人民政府卫生健康主管部门规定的其他情形。医疗机构在暂缓校验期内应当对存在的问题进行整改。

登记机关在作出"暂缓校验"结论前，应当告知医疗机构有要求举行听证的权利；医疗机构在被告知听证权利之日起5日内提出听证申请的，登记机关应当在20日内组织听证。登记机关应当结合听证情况，作出有关校验的决定。登记机关在作出"暂缓校验"结论时，应当说明理由，并告知医疗机构享有依法申请行政复议或者提起行政诉讼的权利。

医疗机构在暂缓校验期内应当对存在的问题认真进行整改。暂缓校验期内，医疗机构不得发布医疗服务信息和广告；未设床位的医疗机构不得执业；除急救外，设床位的医疗机构不得开展门诊业务、收治新病人。同时，医疗机构应当于暂缓校验期满后5日内向卫生行政部门提出再次校验申请，由卫生健康主管部门再次进行校验。再次校验合格的，允许继续执业；再次校验不合格的，由登记机关注销其"医疗机构执业许可证"。医疗机构暂缓校验期满后规定时间内未提出再次校验申请的，由卫生健康主管部门注销其"医疗机构执业许可证"。

二、互联网医院准入合规指引

根据《互联网医院管理办法（试行）》等文件的要求，申请设立互联网医院应当符合以下要求。

（一）名称合规指引

设置互联网医院必须依托实体医疗机构，其要么是作为实体医疗机构第二名称的互联网医院，要么是依托实体医疗机构独立设置的互联网医院。具体而言，实体医疗机构自行或者与第三方机构合作搭建信息平台，使用在本机构和其他医疗机构注册的医师开展互联网诊疗活动的，应当申请将互联网医院作为第二名称，其命名规则为"本机构名称＋合作方识别名称＋互联网医院"；实体医疗机构仅使用在本机构注册的医师开展互联网诊疗活动的，可以申请将互联网医院作为第二名称，其命名规则为"本机构名称＋互联网医院"。独立设置的互联网医院，名称应当包括"申请设置方识别名称＋互联网医院"。

（二）设置合规指引

申请设立互联网医院的，根据规定，需要提交设置申请书、设置可行性报告、所依托的实体医疗机构的地址、申请设置方与实体医疗机构共同签署的合作建立互联网医院的协议书等材料。实务操作中，具体需要提交如下材料：（1）设置申请书。应当包括申请单位名称、基本情况，以及申请人姓名、年龄、专业履历、身份证号码。（2）设置可行性报告。主要包括国内互联网医疗服务发展概况、互联网医疗产业资源分布服务需求分析，拟设医疗机构的名称、功能、任务、服务方式、组织结构、人员配备、仪器设备配备，资金来源、投资方式、投资金（资本），5 年内的成本—效益预测分析，申请设置单位或者设置人等其他材料。（3）所依托实体医疗机构的地址。与"医疗机构执业许可证"中证载事项一致。（4）申请设置方与实体医疗机构共同签署的合作建立互联网医院的协议书。（5）法定代表人或者主要负责人，以及各科室负责人名录和有关资格证书、执业证书复印件。（6）相关规章制度。建立互联网医疗服务管理体系和相关管理制度，明确人员岗位职责、服务流程，为整个互联网医院的规范运营搭建制度框架。包括互联网医疗服务管理制度、互联网医院信息系统使用管理制度、互联网医疗质量控制和评价制度、在线处方管理制度、患者知情同意与登记制度、在线医疗文书管理制度、在线复诊患者风险评估与突发状况预防处置制度等内容。

卫生健康主管部门收到申请后，会根据《行政许可法》和《卫生行政许可管理办法》进行审查。对于符合条件的，卫生健康主管部门会在 20 日内批准该医院取得"互联网诊疗"资质，并在"医疗机构执业许可证"副本上增加"互联网诊疗"登记或增加互联网医院名称。

（程雪莲）

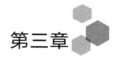

第三章

医务人员合规管理

概　述

　　医务人员不仅是健康中国战略的实践者，更是人民群众健康的守护者，为推动我国卫生健康事业发展做出了巨大贡献。近年来，我国卫生健康人才队伍不断壮大，2021 年全国卫生人员总量已达到 1 398.3 万人，在"十三五"期间的年均增长已有 5% 左右。医务人员从事的工作关系公共利益，是医疗质量安全的重要责任主体。加强对医务人员的监督管理既是医院医疗管理工作的核心，也是保障群众生命健康权益的必然要求。

　　为确保医疗服务的安全性和有效性，国家对医务人员设定的合规性要求非常多。本章主要围绕医务人员资质合规有关内容，分别介绍医师、药师、护士、医技人员等应具备的资质和任职资格，同时也一并探讨医疗机构内常见的其他工作人员——护工的合规管理内容。

第一节　医师合规管理

一、导　言

　　医师是我国医疗卫生人员队伍中最主要的组成部分。作为诊疗活动的主体，医师承担了消除疾病、缓解病情、减轻痛苦、改善功能、延长生命、帮助患者恢复健康活动的重任，是群众生命健康的守护者。医师是指依法取得医师资格，经注册在医疗卫生机构中执业的专业医务人员，包括执业医师和执业助理医师。截至 2020 年年底，我国共有医师408.6 万人，覆盖内科、外科、妇科、儿科等所有医学主要专业，每千人口医师数达到2.9 人。医师队伍中具有本科以上学历的占比 59.5%，具有中级以上技术职称的占比45.8%。[①] 我国医师队伍建设取得了历史性成就，支撑起了世界上最大的医疗卫生服务体系，

---

　　① 　国家卫生健康委员会医政医管局．奋力谱写新时代医师队伍高质量发展新篇章．（2021 - 08 - 18）［2021 - 09 -10］．http://www.nhc.gov.cn/yzygj/s3578/202108/663dc25f83aa4a6aa488cdfed3a61491.shtml.

担负了我国医疗卫生事业发展的重大职责。

医师是卫生专业技术人员中的一类，需要依法经国家卫生健康主管部门考试合格并经注册，取得相应的执业证书后才能开展执业活动。医师开展执业活动的前提是资格准入，世界上大部分国家都通过立法规定非医师不得从事医师执业活动，彰显了医师执业资格的重要性。本节主要围绕医师资格取得、执业注册、资质管理、定期考核及几种特殊情形等进行介绍，让大家了解新形势下医师准入合规管理的有关内容。

二、合规风险提示

在我国开展诊疗活动，医疗机构需要取得准入许可或备案，医师需要取得准入许可，两方面缺一不可。当医师在准入方面不合规时，不仅聘用其执业的医疗机构将承担民事、行政方面的法律责任，而且医师本人往往也将承担相应的行政责任，甚至刑事责任。在医师准入的实践中，经常发生的合规风险主要有：

（1）使用未通过医师资格考试的人员开展诊疗活动。我国实行医师资格考试制度。实务中，存在医疗机构使用尚未通过医师资格考试的人员独立为患者提供诊疗服务。这些人员可能是医学生、医学毕业生，甚至是没有任何医学背景的人员。医疗机构使用此类人员独立开展诊疗活动，会使医疗安全得不到保障，存在巨大风险。医疗机构此行为构成使用非卫生技术人员从事医疗卫生技术工作，卫生健康主管部门将按照《医疗机构管理条例》第 47 条的规定，责令其限期改正，并可以处以 1 万元以上 10 万元以下的罚款；情节严重的，还将吊销"医疗机构执业许可证"或者责令其停止执业活动。同时，行医者本人将按照《医师法》第 59 条之规定受到严惩；情节严重的，还将承担相关刑事责任。

（2）使用取得医师资格但未经执业注册人员开展诊疗活动。我国实行国家医师执业注册制度。取得医师资格的人员须经注册取得"医师执业证书"后，方可行医。医疗机构使用仅仅取得"医师资格证书"的人员开展诊疗活动，仍属于使用非卫生技术人员从事医疗卫生技术工作的违法行为。

（3）使用医师从事自身专业以外的诊疗活动。医师应当按照注册的执业地点、执业类别、执业范围执业，否则，卫生健康主管部门将按照《医师法》第 57 条之规定对其进行查处。同时，法律、行政法规对医师从事特定范围执业活动的资质条件有规定的，还需要符合其规定。如，从事产前诊断的医师，依据《母婴保健法》还需要取得相关项目的"母婴保健技术服务考核合格证书"。

（4）医师执业地点发生变化，未及时进行变更注册。医师工作单位发生变动导致执业地点发生变化时，应当及时办理变更注册手续。实务中，造成医师未办理变更手续的原因众多，或是处于试用期尚未提交申请，或是已提交申请但卫生健康主管部门尚未作出许可决定，或是拟执业的医疗机构诊疗科目与该医师的执业范围不匹配导致无法取得许可，等等。执业医师在注册的执业地点才能依法取得相应的处方权；医师执业地点发生变化但未办理变更注册手续时，无法获得处方权。此时，如果医师开具了处方，聘用其执业的医疗机构将按照《处方管理办法》第 54 条第 1 款之规定被查处，医师本人也将按照《医师法》第 57 条被查处。

（5）医师多机构执业，未及时进行备案。随着医药卫生体制改革的深入，医师不仅可以在不同的执业地点执业，而且在同一执业地点也可以在多个医疗机构就职。放松对医师的流动的限制并非意味着放松对医师的管理，医师受聘在同一执业地点的多家医疗机构执业，未按照《医师执业注册管理办法》第 10 条之规定及时办理备案手续的，一旦造成不良后果，医疗机构就将面临承担相应民事责任的风险；造成严重后果的，医疗机构及医师还将承担相应的行政责任。

（6）医师主要执业机构发生变化，未及时进行变更注册。医师在同一执业地点多个医疗机构执业时，必有一个主要执业机构对其进行管理。主要执业机构肩负着对该医师的主要管理职责，包括医师定期考核。当医师主要执业机构发生变化时，应当按照《医师执业注册管理办法》第 12 条之规定重新办理注册。

（7）以不正当手段取得"医师资格证书"或者"医师执业证书"。由于取得医师资质的难度是比较大的，因此实务中，存在以不正当手段取得"医师资格证书"或者"医师执业证书"的情形。对于此种情形，医疗机构往往难以发现。卫生健康主管部门一旦发现此类违法行为，就将按照《医师法》第 54 条第 2 款之规定，予以撤销有关证书，3 年内不受理其相应申请。《行政许可法》规定，被许可人以欺骗、贿赂等不正当手段取得行政许可的，应当予以撤销。此时被许可人基于行政许可取得的利益不受保护。也就是说，该人员开展诊疗活动的行为将自始被认定为非医师行医。

（8）伪造、变造、买卖、出租、出借"医师执业证书"。医疗机构使用持有伪造、变造的"医师执业证书"的人员开展诊疗活动，实质上是使用非医师人员行医。而医疗机构医师"租证"给他人，一旦医疗机构监管不严，就往往导致其执业地点、主要执业机构等在医疗机构不知情的情况下发生变化，使其面临各种合规风险。发生此种情形时，卫生健康主管部门将按照《医师法》第 54 条第 3 款之规定，对医师责令改正，没收违法所得，并处违法所得 2 倍以上 5 倍以下的罚款，违法所得不足 1 万元的，按 1 万元计算；情节严重的，吊销"医师执业证书"。

（9）医师被依法注销或者吊销"医师执业证书"但继续开展诊疗活动。实务中，部分医师会因为离开医师队伍、违法违规等原因而出现被注销或者吊销"医师执业证书"的情况。此时医师的执业证书处于失效状态，医师不能继续开展诊疗活动，否则，将构成非医师行医。医疗机构也会因使用非卫生技术人员从事医疗卫生技术工作而受到行政处罚。

（10）医师定期考核不合格。实务中，定期考核不合格的医师会受到卫生健康主管部门暂停执业活动 3 个月至 6 个月的处理，并被责令接受相关专业培训。如果再次考核仍不合格，则将会被注销注册并废止"医师执业证书"，且在 1 年内不能重新注册。

（11）外国医师、港澳台医师短期行医未经注册。对于外国医师未经注册取得"外国医师短期行医许可证"而行医的，卫生健康主管部门将按照《外国医师来华短期行医暂行管理办法》第 15 条之规定，予以取缔，没收非法所得，并处以 10 000 元以下罚款；对邀请、聘用或提供场所的单位，处以警告，没收非法所得，并处以 5 000 元以下罚款。对于港澳台医师未取得"港澳医师短期行医执业证书""台湾医师短期行医执业证书"而行医的，卫生健康主管部门将按照《医师法》第 59 条之规定，以非医师行医查处；而医疗机构聘用此类人员，则视为聘用非卫生技术人员，也会按照《医疗机构管理条例》第 47 条之规定受到行政处罚。

（12）外国医师、我国港澳台医师注册有效期满继续行医，未重新办理注册的。与"医师执业证书"没有有效期不同，外国医师、我国港澳台医师注册均有有效期。外国医师来华短期行医注册的有效期不超过一年，我国港澳台医师在大陆（内地）短期行医注册的有效期不超过三年。证书一旦过期，即处于失效状态。医疗机构及外国医师、我国港澳台医师本人将承担未经许可擅自短期行医相应的法律责任。

（13）派出或邀请医师会诊，不符合《医师外出会诊管理暂行规定》。会诊邀请超出本单位诊疗科目，或者本单位不具备相应资质的，或者会诊邀请超出被邀请医师执业范围的，或者邀请医疗机构不具备相应医疗救治条件的，等等，派出医师会诊的医疗机构将要承担法律责任。会诊邀请超出本单位诊疗科目或者本单位不具备相应资质的，或者本单位的技术力量、设备、设施不能为会诊提供必要的医疗安全保障的，或者会诊邀请超出被邀请医师执业范围的，等等，邀请医师会诊的医疗机构将承担相应的法律责任。

（14）执业助理医师独立执业。执业助理医师原则上不得独立开展诊疗活动，不能取得处方权，需要在执业医师的指导下开展工作。只有在乡、民族乡、镇和村医疗卫生机构以及艰苦边远地区县级医疗卫生机构中执业的执业助理医师，才可以根据医疗卫生服务情况和本人实践经验，独立从事一般的执业活动。执业助理医师的业务水平整体上低于执业医师，若使用其独立执业，则医疗机构将面临较大的医疗质量风险。

（15）医疗机构未主动报告医师应当注销注册的情况。医疗机构及时履行此报告义务，是加强医师管理、及时清理在册医师本底的需要。然而实务中，部分医疗机构往往对履行该项义务的重要性认识不足，怠于完成。若医疗机构未履行报告职责，则说明其医师管理工作有疏漏，如若造成严重后果，则将按照《医师法》第 61 条之规定，受到警告的处罚，同时直接负责的主管人员和其他直接责任人员还将被依法给予处分。

三、合规依据

（1）《医师法》（2021 年）；

（2）《母婴保健法》（2017 年修正）；

（3）《行政许可法》（2019 年修正）；

（4）《中医药法》（2016 年）；

（5）《医疗机构管理条例》（2022 年修订）；

（6）《医师执业注册管理办法》（2017 年）；

（7）《处方管理办法》（2007 年）；

（8）《外国医师来华短期行医暂行管理办法》（2016 年修正）；

（9）《香港、澳门特别行政区医师在内地短期行医管理规定》（2008 年）；

（10）《台湾地区医师在大陆短期行医管理规定》（2009 年）；

（11）《医师外出会诊管理暂行规定》（2005 年）；

（12）《中医医术确有专长人员医师资格考核注册管理暂行办法》（2017 年）；

（13）《传统医学师承和确有专长人员医师资格考核考试办法》（2006 年）；

（14）卫生部、中医药局关于下发《关于医师执业注册中执业范围的暂行规定》的通知（卫医发〔2001〕169 号）；

（15）卫生部关于印发《医师定期考核管理办法》的通知（卫医发〔2007〕66 号）；

（16）卫生部、教育部关于印发《医学教育临床实践管理暂行规定》的通知（卫科教发〔2008〕45 号）。

四、合规指引

作为疾病的诊断者和治疗方案的制定者，较其他医疗卫生人员而言，医师在医疗活动中居主导地位。自古以来，对医师的管理一直深受重视。我国早在西周时代的《周礼》中就有对医师进行年终业务考核拟定其报酬的记载。中华人民共和国成立以后，政务院颁布了《医师暂行条例》《中医师暂行条例》《牙医师暂行条例》等法规，以管理医师队伍。[①] 1998 年 6 月 26 日，第九届全国人大常委会第三次会议通过《执业医师法》。这是中华人民共和国成立后关于医师行为规范的首部法律，在加强医师队伍建设、保障医师合法权益、构建医师管理制度体系、保护人民群众健康方面发挥了重要作用。2021 年 8 月 20 日，第十三届全国人大常委会第三十次会议表决通过《医师法》，从适应医药卫生体制改革的新形势和医师管理工作的实际需要出发，对我国的医师法律制度进行了大幅调整与完善。

（一）医师资格取得合规指引

资格是从事某种活动所应具备的条件、身份。医师资格考试的具体方式在各个国家和地区有所不同。例如，日本早在 1870 年就建立了医师资格考试制度，在二战后对考试模式进行了改革。美国于 1915 年成立全国医学考试委员会，医师执照考试分为三个阶段。韩国医师执照考试制度从 1952 年开始实施。[②] 在我国，《执业医师法》确立了医师资格考试制度。目前，拟行医人员可以通过医师资格考试、中医医术确有专长人员医师资格考核、医师资格认定三条途径取得医师资格。

1. 通过考试取得医师资格

医师资格考试是评价申请医师资格者是否具备执业所必需的专业知识与技能的考试。医师资格考试实行国家统一考试，符合条件的取得医学专业学历的人员、经认定取得执业助理医师资格的人员、以师承方式学习中医和确有专长人员可以报考国家医师资格考试。

2. 通过考核取得医师资格

中医有其特有的人才培养方式，存在一些未经医学院校教育但经多年实践掌握独具特色、安全有效中医诊疗技术的人员。针对此类人员，国家出台了专门的规定。根据《医师法》第 11 条第 2 款、《中医药法》第 15 条第 2 款之规定，以师承方式学习中医或者经多年实践，医术确有专长的，由至少两名中医医师推荐，经省级人民政府中医药主管部门组织实践技能和效果考核合格后，即可取得中医医师资格，获得省级中医药主管部门颁发的

---

① 王丽. 加强医师队伍建设 提高医师整体素质：《中华人民共和国执业医师法》简介. 人大工作通讯，1998（15）：15 - 17.

② 李学勇，马晓伟，刘谦，许安标. 中华人民共和国医师法释义. 北京：中国民主法制出版社，2021：41 - 47，92.

"中医（专长）医师资格证书"。

3. 通过认定取得医师资格

"医师资格证书"除通过考试、考核获得外，还有通过卫生健康主管部门认定取得的两种情形。第一种是《执业医师法》颁布之日前，按照国家有关规定已取得医学专业技术职务任职资格的人员。该途径主要解决《执业医师法》施行前的医师资质合规的问题。第二种是具备相应条件的我国香港、澳门特别行政区和台湾地区医师可申请医师资格认定，取得"医师资格证书"。可申请获得的医师资格类别限于临床、中医、口腔。

（二）医师执业注册合规指引

《医师法》第14条第1款规定："医师经注册后，可以在医疗卫生机构中按照注册的执业地点、执业类别、执业范围执业，从事相应的医疗卫生服务。"《医师法》第13条第4款规定："未注册取得医师执业证书，不得从事医师执业活动。"只有同时具备"医师资格证书"和"医师执业证书"的人员方可从事医师执业活动。因此，取得"医师资格证书"后，拟在医疗卫生机构中执业的人员须办理注册手续，取得"医师执业证书"。

医师执业注册，除须取得"医师资格证书"外，还应符合有关要求，《医师法》第16条第1款规定了五种不予注册的情形：一是无民事行为能力或者限制民事行为能力；二是受刑事处罚，刑罚执行完毕不满二年或者被依法禁止从事医师职业的期限未满；三是被吊销"医师执业证书"不满二年；四是因医师定期考核不合格被注销注册不满一年；五是法律、行政法规规定不得从事医疗卫生服务的其他情形。需要注意的是，卫生健康主管部门的规章及其他规范性文件将不能增加规定不予注册的情形。

根据执业级别划分，医师被分为执业医师和执业助理医师两类；执业注册内容均包括执业地点、执业类别、执业范围。

1. 执业级别合规指引

执业医师经医疗机构授权，可以依法独立开展相应的执业活动，并被授予相关的处方权；而执业助理医师通常不能独立开展执业活动，而应当在执业医师的指导下执业。解决广大群众就医的难题是我国卫生健康事业发展的首要任务。由于我国医疗资源发展不平衡，目前尚无法做到所有地区都配备足够数量的执业医师，因此《医师法》第34条第2款作出了例外规定："在乡、民族乡、镇和村医疗卫生机构以及艰苦边远地区县级医疗卫生机构中执业的执业助理医师，可以根据医疗卫生服务情况和本人实践经验，独立从事一般的执业活动。"值得注意的是，执业助理医师独立执业必须满足两个条件：一个是在法条中规定的基层或艰苦边远地区的医疗机构中执业,另一个是要综合考虑所在地的医疗卫生服务情况和本人实践经验。也就是说,在乡、民族乡、镇和村医疗卫生机构以及艰苦边远地区县级医疗卫生机构中执业的执业助理医师并非自然获得独立执业的权利,而是需要授权。[①]

2. 执业类别合规指引

执业类别是指医师从事医疗卫生服务的种类,包括临床、口腔、公共卫生和中医(中医、民族医、中西医结合)四种。医师进行执业注册的类别必须以取得医师资格的类别为依据,一般只能选择一个执业类别进行注册。但在乡镇卫生院和社区卫生服务机构中执业的临床类别医师因工作需要,经过国家医师资格考试取得公共卫生类医师资格后,可申请公共卫生类别专业进行注册;同理,在上述机构中执业的公共卫生类别医师因工作需要,经过国家医师资格考试取得临床类医师资格后,也可申请临床类别相关专业进行注册。

3. 执业范围合规指引

执业范围是指医师在医疗、预防、保健活动中从事的与其执业能力相适应的专业。每个执业类别下都有若干执业范围,由国家卫生健康委规定,各省可以酌情增加。2001 年,《关于医师执业注册中执业范围的暂行规定》(卫医发〔2001〕169 号)对医师的执业范围作出了规定,之后又增补了重症医学科专业,修订了口腔类别医师执业范围等(见表 3 - 1)。

3 - 1 医师执业类别、执业范围一览表

执业类别	执业范围
临床医师	(1) 内科专业;(2) 外科专业;(3) 妇产科专业;(4) 儿科专业;(5) 眼耳鼻咽喉科专业;(6) 皮肤病与性病专业;(7) 精神卫生专业;(8) 职业病专业;(9) 医学影像和放射治疗专业;(10) 医学检验、病理专业;(11) 全科医学专业;(12) 急救医学专业;(13) 康复医学专业;(14) 预防保健专业;(15) 特种医学与军事医学专业;(16) 计划生育技术服务专业;(17) 重症医学科专业;(18) 省级以上卫生健康主管部门规定的其他专业
口腔医师	(1) 口腔专业;(2) 口腔麻醉专业;(3) 口腔病理专业;(4) 口腔影像专业;(5) 省级以上卫生健康主管部门规定的其他专业
公共卫生医师	(1) 公共卫生类别专业;(2) 省级以上卫生健康主管部门规定的其他专业
中医医师(中医、民族医和中西医结合)	(1) 中医专业;(2) 中西医结合专业;(3) 蒙医专业;(4) 藏医专业;(5) 维医专业;(6) 傣医专业;(7) 全科医学专业;(8) 省级以上卫生健康主管部门规定的其他专业

---

① 李学勇,马晓伟,刘谦,许安标. 中华人民共和国医师法释义. 北京:中国民主法制出版社,2021:41 - 47, 92.

同时，卫生健康主管部门对临床类别相关专业划归进行了明确：（1）内科专业含老年医学专业、传染病专业；（2）外科专业含运动医学专业、麻醉专业；（3）妇产科专业含妇女保健专业；（4）儿科专业含儿童保健专业；（5）精神卫生专业含精神病专业、心理卫生专业；（6）医学影像专业含核医学专业；（7）肿瘤专业可按所从事具体业务工作注册相关专业，如内科专业、外科专业作为执业范围；（8）职业病专业含放射病专业。

一般医师只能选择上述注册类别中的一个相应专业作为执业范围进行登记，但如果工作需要，那么经相关专业培训和考核合格后，医师可以增加执业范围。此外，通过中医医术确有专长人员医师资格考核取得"中医（专长）医师资格证书"的人员，其注册的执业范围有特别规定。其执业范围并不是某个专业，而是具体到其能够使用的中医药技术方法和具体治疗病证。"中医（专长）医师执业证书"上将执业范围细化为"中医药技术方法""治疗病证范围"两栏。

4. 执业地点合规指引

《医师法》未对执业地点的内涵作出具体规定，已废止的《医师执业注册暂行办法》将执业地点界定为医师执业的医疗、预防、保健机构及其登记注册的地址。在深化医药卫生体制改革，推动医务人员合理流动的发展形势下，2017年4月1日起施行的《医师执业注册管理办法》对执业地点定义做了调整，明确执业地点是指执业医师执业的医疗、预防、保健机构所在地的省级行政区划和执业助理医师执业的医疗、预防、保健机构所在地的县级行政区划，并且"一次注册、区域有效"[①]。由此可以认为执业医师可以注册多个执业地点，即跨省执业注册，而执业助理医师只能注册一个执业地点。

医师开展执业活动，必须在医疗卫生机构内。随着医师多点执业的推进，理所应当要对其进行规范管理。《医师法》第15条第1款规定：医师在两个以上医疗卫生机构定期执业的，应当以一个医疗卫生机构为主，并按照国家有关规定办理相关手续。国家鼓励医师定期定点到县级以下医疗卫生机构，包括乡镇卫生院、村卫生室、社区卫生服务中心等，提供医疗卫生服务，主执业机构应当支持并提供便利。由此可看出，在同一执业地点多个机构执业的医师，应当确定一个机构作为其主要执业机构，主要执业机构应当承担起对多点执业医师的主要管理责任。而医师拟执业的其他机构，也应当按照《医师执业注册管理办法》等国家有关规定办理备案等相关手续。值得注意的是，医师多机构执业的执业类别和执业范围须一致。

(三) 医师资质管理合规指引

医师承担了救死扶伤、防病治病的重要职责，其资质合规是合法行医的前提。医疗卫生机构和医师个人均负有资质管理的职责。

1. 医师资格管理合规指引

2010年，卫生部就基本完成医师资格考试合格考生信息数据库的建设和联网工作。为保证医师资格信息的完整准确，卫生部办公厅、国家中医药管理局办公厅印发《关于加强医师资格考试合格考生信息修改管理工作的通知》（卫办医政发〔2010〕1号），明确医师相关信息发生变化、录（导）入医师资格信息时发生错误的可以进行信息修改。保证医师资格信息准确，既是医师资质管理的需要，也是推行医师电子证照的基础。

2. 医师注册管理合规指引

医师变更执业地点、执业类别、执业范围等注册事项的，应当通过国家医师管理信息系统提交医师变更执业注册申请及省级以上卫生健康主管部门规定的其他材料，到准予注册的卫生健康主管部门办理变更注册手续。医师变更主要执业机构的，应当按规定重新办理注册。但医师参加规范化培训、进修、对口支援、会诊、突发事件医疗救援、慈善或者其他公益性医疗、义诊，承担国家任务或者参加政府组织的重要活动等，在医疗联合体内的医疗机构中执业，则可以不办理相关变更注册手续。

3. 医师退出管理合规指引

医疗机构应当及时清理医师队伍中的不合格人员，对于不适合执业的医师或不再从事医师工作的人员及时予以注销注册或注册备案，保证本机构医师底数清楚。《医师法》第17条第1款规定，医师注册后有下列情形之一的，注销注册，废止医师执业证书：（1）死亡；（2）受刑事处罚；（3）被吊销医师执业证书；（4）医师定期考核不合格，暂停执业活动期满，再次考核仍不合格；（5）中止医师执业活动满2年；（6）法律、行政法规规定不得从事医疗卫生服务或者应当办理注销手续的其他情形。医疗卫生机构发现医师存在上述情形的，应当主动报告准予注册的卫生健康主管部门，由注册机关及时注销注册，废止"医师执业证书"。《医师执业注册管理办法》第19条规定，医师存在调离、退休、退职、被辞退、开除，省级以上卫生健康主管部门规定的其他情形等情况之一的，其所在的医疗卫生机构应当主动报告注册机关，并办理备案手续；一旦备案满两年且未继续执业的，医师电子化注册系统自动转注销。

（四）医师定期考核合规指引

医师定期考核是医师进入临床工作后日常监管的重要内容，是提升医师队伍质素、保障医疗质量和医疗安全的重要手段。早在 20 世纪，国外就已经普遍建立了完善的类似医师定期考核制度。在美国，各类医师委员会以"再认定"的方式开展类似医师定期考核，强制要求医师每隔 7 年至 10 年进行再次认定，以维持医师资格。在英国医师定期考核是通过医师参与"英国国民健康保险制度"和"持续专业发展项目"来实现的。在法国、德国等西欧国家是以继续医学教育的方式完成医师的定期评估和考核的。[①]

我国也实行医师定期考核制度，由县级以上人民政府卫生健康主管部门或者其委托的医疗卫生机构、行业组织按照医师执业标准，对医师的业务水平、工作业绩和职业道德状况进行考核。医师定期考核周期为 3 年。医师定期考核制度是加强医师队伍管理的重要环节，进一步完善了医师的评价和退出机制，对于提高医师队伍整体素质、保障医疗质量安全具有重要作用。《医师法》第 42 条第 2 款规定，对具有较长年限执业经历、无不良行为记录的医师，可以简化考核程序。这是对医师良好执业行为的正向激励。对考核不合格的医师，县级以上人民政府卫生健康主管部门应当责令其暂停执业活动 3 个月至 6 个月的处理，并接受相关专业培训。暂停执业活动期满，再次进行考核，考核合格的，允许其继续执业；再次考核仍不合格的，将被注销注册并废止"医师执业证书"。同时，因定期考核不合格而被注销注册不满 1 年的，将会不予注册。

（五）其他情形的合规指引

1. 外国医师、我国港澳台医师短期行医合规指引

随着我国医疗服务需求的增长和医疗市场规模的扩大，越来越多的外国医师被吸引到国内开展诊疗活动；同时，我国香港、澳门、台湾来大陆（内地）行医的医师或医疗团体也逐渐增多。为了加强管理，国家出台了相关法律法规来规范其行医行为。

根据《外国医师来华短期行医暂行管理办法》的有关规定，在外国取得合法行医权的外国医师来华短期行医，除应事先依法获得入境签证外，还必须有在华医疗机构作为邀请或聘用单位，并经过设区的市级以上卫生健康主管部门注册，取得"外国医师短期行医许可证"后方可行医。邀请或聘用单位可以是一个或多个，外国医师可以委托在华的邀请或

---

① 郑宇．从考核机构角度谈医师定期考核中存在的问题及完善路径．江苏卫生事业管理，2018（2）：235 - 237．

聘用单位代其办理注册手续。需要注意的是，外国医师来华短期行医注册的有效期不超过一年，注册期满需要延期的，可以按规定重新办理注册。外国医师办理短期行医许可后，还需要办理外国人来华工作许可、工作签证等手续。

对我国港澳台医师在大陆（内地）短期行医的管理必须依据《香港、澳门特别行政区医师在内地短期行医管理规定》《台湾地区医师在大陆短期行医管理规定》等规章制度。港澳台医师在大陆（内地）短期行医应当进行执业注册，取得"港澳医师短期行医执业证书""台湾医师短期行医执业证书"。执业类别限于临床、中医、口腔三个类别之一。同时须符合大陆（内地）有关港澳台人员的就业规定，由大陆（内地）具有独立法人资格的医疗机构邀请并作为聘用单位。港澳台医师可以自行办理或者书面委托大陆（内地）的聘用医疗机构代其办理短期行医执业注册手续，执业注册机关为医疗机构所在地设区的市级以上卫生健康主管部门。港澳台医师在大陆（内地）短期行医注册的有效期不超过3年，注册期满需要延期的，都需要重新办理注册手续。

2. 医师外出会诊合规指引

会诊是解决医疗疑难病症的重要措施，医师外出会诊不仅可保障群众的生命健康权益，而且可促进医学的交流与发展。根据《医师外出会诊管理暂行规定》的有关规定，医师未经所在医疗机构批准，不得擅自外出会诊。同时，医师外出会诊只能开展执业范围内的诊疗活动。会诊医疗机构接到会诊邀请后，在不影响本单位正常业务工作和医疗安全的前提下，医务管理部门应当及时安排医师外出会诊；会诊影响本单位正常业务工作但存在特殊需要的情况下，应当经会诊医疗机构负责人批准。会诊医疗机构不能派出会诊医师时，应当及时告知邀请医疗机构。同时，医疗机构应当加强对本单位医师外出会诊的管理，建立医师外出会诊管理档案，并将医师外出会诊情况与其年度考核相结合。医师在会诊过程中发现难以胜任会诊工作，应当及时、如实告知邀请医疗机构，并终止会诊；医师在会诊过程中发现邀请医疗机构的技术力量、设备、设施条件不适宜收治该患者，或者难以保障会诊质量和安全的，应当建议将该患者转往其他具备收治条件的医疗机构诊治。会诊结束后，邀请医疗机构应当将会诊情况通报会诊医疗机构；医师应当在返回本单位两个工作日内将外出会诊的有关情况报告所在科室负责人和医务管理部门。医师在外出会诊时不得违反规定接受邀请医疗机构报酬，不得收受或者索要患者及其家属的钱物，不得牟取其他不正当利益。

3. 医学生、医学毕业生临床实践合规指引

在医疗机构，特别是大型医院或教学医院中，存在着大量的医学生或医学毕业生。

医学生是指具有注册学籍的在校医学类专业学生，其临床教学实践活动在临床教学基地进行。医学毕业生是指已经取得相关医学专业学历，但尚未取得执业医师资格的人员。医学生、医学毕业生虽然有医学专业教育背景，掌握了一定的医学科学的基本理论，但并非我们法定意义上的医师，也不属于医疗卫生人员。医学生的临床见习、临床实习、毕业实习等临床教学实践活动和试用期医学毕业生的临床实践活动均是医学教育临床实践。根据《医学教育临床实践管理暂行规定》，医学生的临床教学实践活动在临床教学基地进行，在临床带教教师指导下参与临床诊疗活动，实现学习目的；试用期医学毕业生的临床实践活动在相关医疗机构进行，在指导医师指导下从事临床诊疗活动，在实践中提高临床服务能力。医学生和医学毕业生参与医学教育临床诊疗活动必须由临床带教教师或指导医师监督、指导，不得独自为患者提供临床诊疗服务。临床实践过程中产生的有关诊疗的文字材料必须经临床带教教师或指导医师审核签名后才能作为正式医疗文件。

（谢婷婷　程雪莲　曾　豪）

第二节　医疗机构药师合规管理

一、导　言

由于我国没有《药师法》，因此长期以来，我国实行执业药师和职称药师双轨并行的药师制度，既有卫生健康主管部门管理的药师专业技术职务资格体系，又有药监部门管理的执业药师资格体系，并且这两类药师在管理主体、人员配置、职责权限、继续教育等诸多方面存在区别。

执业药师是经全国统一考试合格，取得"执业药师职业资格证书"并经注册登记，在药品生产、经营、使用单位中执业的药学技术人员。为贯彻《药品管理法》，加强药学技术人员和药品市场管理工作，保障人民用药安全有效，人事部、国家药品监督管理局于1994年4月公布《执业药师资格制度暂行规定》，之后又相继制定并颁布了《执业药师岗位设置和职责规范》《执业药师资格考试实施办法》《执业药师资格认定办法》《执业药师注册登记管理办法》四个配套办法，标志我国开始在药品生产和药品流通领域实行药师资格制度。1995年7月，人事部、国家中医药管理局制定颁布了《执业中药师资格制度暂行规定》、《执业中药师资格考试实施办法》以及《执业中药师资格认定办法》，在1997年又颁布了《执业中药师注册登记管理办法》，对执业药师实行统一名称、统一政策、统一组织考试和统一管理。1999 年，人事部、国家药品监督管理局在总结执业医师、执业中药师资格制度实施情况的基础上，重新修订了《执业药师资格制度暂行规定》和《执业药师资格考试实施办法》，将执业药师与执业中药师合称为执业药师。2003 年国家食品药品监督管理局修订《执业药师继续教育管理暂行办法》。2019 年国家药品监督管理局、人力资源和社会保障部在原执业药师资格制度的基础上，制定了《执业药师职业资格制度规定》和《执业药师职业资格考试实施办法》。至此，我国执业药师资格制度、资格考试、注册管理以及继续教育的制度体系初步形成。

医疗机构药师或称职称药师，是指按照《卫生技术人员职务试行条例》的规定，取得药学专业技术职务任职资格的人员，包括主任药师、副主任药师、主管药师、药师、药士。1986 年我国颁布《卫生技术人员职务试行条例》，确定了医疗机构的职称药师制度。2000 年人事部、卫生部颁布《关于加强卫生专业技术职务评聘工作的通知》，规定医、药、护、技各专业的中、初级专业技术资格逐步实行以考代评和与执业准入制度并轨的考试制度。2001 年 6 月，卫生部、人事部颁布《预防医学、全科医学、药学、护理、其他卫生技术等专业技术资格考试暂行规定》，对包括药师在内的各类卫生技术资格考试进行了规定。我国职称药师管理制度进入专业技术资格考试与职称晋级并行时期。2002 年卫生部、国家中医药管理局颁布《医疗机构药事管理暂行规定》，提出要逐步建立临床制度，规定临床药师应由具有药学本科以上学历并取得中级以上药学专业技术资格的人员担任。2007 年卫生部颁布《处方管理办法》，规定取得药学专业技术职务任职资格的药学专业技术人员方可从事处方调剂工作。2010 年卫生部印发《二、三级综合医院药学部门基本标准（试行）》，对药学人员配置进行了规定。2011 年卫生部、国家中医药管理局、总后勤部卫生部颁布《医疗机构药事管理规定》，明确医疗机构应配备临床药师。

除此之外，这两种药师制度的考试资格条件也不相同。执业药师职业资格属于职业准入性考试，对经考试成绩合格者，国家发给"执业药师资格证书"。考试实行全国统一大纲、统一命题、统一组织。报考条件如下：药学、中药学相关专业毕业后，根据不同学历水平，在药学或中药学岗位工作年限为大专 5 年、本科 3 年、硕士或双学位 1 年、博士当年可参加考试。国家实行执业药师注册制度。只有注册才能执业，未经注册者，不得以执业药师身份执业。职称药师是由人事部与卫生部共同组织实施的卫生专业技术资格考试，符合考试条件者均可报名参加相应级别的考试，具体条件是：药士，具备中专、大专学历；药师，具备中专、大专、本科学历或学位，从事本专业工作分别满 5 年、3 年、1 年，或具备相应专业硕士学位;主管药师,取得药师职称,从事本专业工作年限分别为中专 7 年、大专 6 年、本科 4 年、硕士 2 年,或具备博士学位。考试合格后,代表具有相应级别技术职务要求的水平与能力,可以取得相应的初级、中级、高级药学职称等级,作为单位聘任相应技术职务的必要依据。

截至 2021 年 12 月底,全国执业药师累计在有效期内的注册人数为 639 991 人,环比增加 2 438 人。每万人口执业药师人数为 4.5 人。注册于药品零售企业的执业药师为 584 354 人,占注册总数的 91.3%。注册于药品批发企业、药品生产企业、医疗机构和其他领域的执业药师分别为 35 223、3 983、16 306、125 人。[①] 截至 2020 年年末,我国医疗机构内的职称药师(士)为 49.7 万人,占卫生技术人员总数的 4.6%。[②] 我国药学技术人员队伍已初具规模,药师在保障用药安全、指导民众合理用药方面发挥着积极作用。随着《药师法》立法的推进,我国将构建一元化药师管理体系,对药师管理采取"统一考试、分类注册、分类管理"。

二、合规风险提示

现阶段医疗机构药事管理过程中,有关药师经常发生的合规风险有:

(1)医疗机构药学专业技术人员配备不足。

随着经济和医疗卫生水平的发展,社会对高素质药学人才的需求日益增长。当前我国医疗机构中药学人才比较缺乏,尤其是基层医院药学人才严重缺乏,部分医疗机构未能建立专业化药师团队,临床药师综合素养不足,直接导致医疗机构药事工作质量及管理水平不高,间接影响临床医疗质量,容易引发医患纠纷。

(2)医疗机构临床药师配备没有达到法定要求。

2011 年国家卫生部、国家中医药管理局、总后勤部卫生部出台《医疗机构药事管理规定》(卫医政发〔2011〕11 号),规定:医疗机构药学专业技术人员不得少于本机构卫生专业技术人员的 8%。医疗机构未按照本规定配备药学专业技术人员建立临床药师制,不合理用药问题严重,并造成不良影响的,将由县级以上地方卫生、中医药行政部门责令改正、通报批评、给予警告;对于直接负责的主管人员和其他直接责任人员,依法给予降

---

① 国家药监局执业药师资格认证中心.2021 年 12 月全国执业药师注册情况.(2022-01-18)[2022-04-22]. http://www.cqlp.org/info/link.aspx?id=5268&page=1.

② 国家卫生健康委规划发展与信息化司.2020 年我国卫生健康事业发展统计公报.(2021-07-13)[2022-04-22]. http://www.nhc.gov.cn/guihuaxxs/s10743/202107/af8a9c98453c4d9593e07895ae0493c8.shtml.

级、撤职、开除等处分。

（3）医疗机构使用非药学专业技术人员从事处方调剂。

医疗机构中取得药学专业技术职务任职资格的人员方可从事处方调剂工作。医疗机构违反上述规定，使用未取得药学专业技术职务任职资格的人员从事处方调剂工作的，卫生健康主管部门可以依据《医疗机构管理条例》第47条之规定，责令其限期改正，并可以根据情节处以1万元以上10万元以下的罚款；情节严重的，吊销其"医疗机构执业许可证"或者责令其停止执业活动。

（4）执业药师违反执业规范。

药师应当按照操作规程调剂处方药品，包括：认真审核处方，准确调配药品，正确书写药袋或粘贴标签，注明患者姓名和药品名称、用法、用量、包装；向患者交付药品时，按照药品说明书或者处方用法，进行用药交代与指导，包括每种药品的用法、用量、注意事项等；在完成处方调剂后，应当在处方上签名或者加盖专用印章，对于不规范处方或者不能判定其合法性的处方，不得调剂。药师未按照规定调剂处方药品，情节严重的，依据《处方管理办法》第58条，由县级以上卫生健康主管部门对药师及单位给予行政处罚和纪律处分。

（5）药师执业过失或差错。

药师调剂处方时应当遵守"四查十对"，即：查处方，对科别、姓名、年龄；查药品，对药名、剂型、规格、数量；查配伍禁忌，对药品性状、用法用量；查用药合理性，对临床诊断。药师在工作中因工作过失出现差错，给患者造成损害的，应依据《民法典》《医疗纠纷预防与处置条例》《医疗事故处理条例》等法律承担相应的民事侵权赔偿责任。

（6）药物进货查验不仔细。

医疗机构应建立药品进货查验制度，必须有真实、完整的药品购进记录，验明药品合格证明和其他标识。禁止使用无合规证明文件、过期等不合理的药品。医疗机构使用假药、劣药的，依据《药品管理法》第119条关于销售假药、零售劣药的规定处罚，还应当吊销相关人员的执业证书。

（7）院内制剂违规上市销售。

医疗机构配置制剂，应当按照《药品管理法》和《医疗机构制剂注册管理办法（试行）》的规定，取得"医疗机构制剂许可证"和医疗机构制剂批准文号；对于仅应用传统工艺配制的中药制剂品种，根据《中医药法》第32条之规定，向药品管理部门备案后即可配制，不需要取得制剂批准文号。因此，未取得"医疗机构制剂许可证"和医疗机构制剂批准文号（或者没有备案）就生产院内制剂的，依据《药品管理法》第 115 条之规定，责令关闭，没收违法生产、销售的药品和违法所得，并处违法生产、销售的药品货值金额 15 倍以上 30 倍以下的罚款，货值金额不足 10 万元的，按 10 万元计算。

一般而言，医疗机构配置的院内制剂仅限本医疗机构内使用，特殊情况下可以按规定调剂使用，但不能在市场上销售。医疗机构将其配制的制剂在市场上销售的，依据《药品管理法》第 133 条之规定，药品监督管理部门可以责令其改正，没收违法销售的制剂和违法所得，并处违法销售制剂货值金额 2 倍以上 5 倍以下的罚款；情节严重的，并处货值金额 5 倍以上 15 倍以下的罚款；货值金额不足 5 万元的，按 5 万元计算。医疗机构配置的制剂包装未按照规定印有、贴有标签或者附有说明书，标签、说明书未按照规定注明相关信息或者印有规定标志的，药品监督管理部门可根据《药品管理法》第 128 条的规定责令改正，给予警告；情节严重的，吊销药品注册证书。

（8）违反药物不良反应法定报告义务。

医疗机构及医务人员有药物不良反应报告与处理法定义务，医疗机构未按照规定报告疑似药品不良反应的，药品监督管理部门可依据《药品管理法》第 134 条之规定责令限期改正，给予警告；逾期不改正的，处 5 万元以上 50 万元以下的罚款。

（9）麻醉药品、精神药品合规管理不到位。

麻醉药品、精神药品在治疗疾病、缓解痛苦的同时会使人体产生依赖性，如流入非法渠道滥用将成为毒品。为此，世界各国法律制度一般采取特殊而严格的管理措施。我国将麻醉药品和精神药品一并纳入特殊法律管理。

执业医师经考核合格后取得麻醉药品和第一类精神药品的处方资格，未取得麻醉药品和第一类精神药品处方资格的执业医师擅自开具麻醉药品和第一类精神药品处方，或获得麻醉药品和第一类精神药品处方资格的执业医师未按照临床应用指导原则使用麻醉药品和第一类精神药品的，根据《麻醉药品与精神药品管理条例》第 73 条之规定给予其警告，暂停其执业活动；造成严重后果的，吊销其执业证书；构成犯罪的，依法追究刑事责任。

药师经考核后取得麻醉药品和第一类精神药品调剂资格。处方的调配人、核对人违反规定未对麻醉药品和第一类精神药品处方进行核对，造成严重后果的，由原发证部门吊销其执业证书。

医疗机构对麻醉药品和第一类精神药品的管理职责履行不到位，包括未依照相关规定购买、储存、保存、报告、备案、销毁等的，卫生健康主管部门可依据《麻醉药品和精神药品管理条例》第 72 条之规定，责令医疗机构限期改正，给予警告；逾期不改正的，处 5 000

元以上 1 万元以下的罚款；情节严重的，吊销其印鉴卡；对直接负责的主管人员和其他直接责任人员，依法给予降级、撤职、开除的处分。

（10）毒性药品合规管理不当。

毒性药品由于治疗量与中毒剂量相近，使用不当会致人中毒或死亡。医疗机构应当健全保管、验收、领发、核对、运输等制度，严防收假、发错，严禁与其他药品混杂，做到划定仓间或仓位，专柜加锁并由专人保管。对于违反上述规定的单位和个人，药品监督管理部门应按照《药品管理法》和有关法规责令改正；造成患者损害的，有关单位和/或个人应当承担民事赔偿责任。

（11）违规使用放射性药品。

放射性药品是用于临床诊断或者治疗的放射性核素或者其标记药物。医疗单位使用放射性药品必须取得省级公安、环保和药品监督管理部门核发的"放射性药品使用许可证"。医疗机构设置核医学科、室（同位素室），由经过核医学技术培训的专业技术人员使用。对违反《放射性药品管理办法》规定的单位或者个人，药品监督管理部门应按照《药品管理法》和有关法规的规定处罚。

（12）违规使用抗菌药物。

我国对抗菌药物实行特殊管理。医疗机构应当建立抗菌药物管理组织机构或者指定专/兼职技术人员负责具体管理工作，并严格执行抗菌药物分级管理、医师抗菌药物处方权限管理、药师抗菌药物调剂资格管理。对于违反上述规定的，依据《抗菌药物临床应用管理办法》第 49 条之规定由县级以上卫生健康主管部门责令限期改正，逾期不改的，进行通报批评，并给予警告；造成严重后果的，对负有责任的主管人员和其他直接责任人员，给予处分。

医师取得相应处方权后方可开具相应抗菌药物处方，药师经培训并考核合规后方可获得抗菌药物调剂资格。未对抗菌药物处方、医嘱实施适宜性审核，情节严重的；非药学部门从事抗菌药物购销、调剂活动的，依据《抗菌药物临床应用管理办法》第 49 条之规定，由县级以上卫生健康主管部门责令限期改正，给予警告，并可根据情节轻重处以 3 万元以下罚款；对负有责任的主管人员和其他直接责任人员，可根据情节给予处分。

三、合规依据

（1）《药品管理法》（2019 年修订）；

（2）《处方管理办法》（2007 年）；

（3）《药品管理法实施条例》（2019 年修正）；

（4）《医疗机构药事管理规定》（2011 年）；

（5）《麻醉药品和精神药品管理条例》（2016 年修订）；

（6）《抗菌药物临床应用管理办法》（2012 年）；

（7）《医疗用毒性药品管理办法》（1988 年）；

（8）《放射性药品管理办法》（2022 年修订）；

（9）《药品不良反应报告和监测管理办法》（2011 年）；

（10）《医疗机构制剂注册管理办法（试行）》（2005 年）；

（11）《医疗机构制剂配置质量管理规范》（2001 年）。

四、合规指引

（一）医疗机构配置药师合规指引

我国实行执业药师注册管理制度，对药师执业实行准入管理，只有全国执业药师资格考试合格者才能进行注册，只有注册者才能执业，未经注册者，不得以执业药师身份执业。国家药品监督管理局是全国执业药师注册的管理机构，各省、自治区、直辖市药品监督管理机构为注册机构。医疗机构药事管理和药学工作为医疗工作的重要组成部分，医疗机构应当依法设置药事管理组织和药学部门，并配备依法取得相应资格的药学专业技术人员。具体要求有：

（1）资质要求。根据《药品管理法》第 69 条、《药品管理法实施条例》第 25 条、《处方管理办法》第 29 条的规定，医疗机构应当配备依法经过资格认定的药师或者其他药学技术人员，负责本单位的药品管理、处方审核和调配、合理用药指导等工作。取得药学专业技术职务任职资格的人员方可从事处方调剂工作。药师在执业的医疗机构取得处方调剂资格。药士从事处方调配工作。

（2）数量及健康要求。根据《药品管理法》第 50 条、《医疗机构药事管理规定》第 33 条的规定，医疗机构药学专业技术人员不得少于本医疗机构卫生专业技术人员的 8%；药学人员应当进行健康检查。

（3）临床药师数量及学历。根据《医疗机构药事管理规定》第 34 条、《抗菌药物临床应用管理办法》第 11 条的规定，临床药师应当具有高等学校临床药学专业或者药学专业本科毕业以上学历，并应当经过规范化培训；三级医院临床药师不得少于 5 名，二级医院药师不得少于 3 名；二级以上医院应当配备抗菌药物等相关专业的临床药师。

（二）药师依法执业合规指引

在医疗机构中，执业药师的核心任务是按照操作规程调剂处方药品，药师、药士应按照操作规程、工作职责进行处方审核、核对、调剂、发药，以确保临床用药安全，因此在各环节对药师执业行为都有明确规定。

（1）药师应当根据《处方管理办法》第 32 条、第 33 条、第 34 条、第 43 条之规定，凭医师处方调剂处方药品，无医师处方不得调剂。调剂处方时应当遵守操作规程调，包括：认真审核处方，准确调配药品，正确书写药袋或粘贴标签，注明患者姓名和药品名称、用法、用量、包装；向患者交付药品时，按照药品说明书或者处方用法，进行用药交代与指导，包括每种药品的用法、用量、注意事项等；对麻醉药品和第一类精神药品处方，药师应当按年月日逐日编制顺序号。

（2）药师应当认真逐项检查处方前记、正文和后记书写是否清晰、完整，并确认处方的合法性。药师调剂处方时必须做到"四查十对"，即：查处方，对科别、姓名、年龄；查药品，对药名、剂型、规格、数量；查配伍禁忌，对药品性状、用法用量；查用药合理性，对临床诊断。

（3）药师应当根据《处方管理办法》第 35 条之规定，对处方用药适宜性进行审核，包括：对于规定必须做皮试的药品，处方医师是否注明过敏试验及结果的判定；处方用药与临床诊断的相符性；剂量、用法的正确性；选用剂型与给药途径的合理性；是否有重复给药现象；是否有潜在临床意义的药物相互作用和配伍禁忌；其他用药不适宜情况。

（4）根据《处方管理办法》第 36 条、第 30 条、第 38 条、第 40 条之规定，药师经审核处方后，认为存在用药不适宜时，应当告知处方医师，请其确认或者重新开具处方。药师发现严重不合理用药或者用药错误时，应当拒绝调剂，及时告知处方医师，并应当记录，按照有关规定报告。对不规范处方或者不能判定其合法性的处方，不得调剂。

（三）相关药事工作合规指引

药品用于预防、诊断、治疗人体疾病，其直接关系到人的身体健康和生命安危。1984 年 9 月 20 日我国颁布了《药品管理法》，国务院随后批准颁布《药品管理法实施办法》等 20 余部行政法规，要求严格执行药品管理制度，医疗机构的药师及药剂管理人员应当从药品的采购、制剂、保管、不良反应报告等方面严格遵守相应的药品管理规范。

（1）根据《药品管理法》第 55 条、第 70 条、第 71 条、第 88 条、第 98 条，《药品管理法实施条例》第 26 条之规定，医疗机构采购药品，除未实施审批管理的中药材外，应当从合法资质企业购进药品。医疗机构应建立并执行进货检验验收制度，验明药品合格证明和其他标识，对不符合要求的，不得购进和使用。采购药品必须有真实、完整的药品购进记录，并注明药品的通用名称、剂型、规格、批号、有效期、生产厂商、供货单位、购货数量、购进价格、购货日期等；禁止配制、使用假药、劣药，禁止在药品购销活动中违规牟利。

（2）根据《药品管理法》第 74 条、第 76 条，《药品管理法实施条例》第 22 条、第 24 条之规定，医疗机构配置制剂必须取得所在地省级药品监督管理部门的批准，并获得"医疗机构制剂许可证"；配置的制剂是本单位临床需要而市场上没有供应的品种，凭医师处方在本单位使用。医疗机构如果未取得制剂许可证，则不得配制制剂。"医疗机构制剂许可证"的有效期是 5 年，有效期届满需要重新审查发证。医疗机构配制的制剂不得在市场上销售或者变相销售，不得发布医疗机构制剂广告；医疗机构之间需要调剂使用的，需经国务院或省级药品监督管理部门批准。

（3）根据《药品管理法》第 73 条之规定，医疗机构应当有与所使用药品相适应的场所、设备、仓储设施，并符合卫生环境条件。医疗机构应当制定药品保管制度并严格执行，要采取必要的冷藏、防冻、防潮、防虫、防鼠等措施，以保证药品质量。

（4）根据《药品不良反应报告和监测管理办法》第 13 条、第 15 条、第 17 条之规定，医疗机构设专职或者兼职人员负责药品不良反应监测工作，按照要求开展药品不良反应或者群体不良事件报告、调查、评价和处理；对药品不良反应实行逐级、定期报告制度，必要时可以越级上报，并配合严重药物不良反应和群体不良事件相关调查工作。

（四）特殊药品管理合规指引

我国对麻醉药品、精神药品、毒性药品、抗菌药物、放射性药品等特殊药品实行特殊管理办法，国务院先后批准发布或颁布了《麻醉药品管理办法》《精神药品管理办法》《医疗用毒性药品管理办法》《放射药品管理办法》《麻醉药品和精神药品管理条例》等行政法规。医疗机构的药师及药剂管理人员应当掌握各类特殊药品管理制度，并严格遵守执行相关规定。

（1）根据《麻醉药品和精神药品管理条例》的相关规定，有麻醉药品和精神药品购买需要的医疗机构应当凭印鉴卡向本省、自治区、直辖市行政区域内的定点批发企业购买麻醉药品和第一类精神药品。药师应当对麻醉药品和第一类精神药品处方，按年月日逐日编制顺序号。对麻醉药品和第一类精神药品处方，处方的调配人、核对人应当仔细核对，签署姓名，并予以登记；对不符合该条例规定的，处方的调配人、核对人应当拒绝发药。药房对院内调配的麻醉药品和第一类精神药品应当清点基数，回收空安瓿并按规定对过期的、损坏的进行销毁。如发生麻醉药品和精神药品被盗、被抢、丢失或者其他流入非法渠道的情形的，应当立即采取控制措施并报告。

（2）根据《医疗用毒性药品管理办法》第 6 条、第 9 条之规定，毒性药品的供应和调配需要凭盖有医生所在的医疗机构公章的正式处方。药剂人员调配处方时，必须认真负责，计量准确，每次处方剂量不得超过两日剂量，按医嘱注明要求，由配方人员及具有药师以上技术职称的复核人员签名盖章后方可发出。对处方未注明"生用"的毒性中药，应当交付炮制品。如发现处方有疑问时，须经原处方医生重新审定后再行调配。处方一次有效，取药后处方保存两年备查。毒性药品管理应当严防收假、发错，严禁与其他药品混杂，做到划定仓位、专柜加锁并由专人保管。

（3）根据《抗菌药物临床应用管理办法》第 24 条、第 27 条、第 53 条之规定，药师经培训并考核合格后，方可获得抗菌药物调剂资格；对违规药师取消其药物调剂资格。二级以上医院应当定期对药师进行抗菌药物临床应用知识和规范化管理的培训，在其他医疗机构从事处方调剂工作的药师，由县级以上地方卫生健康主管部门组织相关培训、考核。经考核合格的，授予相应的抗菌药物调剂资格。药师应按照规定审核、调剂抗菌药物处方，不得私自增加抗菌药物品种或品规。具有高级专业技术职称的药师或临床药师可参与特殊使用级抗菌药物会诊。

（4）根据《放射性药品管理办法》第 20 条、第 23 条之规定，使用放射性药品的应当是医疗机构核医学科、室（同位素室），并符合国家放射性同位素卫生防护管理有关规定，取得所在地省级公安、环保和卫健部门核发的相应等级的"放射性药品使用许可证"，医疗机构无此许可不得使用放射性药品。放射性药品的包装必须安全实用，并符合放射性药品质量要求，具有与放射性剂量相适应的防护装置。

（张继庞　程雪莲）

第三节　护士合规管理

一、导　言

护理工作是医疗卫生工作的重要组成部分，护理工作的优劣与医疗安全和医疗质量密切相关。截至 2020 年年底，全国注册护士总数为 470 多万人，较 2015 年的 324 万人增加 146 万人，增幅达 45％。每千人口注册护士数从 2015 年的 2.37 增加到 2020 年的 3.35，全国医护比由 2015 年的 1∶1.07 提高到 1∶1.15，具有大专以上学历的护士的比例超 70％，护士队伍的学历素质和专业服务能力不断提升。①

中华人民共和国成立后，国家政府和有关部门十分关注护理教育和护理质量，先后发布了《医士、药剂士、助产士、护士、牙科技士暂行条例》（1952 年）、《卫生部关于加强护理工作的意见》（1979 年）、《关于进一步加强护理工作的通知》（2015 年）、《关于进一步深化优质护理、改善护理服务的通知》（2015 年）、《国家卫生健康委办公室关于进一步加强医疗机构护理工作的通知》（2020 年）等文件，推进了我国护理相关工作。卫生部于 1982 年发布的《医院工作制度》和《医院工作人员职责》，于 2012 年发布的《卫生部关于实施医院护士岗位管理的指导意见》等文件，规定了医院护理的基本工作制度和各级各类护士的职责；于 1986 年发布的《卫生技术人员职务试行条例》也对护士的职业晋升进行了明确。1985 年，卫生部开始起草"护士法"，并以多种形式广泛征求意见及建议，经深入调查、反复论证，在《护士法（草案）》的基础形成了《护士管理办法》，并于 1993 年由卫生部印发，于 1994 年 1 月 1 日正式实施。1995 年 6 月，全国首次护士执业考试举行，标志着我国护士执业考试和注册制度正式建立。② 2008 年 1 月 23 日，国务院第 206 次常务会议通过《护士条例》（自 2008 年 5 月 12 日起施行）。2008 年 5 月 4 日，卫生部部务会议讨论通过《护士执业注册管理办法》（自 2008 年 5 月 12 日起施行）。2010 年 5 月 10 日，卫生部、人力资源和社会保障部共同发布《护士执业资格考试办法》（自 2010 年 7 月 1 日起施行）。自此，我国护士准入的相关制度全面建立。2020 年 3 月 27 日，国务院对《护士条例》进行了修订。2021 年 1 月 8 日，卫生部对《护士执业注册管理办法》进行了修订。

二、合规风险提示

在护士准入的实践中，经常发生的合规风险主要有：

（1）没有注册便开始执业。《护士条例》第 7 条规定"护士执业，应当经执业注册取得护士执业证书"，因此，通过护士资格考试并取得"护士执业证书"是护士开始执业的法定前提。如果护士没有进行注册就开始执业，那么根据《护士条例》第 28 条第 2 项之

---

① 国家卫生健康委员会医政医管局. 开启护理工作高质量发展新征程.（2021 - 05 - 11）［2022 - 04 - 16］. http://www.nhc.gov.cn/yzygj/s7653pd/202105/f4c3c141c40745aa98910289b5230499.shtml.

② 张金华. 护理学导论. 3 版. 北京：人民卫生出版社，2018：401.

规定，由县级以上地方人民政府卫生健康主管部门限期改正，给予警告；逾期不改正的，根据国务院卫生健康主管部门规定的护士配备标准和在医疗卫生机构合法执业的护士数量核减其诊疗科目，或者暂停其 6 个月以上 1 年以下的执业活动；情节严重的，还应当对负有责任的主管人员和其他直接责任人员依法给予处分。

（2）没有及时进行注册。根据《护士执业注册管理办法》第 11 条的规定，护士执业注册申请，应当自通过护士执业资格考试之日起 3 年内提出；逾期提出申请的，还应当提交在省、自治区、直辖市卫生健康主管部门规定的教学、综合医院接受 3 个月临床护理培训并考核合格的证明。

（3）执业地点发生变化，没有变更注册。根据《护士条例》第 9 条，护士执业地点发生变化时，应当进行变更注册。执业地点发生变化但没有办理注册的，根据《护士条例》第 28 条第 2 项之规定，由县级以上地方人民政府卫生健康主管部门限期改正，给予警告；逾期不改正的，根据国务院卫生健康主管部门规定的护士配备标准和在医疗卫生机构合法执业的护士数量核减其诊疗科目，或者暂停其 6 个月以上 1 年以下的执业活动；情节严重的，还应当对负有责任的主管人员和其他直接责任人员依法给予处分。

（4）护士没有连续注册。根据《护士条例》第 8 条、第 10 条之规定，护士执业注册有效期为 5 年，期满之后就当进行延续注册。没有延续注册的，根据《护士条例》第 28 条第 2 项之规定，由县级以上地方人民政府卫生健康主管部门限期改正，给予警告；逾期不改正的，根据国务院卫生健康主管部门规定的护士配备标准和在医疗卫生机构合法执业的护士数量核减其诊疗科目，或者暂停其 6 个月以上 1 年以下的执业活动；情节严重的，还应当对负有责任的主管人员和其他直接责任人员依法给予处分。

（5）没有履行公示护士相关信息。根据《医疗卫生机构信息公开管理办法》第 6 条第 2 项，机构科室分布、人员标识、标识导引是医疗机构应当主动公示的信息，因此医院应当公示科室医生、护士的基本情况。这是保障患者知情权的有效措施之一。

（6）扩大护士注册健康体检要求。实践中，医生在招聘护士时，时常因为医院的健康体检要求比《护士执业注册管理办法》规定的更多而引发矛盾和纠纷，因此，哪些疾病会影响护士注册是医院需要弄明白的问题。

三、合规依据

（1）《医疗机构管理条例》（2022 年修订）；

（2）《医疗机构管理条例实施细则》（2017 年修正）；

（3）《国家职业资格目录（2021 年)》；

（4）中央职称改革工作领导小组关于转发卫生部《卫生技术人员职务试行条例》和《实施意见》的通知（1986 年）；

（5）《人事部、卫生部关于加强卫生专业技术职务评聘工作的通知》（2000 年）；

（6）卫生部、人事部关于印发《预防医学、全科医学、药学、护理、其他卫生技术等专业技术资格考试暂行规定》及《临床医学、预防医学、全科医学、药学、护理、其他卫生技术等专业技术资格考试实施办法》的通知（2001 年）；

（7）《人力资源社会保障部　国家卫生健康委　国家中医药局关于深化卫生专业技术人员职称制度改革的指导意见》（2021 年）；

（8）卫生部关于印发《医疗机构临床实验室管理办法》的通知（2020 年修订）；

（9）卫生部办公厅关于印发《医疗机构临床基因扩增检验实验室管理办法》的通知（2010 年）；

（10）《母婴保健法》（2017 年修正）；

（11）《母婴保健专项技术服务许可及人员资格管理办法》（2021 年修订）；

（12）卫生部关于印发《全国艾滋病检测工作管理办法》的通知（2006 年）；

（13）《新生儿疾病筛查技术规范（2010 年版）》；

（14）国家卫生健康委、国家药品监督管理局《关于印发大型医用设备配置与使用管理办法（试行）的通知》（2018 年）；

（15）《卫生部关于医技人员出具相关检查诊断报告问题的批复》（2004 年）；

（16）卫生部、人力资源和社会保障部、国家中医药管理局、中国残疾人联合会关于印发《盲人医疗按摩管理办法》的通知（2009 年）。

四、合规指引

1. 护士首次注册合规指引

根据《护士执业注册管理办法》第 8 条、第 9 条之规定，申请护士执业注册，应当向批准设立拟执业医疗机构或者为该医疗机构备案的卫生健康主管部门提出申请；同时提供以下材料并保证其真实性：（1）护士执业注册申请审核表；（2）申请人身份证明；（3）申请人学历证书及专业学习中的临床实习证明；（4）医疗机构拟聘用的相关材料。

2. 护士及时注册合规指引

根据《护士执业注册管理办法》第 11 条的规定，护士执业注册申请，应当自通过护士执业资格考试之日起 3 年内提出；逾期提出申请的，还应当提交在省、自治区、直辖市卫生健康主管部门规定的教学、综合医院接受 3 个月临床护理培训并考核合格的证明。

3. 护士执业变更注册合规指引

根据《护士执业注册管理办法》第 18 条第 1 款之规定，护士在其执业注册有效期内变更执业地点等注册项目，应当办理变更注册。因此，医疗卫生机构招聘的护士非大中专院校毕业生时，需要将护士的执业地点从离职的医疗卫生机构变更至本医疗卫生机构。需要特别说明的是，护士承担经注册执业机构批准的卫生支援、进修、学术交流、政府交办事项等任务和参加卫生健康主管部门批准的义诊，在签订帮扶或者托管协议的医疗卫生机构内执业，以及从事执业机构派出的上门护理服务等，不需办理执业地点变更等手续。

4. 护士延续注册合规指引

根据《护士条例》第 8 条之规定，护士执业注册有效期为 5 年。《护士条例》第 10 条第 1 款规定，护士执业注册有效期届满需要继续执业的，应当在护士执业注册有效期届满前 30 日向执业地省、自治区、直辖市人民政府卫生健康主管部门申请延续注册。收到申请的卫生健康主管部门对具备该条例规定条件的，准予延续，延续执业注册有效期为 5 年；对不具备该条例规定条件的，不予延续，并书面说明理由。

因此，医疗机构应当在护士执业注册届满前 30 日，向所在地卫生健康主管部门提出延续注册申请，及时为其办理续展注册手续，从而使护士执业行为得到延续，不会断档。延续注册时需要提交的材料与首次注册时差别不大。需要说明的是，随着我国"放管服"改革的深入，大量许可申请材料大大简化，实践中已经有省市针对延续注册实现了零材料、零跑动。

5. 重新注册合规指引

根据《护士执业注册管理办法》第 17 条之规定，特殊情形下，护士需要重新注册，这些情形包括：注册有效期届满未延续注册的；受吊销"护士执业证书"处罚，自吊销之日起满 2 年的。

发生上述情形时，应当按照重新注册的要求提交相关材料，具体包括：（1）护士执业注册申请审核表；（2）申请人身份证明；（3）申请人学历证书及专业学习中的临床实习证明；（4）医疗卫生机构拟聘用的相关材料。中断执业活动超过 3 年的，还应当提交在省、自治区、直辖市卫生健康主管部门规定的教学、综合医院接受 3 个月临床护理培训并考核合格的证明。

6. 护士注销注册合规指引

根据《护士执业注册管理办法》第 20 条之规定，护士执业注册后有下列情形之一的，原注册部门办理注销执业注册：（1）注册有效期届满未延续注册；（2）受吊销"护士执业证书"处罚；（3）护士死亡或者丧失民事行为能力。

前两种情形属于注册部门依职权行为，第三种情形则是注册部门依申请行为。因此，当本医疗卫生机构的护士死亡或丧失民事行为能力时，应当及时向原注册的卫生健康主管部门提出注销注册申请。

7. 护士注册信息公开合规指引

根据国家卫生健康委于 2022 年印发的《医疗卫生机构信息公开管理办法》第 6 条之规定，医疗卫生机构根据本机构特点和自身实际服务情况，有以下信息的，应当主动公开：（1）机构基本概况、公共服务职能；（2）机构科室分布、人员标识、标识导引；（3）机构的服务内容、重点学科及医疗技术准入、服务流程及须知等；（4）涉及公共卫生、疾病应急处置相关服务流程信息；（5）医保、价格、收费等服务信息；（6）健康科普宣传教育相关信息；（7）招标采购信息；（8）行风廉政建设情况；（9）咨询及投诉方式；（10）其他法律、法规、规章等规定的应当主动公开的内容。

8. 护士健康体检合规指引

《护士条例》第 7 条第 2 款第 4 项明确规定，护士注册应当符合国务院卫生健康主管部门规定的健康标准。《护士执业注册管理办法》第 7 条规定，申请护士执业注册，应当符合下列健康标准：（1）无精神病史；（2）无色盲、色弱、双耳听力障碍；（3）无影响履行护理职责的疾病、残疾或者功能障碍。因此，医疗机构应当注重护士的入职及常规健康体检工作。这既是遵守相关法律法规的要求，也是关心关爱医务人员的要求，但是不得在国家规定的健康标准外，增设其他体检要求，限制护士执业。

因此，医疗机构应当根据自身实际情形，选择公开本机构护士的人员信息。实务中可以在医院网站、科室宣传栏中进行公开。

9. 护士取得相应许可合规指引

在我国护士注册并没有像医师注册那样，有明确的执业范围，因此，护士转换科室时，即使两个科室专业跨度较大，也没有要求进行变更注册。需要注意的是，当护士从事的是法定的需要特别资质的工作时，需要取得相应许可。如，一个内科护士转岗至产科，如果需要从事助产工作，则此时需要按照《母婴保健专项技术服务许可及人员资格管理办法》，参加相应考试考核，并取得"母婴保健技术考核合格证书"。

综上所述，护士注册是一项重要的基础性工作，医疗机构应当建立内部管理制度，将护士招聘、解聘、死亡、退休等情形与护士注册有机结合，同时明确专人负责护士注册工作，这样不但可以提升护士注册效率和管理精细化水平，而且可以有效减轻或避免相关民事或行政法律责任。

（程雪莲）

第四节　医技人员合规管理

一、导　言

除医师、护士、药师以外，医院中还有大量从事检查、检验、治疗等辅助性医疗技术工作的人员，被统称为医技人员。随着现代医学技术的迅猛发展和人们多样化健康需求的增长，在医技人员承担越来越多的临床辅助性工作的同时，其工作内容也越来越专业化、职业化。现代医技人员的工作不是单纯地做好最基础的辅助检查那样简单，而是涉及更为广泛的领域，如科室的流程建设、质量控制、质量管理、医疗服务、医疗安全和行政管理等方面，需要医技人员具备较强的专业文化素养和较高的综合技能水平。[①] 医技人员工作水平的高低不仅直接影响着疾病预防、诊断和治疗的效果，而且对医学科学研究和医疗服务质量亦具有重要作用。本节就医技人员合规管理的内容予以介绍。

二、合规风险提示

医疗风险贯穿于患者接受医疗服务的全过程。医技人员作为医疗卫生人员中的一类，在医药卫生体制改革不断深入的背景下，承担的工作任务日益繁重，也不同程度地面临着医疗风险。实践中，医技人员经常发生的合规风险主要有：

（1）未通过卫生专业技术资格考试而开展相关专业技术工作。未通过卫生专业技术资格考试的人员不是医疗卫生人员，不是医疗卫生人员就不得从事医疗卫生技术工作。医疗机构若使用非卫生技术人员开展相关专业技术工作，则会被卫生健康主管部门按照《医疗机构管理条例》第47条之规定予以行政处罚。

（2）取得技能鉴定证书的人员从事相关专业技术工作。实务中，部分医院管理者对技

---

① 李金龙. 医技人员工作现状及未来发展模式的探讨. 中国研究型医院，2016（6）：41-43.

能人员和卫生专业技术人员缺乏清晰的认识，将技能人员当作医疗卫生人员使用，安排其从事医疗技术工作。实际上，取得技能鉴定证书的人员并非医疗卫生人员，不能在医疗机构内从事医疗卫生技术工作。

（3）通过卫生专业技术资格考试但未取得规定的相关培训合格证书或考评合格证书而开展相关专业技术工作。医疗机构内从事医疗卫生技术工作的人员必须是医疗卫生人员，虽然通过卫生专业技术资格考试后，可以开展部分专业技术工作，但对于一些有特殊规定的医疗卫生技术工作，医疗卫生人员还必须获得有关合格证明后才能开展具体业务。

（4）超出取得的专业技术职务任职资格级别开展相关专业技术工作。通过相应的卫生专业技术资格考试就取得了专业技术职务任职资格。对于一些专业技术要求较高的岗位，只有达到一定的职称级别才能从事，否则也是不合规的。

（5）医技人员出具医师才有资格出具的诊断报告。各类医疗卫生人员承担着不同的医疗卫生技术工作，医技人员主要承担辅助性工作。实务中，在医师配备不足的情况，医疗机构可能安排医技人员从事只有医师才有资格开展的诊疗活动，如出具诊断性报告等。此时，医疗机构的行为构成使用医技人员从事本专业以外的诊疗活动，根据《医疗机构管理条例实施细则》第81条第2款的规定，被视为使用非卫生技术人员。而该医技人员的行为则构成非医师行医。两者均会受到行政处罚。

三、合规依据

（1）《医疗机构管理条例》（2022年修订）；

（2）《医疗机构管理条例实施细则》（2017年修正）；

（3）《国家职业资格目录（2021年）》；

（4）中央职称改革工作领导小组关于转发卫生部《卫生技术人员职务试行条例》和《实施意见》的通知（1986年）；

（5）《人事部、卫生部关于加强卫生专业技术职务评聘工作的通知》（2000年）；

（6）卫生部、人事部关于印发《预防医学、全科医学、药学、护理、其他卫生技术等专业技术资格考试暂行规定》及《临床医学、预防医学、全科医学、药学、护理、其他卫生技术等专业技术资格考试实施办法》的通知（2001年）；

（7）《人力资源社会保障部　国家卫生健康委　国家中医药局关于深化卫生专业技术人员职称制度改革的指导意见》（2021年）；

（8）卫生部关于印发《医疗机构临床实验室管理办法》的通知（2020年修订）；

（9）卫生部办公厅关于印发《医疗机构临床基因扩增检验实验室管理办法》的通知（2010 年）；

（10）《母婴保健法》（2017 年修正）；

（11）《母婴保健专项技术服务许可及人员资格管理办法》（2021 年修订）；

（12）《全国艾滋病检测工作管理办法》（2006 年）；

（13）《新生儿疾病筛查技术规范（2010 年版）》；

（14）国家卫生健康委、国家药品监督管理局《关于印发大型医用设备配置与使用管理办法（试行）的通知》（2018 年）；

（15）《卫生部关于医技人员出具相关检查诊断报告问题的批复》（2004 年）；

（16）卫生部、人力资源和社会保障部、国家中医药管理局、中国残疾人联合会关于印发《盲人医疗按摩管理办法》的通知（2009 年）。

四、合规指引

医技人员是医疗卫生人员中的重要组成部分，是医疗诊疗活动中不可或缺的环节，故国家出台了相关规定来规范其岗位资质和执业行为。对其资质管理大致可分为职业资格管理和工作岗位管理两部分。

（一）医技人员职业资格管理合规指引

职业资格是对从事某一职业所必备的学识、技术和能力的基本要求。经职业资格考试合格的人员，由国家授予相应的职业资格证书。职业资格实行清单式管理，2021 年，人力资源和社会保障部公布了最新的《国家职业资格目录（2021 年版）》，优化调整后的国家职业资格共计 72 项，其资格类别分为准入类和水平评价类两种。前文介绍的医师执业资格、护士执业资格就是准入类职业资格，而卫生专业技术资格则是水平评价类职业资格。卫生专业技术资格是从事卫生专业技术人员必备的资格，参加全国卫生专业技术资格考试并且成绩合格，取得"卫生专业技术资格证书"。卫生专业技术人员专业技术资格（以下简称职称）设初级、中级、高级，初级分设士级和师级，高级分设副高级和正高级。卫生专业技术人员职称被划分为医、药、护、技四个专业类别，各专业的中、初级专业技术资格实行以考代评和与执业准入制度并轨的考试制度，高级专业技术资格通过考试和评审结合的办法取得。通过考试取得职称，表明其已具备担任相应级别专业技术职务的水平和能力，医疗卫生机构根据工作需要，从获得资格证书的人员中择优聘任。

根据《医疗机构管理条例实施细则》第 88 条第 4 款之规定，按照国家有关法律、法规和规章的规定取得卫生技术人员资格或者职称的人员就是医疗卫生人员。根据该规定，医技人员必须取得相关专业的职称。也就是说，医技人员在医疗机构内开展工作，取得的资质不同于医师、护士的准入控制，不需经过执业注册，只要通过卫生专业技术资格考试，取得俗称的"职称证"就是医疗卫生人员了，就可以在医疗机构内从事相应专业工作了。

医院在聘用医技人员的时候，也会时常看见由职业技能鉴定机构发放的各种技能人员证书，如中医康复理疗证书、产后康复证书、母婴护理证书等。这些证书是对劳动者熟练掌握并应用某项实用职业技能的证明，表明劳动者具备了从事某职业岗位所必需的基础工作能力。值得注意的是，持有这些技能证书但未取得相关职称的人员，不符合《医疗机构管理条例实施细则》第 88 条的规定，并非医疗卫生人员，不能在医疗机构内从事相关技术工作。

（二）医技人员岗位资质管理合规指引

医技人员在医疗机构内既可以入职于医学检验科等独立性强的辅助科室，也可以在中医科等临床科室内工作。医技人员专业种类繁多，包括临床医学检验技术人员、口腔医学技术人员、放射医学技术人员、病理学技术人员、康复医学治疗技术人员、营养师、心理治疗师、眼视光技术人员等，还有不针对临床的病案信息技术人员。在实际工作中，医技人员取得职称证后上岗工作一般是合规的，不过不同专业医技人员的工作资质要求还有所不同，下面简要阐述医疗机构内临床医学检验人员、放射医学技术人员、病理学技术人员这三类常见的、重要的医技人员岗位资质合规管理内容。

1. 临床医学检验人员岗位资质管理合规指引

临床医学检验人员基本都在医疗机构的检验科工作，主要工作任务包括接收、采集血液、尿液等人体标本，进行检验分析前处理和分类；进行生物学、微生物学、免疫血清学、细胞学等检验、分析，出具检验报告，进行实验室室内、室间质量控制；使用、维护、保养实验室仪器设备等。[①] 临床医学检验人员包括两类：一类是执业范围为医学检验、病理专业的医师。关于其资质合规管理不再赘述。另一类是取得临床医学检验技术职称的人员，即检验技师/士。该类人员是检验人员的主力军。《医疗机构临床实验室管理办法》第 12 条第 1 款规定："医疗机构临床实验室专业技术人员应当具有相应的专业学历，并取得相应专业技术职务任职资格。"临床医学检验人员的"执业资格"适用"资格"与"职

---

① 李金龙. 医技人员工作现状及未来发展模式的探讨. 中国研究型医院，2016（6）：41-43.

称"选择认定原则，即无论是取得执业医师（医学检验专业）资格还是取得临床检验职称均视为具有合法职业资格，取得者是医疗卫生人员。但已取得临床医学检验职称的人员并不能开展医学检验科中所有的临床检验项目。取得职称成为医疗卫生人员是从事临床医学检验工作最基础的要求，同时特殊检验项目还有特殊的岗位合规要求，如：临床基因扩增检验实验室人员应当经省级以上卫生健康主管部门指定机构技术培训合格后，方可从事临床基因扩增检验工作。开展产前筛查与产前诊断项目的实验技术人员应具备产前筛查与诊断的相应资质，即取得产前筛查与诊断许可项目的"母婴保健技术考核合格证书"。艾滋病检测实验室技术人员需要经过相关的业务培训，经考核合格者由相关机构发给培训证书，持证上岗。新生儿遗传代谢病筛查实验室人员应当接受过省级以上卫生健康主管部门组织的新生儿遗传代谢病筛查相关知识和技能培训并取得技术合格证。

2. 放射医学技术人员岗位资质管理合规指引

放射医学技术人员是医院常见的一类医技人员，分布在医疗机构的影像科、放射科、B 超室，主要工作任务包括：使用 X 射线机、血管造影机、CT 机、超声成像机和核医学成像设备等，提供患者身体内部结构影像；操作肿瘤放射设备实施放射治疗计划；进行相关设备质量控制检测、维护和保养等。[①] 一般情况下，放射医学技术人员通过专业技术资格考试并取得任职资格后上岗工作都是合规的。放射医学技术人员从事一些项目特殊的岗位有合规要求，如《大型医用设备配置与使用管理办法（试行）》第 35 条规定："大型医用设备使用人员应当具备相应的资质、能力，按照产品说明书、技术操作规范等使用大型医用设备。"目前，大型医用设备使用人员必须参加国家医用设备使用人员业务能力考评，考评合格者由国家卫生健康委人才交流服务中心授予合格证明。只有持有成绩合格证明和卫生专业技术资格者才能操作大型医用设备。《母婴保健专项技术服务许可及人员资格管理办法》第 10 条规定，凡从事《母婴保健法》及其实施办法规定的母婴保健技术服务的人员，必须取得"母婴保健技术考核合格证书"。超声诊断是产前诊断的重要方式，其技术人员必须同时取得母婴保健技术考核合格证书和职称证，才能在 B 超室开展产前诊断服务。

3. 病理学技术人员岗位资质管理合规指引

病理学技术人员在医疗机构的病理科从事技术工作，主要工作任务包括：制作人体组

[①] 吴少玮，向伟，宁杰，等 . 全员全医疗行为监管视角下人员资质管理问题与建议 . 中国医院管理，2021（9）：45 - 47.

织或动物组织标本切片；进行特殊染色酶与免疫组织化学染色；进行细胞学标本制片；协助病理医师进行尸体解剖；管理病理档案信息资料；维护和保养病理科仪器和设备等。[①] 病理技术工作岗位并不是简单的机械性操作岗位，而是脑力劳动和动手能力相结合的岗位，技术人员的工作质量与医师作出正确的病理学诊断直接相关。病理学技术人员需要掌握广泛的医学科学知识，具有扎实的基本技术理论和熟练的操作技能，并有独立的思考和解决问题的能力。病理学技术人员的岗位资质是取得病理学技术职称。

此外，医技人员在岗位上只能开展临床辅助性工作，不能从事其他医疗卫生人员的工作。在实际工作中，最常见的合规风险是医技人员出具诊断报告。《卫生部关于医技人员出具相关检查诊断报告问题的批复》规定："一、出具影像、病理、超声、心电图等诊断性报告的，必须是经执业注册的执业医师；在乡、民族乡、镇的医疗、预防、保健机构中也可以由经执业注册的执业助理医师出具上述报告。二、相关专业的医技人员可出具数字、形态描述等客观描述性的检查报告。"也就是说医技人员不能出具影像、病理、超声、心电图等诊断报告，一旦作出上述诊断报告，医疗机构将会受到行政处罚，该人员也将会被以非医师行医进行查处。

（三）特殊医疗卫生人员资质管理合规指引

医疗机构内除了医、药、护、技四类医疗卫生人员以外，还有一类特殊的盲人医疗按摩人员。此类人员在医疗机构中占比少，在此仅作简要介绍。盲人按摩一直颇受人们青睐，但实际上盲人按摩分为盲人医疗按摩和盲人保健按摩两种。以治疗疾病为目的的医疗按摩属于一种医疗活动，必须在医疗机构中进行，只有医疗卫生人员才能开展。2009 年 4月出台的《盲人医疗按摩管理办法》，对申请从事盲人医疗按摩活动、申请开办盲人医疗按摩机构所需条件等做出了明确的规定，解决了盲人进入医疗机构、从事医疗按摩活动的行医资格问题，帮助盲人实现了体面就业。与此同时，盲人从事医疗按摩活动也得到了法律的承认、保护和规范。

盲人医疗按摩人员需通过全国统一考试，考试合格者，取得中国残疾人联合会核发的"盲人医疗按摩人员考试合格证明"，从而获得从事医疗按摩活动的资格。盲人医疗按摩人员在医疗机构内开展执业活动时，只能开展推拿（盲人医疗按摩），不得开具药品处方，

---

① 国家职业分类大典修订工作委员会. 中华人民共和国职业分类大典（2015 年版）. 北京：中国劳动社会保障出版社，中国人事出版社，2015：103 - 105.

不得出具医学诊断证明，不得签署与盲人医疗按摩无关的医学证明文件。

（谢婷婷　程雪莲　曾　豪）

第五节　护工合规管理

一、导　言

护工是随着我国医疗卫生事业的发展，人民群众医疗服务需求，尤其是护理服务需求，不断增加而护士数量供应不足终出现的一种工种。护工在我国各级医院中存在已经有几十年的历史，目前存在医院护工需求的患者的比例据估计约为 10%，日均医院护工需求人数达到 50 万以上。[①] 未来随着住院人数的增长以及对医院护工有需求的患者的比例的提升，预计医院护工需求人数将进一步增长。1978 年，卫生部《综合医院组织编制原则（试行草案）》规定，医疗卫生机构实际开放床位与护士的配备比例不得低于 1：0.4。2017 年 5 月 12 日，国务院出台《护士条例》，于第 20 条规定"医疗卫生机构配备护士的数量不得低于国务院卫生主管部门规定的护士配备标准"。据 2014 年的官方数据，全国的护士/床位比在 0.45 左右，而非洲在 2009 年就达到了 1.1，更不要说在欧洲，其已达到 1.25。[②] 这种勉强达标的护士配备水平，在当时很难满足医疗实务中的患者需求，当患者家属由于各种原因无法做到 24 小时照顾病人时，于是一种新型的职业——护工便在这种社会环境之下应运而生。护工这一职业作为医院辅助性护理人员，可在护士的协助下完成对患者的基础生活护理工作。[③] 因此，护工本质是护士与保姆相融合的新职业，既是护理工作的组成部分，又是护士工作的延伸和补充。

二、合规风险提示

1. 缺乏统一管理

《卫生部关于进一步加强护理管理工作的通知》（卫医发〔1997〕第 23 号）第 3 条倡

---

① 我国护工行业市场现状与需求分析 行业整体将进入加速发展阶段．（2022 - 08 - 30）［2022 - 09 - 01］．https：//www. sohu. com/a/581014158 _ 121308599.

② 《柳叶刀》：中国床护比还不如非洲！．（2016 - 07 - 12）［2022 - 09 - 01］．https：//www. sohu. com/a/104942737 _ 377326.

③ 郑晓辰．医院护工法制化管理实践初探．中国卫生法制，2015（6）：80.

导"省、自治区、直辖市卫生行政部门需根据实际情况，制定护工管理办法"。实务中制定护工管理办法的省份并不多。护工的聘请往往由家属直接通过护工公司（家政公司）与护工本人联系，往往不签订合同。而对护工的管理往往依赖双方的口头约定或者护工公司（家政公司），导致医院很难进行统一管理，管理较为混乱。

2. 工作职责不明确

目前对护工管理的规定较为原则，且没有相应政策、法规来规定护工的工作范围，从而导致护士与护工的工作职责缺乏明确界定，往往容易出现两种较为极端的情况：一是很多护工不了解其工作内容，仅仅承担类似于清洁工和看护的工作，无法承担简单的护理类工作；二是部分医院因为护士数量严重不足，出现了以"护工代替护士"的不良现象，由护工代替护士为患者完成换药、吸痰、拔针等医疗类操作，医疗安全风险较大，同时也会给患者带来健康隐患。

3. 缺乏统一收费标准

迄今为止，我国护工行业并没有统一的收费标准，护工的收费要么由家属与护工本人约定，要么由护工公司（家政公司）统一收取。护工公司（家政公司）统一收取护工费的，护工公司（家政公司）统一管理、统一发放。由于护工公司（家政公司）鱼龙混杂，有的公司管理并不规范，往往会克扣工资，影响护工的工作积极性，也容易使护工将与护工公司（家政公司）的矛盾转移到患者身上，造成医患之间的矛盾，增加了医院的不稳定因素。

4. 素质整体不高

有资料显示，大部分护工来自农村，学历在初中及初中以下的护工占 91.27%，且没有基础医学知识，从而导致护工素质参差不齐。此外，92% 的护工在上岗前没有经过系统的专业培训，难以满足患者全面的健康护理需要。[①] 同时，护工的服务意识、沟通能力、法律意识等较为缺乏，比较容易发生纠纷，并将该纠纷转嫁至医院。

三、合规依据

（1）《护士条例》（2020 年修正）；

（2）《国家卫生计生委办公厅关于开展优质护理服务评价工作的通知》（国卫办医函〔2014〕522 号）；

---

① 林明钦，郑婉玲，孙海燕. 福州市医院护工管理现状调查分析. 当代护士，2015（4）：20 - 22.

（3）《关于印发国家中西医结合医学中心（综合医院）设置标准的通知》（2021年）；

（4）《卫生部关于进一步加强护理管理工作的通知》（卫医发〔1997〕第23号）。

四、合规指引

1. 完善护工管理

1997年发布的《卫生部关于进一步加强护理管理工作的通知》（卫医发〔1997〕第23号）对护工持证上岗、聘用、管理相关事宜做了初步的规定。之后，北京、上海等地分别颁布文件，对护工公司管理、护工社会保险、行业协会管理等方面进行了相应的规制。目前对于存在医院护工需求的患者比例尚未有一个明确的数据显示，保守估计可达10%左右，则可以进一步得出我国目前日均医院护工需求人数已经达到50万以上，而未来随着住院人数的增长以及医院护工需求比例的提升，预计我国医院护工需求人数将进一步增长。

2. 统一引进护工公司

随着我国老龄化趋势的加剧和患者护理需求的增长，护工的需求会越来越大。医院不能对这种情况视而不见。鉴于护工公司（家政公司）鱼龙混杂的现状，医院可以引入管理较为规范的护工公司或家政公司，由患者自行选择；同时在引入时，可以与家政公司或护工公司共同制定护工行为准则和管理标准，加强对护工行为的约束与规范。

3. 明确护工工作职责

各医院应当进一步完善各级护理人员岗位职责，使护理管理更科学、更明确；明确护工的工作职责，并严禁护工从事打针、换药等医疗行为；科室要注意对护工的管理，对护工进行统一管理；加强实施科室专业化监督，设立反馈小组，及时记录科室及患者对护工服务质量的反馈意见，并与护工公司建立一定的奖惩机制，形成奖勤罚懒的良好氛围，保证患者的合法权益。

4. 公示护工收费标准

对于统一引进的护工公司（家政公司），可以与护工公司（家政公司）商议共同选择适当方式公开其收费标准，避免护工乱收费和恶性竞争，从而保障患者的经济权益。

5. 完善护工培训体系

医院应当和护工公司（家政公司）选择线上、线下相结合的方式，加强护工岗前培训，使护工学习简单、基本的护理技能，知悉针对护理职业暴露的防护措施，减少院内感染；同时了解相关法律知识，减少医疗纠纷。

（程雪莲）

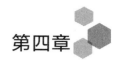

第四章

医院执业合规管理

概　述

医院执业管理是医院高质量发展的重要组成部分，也是医院运营、管理中的核心要素，是医院提高医疗服务水平、医疗技术水平的基础。对医院执业行为进行规范化监督、管理的一系列制度和措施，不仅仅是患者权益的保障，同时也是维护医疗秩序、提高医疗质量的重要保障。

本章拟通过对社会普遍关注的互联网诊疗，医院教学、科研，高值医疗耗材，人体器官移植，医疗文书，药品，医疗器械，临床用血，母婴保健与生育技术，医疗放射诊疗，医疗技术管理，精神卫生医疗服务，医疗美容诊疗，中医药特色服务，医疗质量管理，医院伦理等方面的合规性进行详细阐述，提示相关风险及相关规避风险的指引措施，为广大医疗机构管理者提供参考借鉴，不断推进医疗机构依法管理，增强医疗机构的风险管理意识，进一步落实医疗机构的法治建设。

第一节　互联网诊疗合规管理

一、导　言

所谓互联网诊疗，是指医疗机构利用在本机构注册的医师，通过互联网等信息技术开展部分常见病、慢性病复诊和"互联网＋"家庭医生签约服务。[①] 截至 2021 年 6 月，我国在线医疗网民规模高达 2.39 亿，占网民整体的 21.7％[②]；截至 2021 年上半年，全

---

① 《互联网诊疗管理办法（试行）》第 2 条.
② 中国互联网络信息中心．第 47 次《中国互联网络发展状况统计报告》．（2021 － 02 － 03）［2022 － 03 － 25］.
http：//www.cnnic.net.cn/hlwfzyj/hlwxzbg/hlwtjbg/202102/t20210203_71361.htm.

国已经审批设置 1 600 余家互联网医院，初步形成线上线下一体化的医疗服务模式[1]，其中综合医院成为互联网医院建设的主体，占比近 7 成[2]，全国三级医院开展预约诊疗的比例超过 50%，7 700 多家二级以上的医院建立了预约诊疗制度，其中超过 80%的能够实现分时段精准预约诊疗[3]，有超过 20%的中国医师进入互联网医疗平台提供在线医疗服务。[4]

作为新的医疗服务模式，我国互联网医疗已经从野蛮生长阶段过渡到理性合规发展阶段。如何依法依规开展互联网诊疗活动？如何确定医院互联网诊疗的范围？能开展首诊吗？包括互联网健康咨询、健康教育吗？如何阻止医师冒名行为？如何保护患者隐私安全、医疗信息安全？开展互联网诊疗的医师需满足哪些条件？医师如何参与互联网诊疗活动？医师线上开具处方药应注意哪些问题？上述问题成为医院开展互联网诊疗活动必须关注的重点问题。

二、合规风险提示

在这个涵盖"医、药、险、数据"的大体系中，既有首诊禁止、网售处方药合规要求等看得见的红线，也有医生难入网等看不见的红线。[5]《基本医疗卫生与健康促进法》《互联网诊疗管理办法（试行）》《互联网医院管理办法（试行）》《互联网诊疗监管细则（试行）》《医师法》《医师执业注册管理办法》《医疗机构管理条例》《药品管理法》《处方管理办法》《个人信息保护法》等法律规范，为开展互联网诊疗、互联网诊疗主体准入、诊疗范围、药品管理、信息保护等划清了法律红线和底线，明确医疗机构和医务人员违法开展互联网诊疗活动的需承担相应法律责任。

（一）医院没有取得互联网医院资质开展互联网诊疗

我国对互联网诊疗活动实行准入管理，非医疗机构不得开展互联网诊疗。《互联网诊

---

① 国家卫生健康委. 关于政协第十三届全国委员会第四次会议第 3943 号（医疗体育类 409 号）提案答复的函. (2022-02-09) [2022-03-25]. http://www.nhc.gov.cn/wjw/tia/202202/4f3b3be167a5440f826be2bb907a1455.shtml.

② 国家远程医疗与互联网医学中心，健康界. 2021 中国互联网医院发展报告. (2021-05-18) [2022-03-25]. https://www.ntmchc.com/#/FileDownCate?id=28359381b2206031873.

③ 国家卫生健康委员会 2021 年 4 月 27 日例行新闻发布会文字实录. (2021-04-27) [2022-03-25]. http://www.nhc.gov.cn/xcs/s3574/202104/df811bc1ee8b4c8db0f0561758172ca8.shtml.

④ 八点健闻. 站在 2021 岁末，看互联网医院的价值与成长. (2021-12-30) [2022-03-25]. https://baijiahao.baidu.com/s?id=1720564779643435990&wfr=spider&for=pc.

⑤ 600 多家互联网医院上线，中国互联网医疗的春天已经到来？. (2020-11-25) [2022-03-25]. https://baijiahao.baidu.com/s?id=1684319724394555359&wfr=spider&for=pc.

疗管理办法（试行）》第 5 条、第 6 条和第 7 条明确规定，互联网诊疗活动应当由取得"医疗机构执业许可证"的医疗机构提供，其中已经取得执业许可证的医院开展互联网诊疗的，需向发证机构提出执业登记申请；新申请设置的，需在申请书中注明。根据《互联网医院管理办法（试行）》，实体医疗机构自行或者与第三方合作搭建信息平台，必须申请将互联网医院作为第二名称。根据《医疗机构管理条例》《基本医疗卫生与健康促进法》，未取得执业许可证擅自营业或超出登记备案范围的，可能承担责令停止执业活动、被没收违法所得、并处罚款等法律责任。

（二）医院未取得互联网诊疗资质开展互联网诊疗

根据《互联网诊疗管理办法（试行）》第 11 条之规定，医疗机构开展互联网诊疗活动应当与其诊疗科目相一致，医疗机构不得开展未经卫生健康主管部门核准的诊疗科目，医疗机构不得开展相应的互联网诊疗活动。医疗机构超范围进行互联网诊疗的，根据《医疗机构管理条例》第 46 条，可能承担警告、责令改正、没收违法所得、并处罚款、吊销执业许可证或责令停止执业活动等法律责任。

（三）医师不具备开展互联网诊疗活动的资质开展互联网诊疗

我国实行医师执业注册制度，《医师法》规定，非医师行医的，由县级以上人民政府卫生健康主管部门责令停止非法执业活动，没收违法所得和药品、医疗器械，并处违法所得 2 倍以上 10 倍以下的罚款。对于开展互联网诊疗的医师，《互联网诊疗管理办法（试行）》规定：除依法取得相应执业资质外，还应具有 3 年以上独立临床工作经验，并取得所在医疗机构的同意。《互联网诊疗监管细则（试行）》还提出，医疗机构有义务确保医务人员具备合法资质。

（四）利用智能软件或人工智能开展互联网诊疗

根据《互联网诊疗监管细则（试行）》的规定，我国严禁利用人工智能软件冒用、替代医师本人提供诊疗服务。

（五）医务人员"冒名"开展互联网诊疗

我国对开展互联网诊疗活动的医务人员进行实名认证，严禁其他人员，如不具有 3 年以上独立临床工作经验、未取得执业资质的人员冒用、替代医师本人提供诊疗服务。开展互联网诊疗活动的医师、护士应当能够在国家医师、护士电子注册系统中查询并且进行电子实名认证。

（六）医院开展互联网首诊

目前，我国禁止医院开展互联网首诊，明确互联网诊疗是通过互联网等信息技术开展部分常见病、慢性病复诊和"互联网＋"家庭医生签约服务，医师应当掌握患者病历资料，确定患者在实体医疗机构被明确诊断为某种或某几种常见病、慢性病后，才能针对相同诊断进行复诊。

（七）医生在线开具特殊管理药品处方

对于在线开具处方，我国明确禁止开具麻醉药品、精神药品等特殊管理药品。违反规定开具的，由有关部门取消其处方资格；造成严重后果的，吊销其执业证书。为 6 岁以下儿童开具处方药的，必须确认患儿在监护人和相关专业医师的陪伴下。此外，《互联网诊疗监管细则（试行）》明确处方必须由接诊医师本人开具，严禁使用人工智能等自动生成处方，严禁在处方开具前向患者提供药品，严禁以商业目的进行统方。

（八）医院非法收集、利用患者医疗健康信息

互联网诊疗的出现，创新了传统医疗模式，也打破了医院信息系统原本的封闭性，给医院的信息安全工作带来了巨大挑战。《互联网诊疗管理办法（试行）》明确要求医疗机构妥善保管患者信息，不得非法收集、使用、加工、传输、买卖、提供、公开、泄露患者信息。根据《基本医疗卫生与健康促进法》，医务人员泄露公民个人信息的，由有关部门依法给予行政处罚；非法收集、使用、加工、传输公民个人健康信息，非法买卖、提供或者公开个人健康信息等，构成违法治安管理行为的，依法给予治安管理处罚；构成犯罪的，依法追究刑事责任。医院导致医疗信息泄露的，由卫生健康主管部门责令改正，给予警告，并处罚款；情节严重的，责令停止执业并追究直接负责主管人员和其他直接责任人员的法律责任。

三、合规依据

(1)《基本医疗卫生与健康促进法》（2019 年）；

(2)《医师法》（2021 年）；

（3）《互联网诊疗管理办法（试行）》（2018 年）；

（4）《互联网诊疗监管细则（试行）》（2022 年）；

（5）《个人信息保护法》（2021 年）；

（6）《数据安全法》（2021 年）。

四、合规指引

互联网诊疗活动与患者的生命健康息息相关，相较于其他互联网医疗服务具有不可试错性，故互联网诊疗活动的安全考量应优先于效率。[①] 2018 年，国家卫生健康委颁布《互联网诊疗管理办法（试行）》，从服务内涵、准入制度、执业规则、监督管理等方面规范了互联网诊疗。2022 年国家卫生健康委办公厅和国家中医药局办公厅发布《互联网诊疗监管细则（试行）》，进一步细化了监管互联网诊疗活动的具体措施，以保障互联网诊疗活动与传统诊疗活动治理的同质化。[②]

作为新的医疗服务模式，互联网诊疗活动既要符合调整传统医疗服务活动的相关法律，也有遵守调整互联网诊疗活动的专门立法（包括地方立法），如在医务人员准入方面，既需要满足《医师法》《护士条例》关于医护人员资质、注册、执业范围、执业地点、执业类别的规定，也要满足《互联网诊疗管理办法（试行）》提出的工作期限、实名认证等要求；在信息安全与隐私保护方面，既需要满足《个人信息保护法》《数据安全法》等提出的要求，还需要满足《互联网诊疗监管细则（试行）》等的细化规定。

（一）依法取得互联网诊疗资质，严格按照医院诊疗科目开展互联网诊疗

开展互联网诊疗活动的医院，应按照《互联网诊疗管理办法（试行）》《医疗机构管理条例》《基本医疗卫生与健康促进法》等法律的规定，取得互联网诊疗资质。《互联网诊疗管理办法（试行）》第 6 条、第 8 条明确规定了新申请设置的医疗机构开展互联网诊疗活动和已经取得"医疗机构执业许可证"的医疗机构开展互联网诊疗活动需提交的材料：前者需提交开展互联网诊疗的可行性报告；后者需在提交的申请书中说明开展互联网诊疗的理由；与第三方合作的，需要提供合作协议。

医院开展互联网诊疗活动必须严格按照医院诊疗科目范围。《互联网诊疗管理办法（试行）》第 11 条明确规定医院开展互联网诊疗的诊疗范围必须与卫生健康主管部门核

---

① 王岳，杜晓，张国庆. 业内专家详解互联网医疗法律要点. 法制日报，2018－05－10（5）.

② 《互联网诊疗监管细则（试行）》第 2 条.

准的诊疗科目一致。第 12 条明确要求开展互联网诊疗的医院必须符合医疗管理要求，建立医疗质量和医疗安全规章制度。第 13 条要求开展互联网诊疗的医院应当具备满足满足互联网技术要求的设备设施、信息系统、技术人员以及信息安全系统，并实施第三级信息安全等级保护。

（二）规范医务人员准入，确保开展互联网诊疗医务人员资质合法

根据《医师法》第 13 条、第 14 条的规定，开展互联网诊疗活动的医师必须取得执业证书并按照注册的执业地点、执业类别、执业范围开展医疗卫生服务。根据《医师法》第 30 条第 1 款规定，开展互联网诊疗活动的医师需要取得所在医疗卫生机构的同意。根据《互联网诊疗管理办法（试行）》第 2 条、《互联网医院管理办法（试行）》第 29 条的规定，医师只能参与其所在的医疗卫生机构开展的互联网诊疗活动，或者在互联网医院开展互联网诊疗活动。根据《医疗机构管理条例实施细则》第 88 条的规定，医师通过自媒体等途径开展的互联网健康咨询、健康教育等不属于互联网诊疗活动。

为保障互联网诊疗医疗质量与实体医疗机构的同质化，《互联网诊疗管理办法（试行）》第 2 条、第 25 条规定，开展互联网诊疗的医生必须是在医疗机构注册的医师，依法取得相应执业资质，具有 3 年以上独立临床工作经验，并经其执业注册的医疗机构同意。因此，开展互联网诊疗的医师首先要取得相应的执业资质；其次，应在医疗机构注册，具有 3 年以上独立临床经验并取得执业机构的同意；最后，应在自己注册的执业类别和执业范围开展互联网诊疗。对于医师通过互联网诊疗多点执业的问题，根据《卫生健康委介绍互联网诊疗管理办法（试行）等 3 个文件的有关工作情况》，医师在互联网医院执业，不需要重新办理多点执业或执业变更手续。《互联网诊疗监管细则（试行）》第 12 条规定，医疗机构应当对开展互联网诊疗活动的医务人员进行实名认证，确保医务人员具备合法资质。

（三）加强医务人员管理，严禁医生"冒名"行为

为解决互联网诊疗"冒名"或"利用智能技术开展互联网诊疗"的问题，《互联网诊疗管理办法（试行）》第 14 条明确规定：开展互联网诊疗活动的医师、护士应当能够在国家医师、护士电子注册系统中查询。医疗机构应当对开展互联网诊疗活动的医务人员进行电子实名认证，鼓励有条件的医疗机构通过人脸识别等人体特征识别技术加强医务人员管理。因此，开展互联网诊疗的医师除需满足取得执业资格，具有 3 年以上独立临床经验，取得所在医疗机构同意，并在注册执业类别、执业地点、执业

范围内开展等条件外，还需要满足能够在国家医师、护士电子注册系统中查询，通过电子实名认证。《互联网诊疗监管细则（试行）》规定：医疗机构应对开展互联网诊疗活动的医务人员进行实名认证，医师接诊前需进行实名认证，其他人员、人工智能软件等不得冒用、替代医师本人提供诊疗服务。医疗机构应当对开展互联网诊疗活动以及从事相关管理服务的人员开展定期培训，内容包括与卫生健康相关的法律法规、医疗管理相关政策、岗位职责、互联网诊疗流程、平台使用与应急处置等，提升医务人员互联网诊疗合规意识。

（四）规范互联网诊疗行为，保障互联网诊疗服务质量

在传统医疗环境中，医患双方必须进行线下面对面的诊疗，以获得最大的信息保证医疗服务质量。[①] 虽然 2020 年 4 月发布的《关于推进"上云用数赋智"行动 培育新经济发展实施方案》提出"以国家数字经济创新发展试验区为载体，在卫生健康领域探索推进互联网医疗医保首诊制和预约分诊制"，但法律层面仍明确禁止开展互联网首诊。根据《互联网诊疗管理办法（试行）》第 2 条、第 16 条第 2 款的规定，互联网诊疗只能开展部分常见病、慢性病复诊和"互联网＋"家庭医生签约服务，不得对首诊患者开展互联网诊疗活动。同时，根据该办法第 18 条的规定，接诊医师需根据患者提供的病历资料判断患者是否符合首诊条件，判断为首诊或出现患者病情变化与其他不适宜互联网诊疗的情况时，接诊医师应当立即终止互联网诊疗活动并引导患者到实体医疗机构就诊。因此，医疗机构在开展互联网诊疗活动时，必须严禁医务人员开展互联网首诊，医师接诊患者需根据患者提供的病例资料判断是否符合首诊条件，判断为首诊或出现患者病情变化与其他不适宜互联网诊疗的情况时，接诊医师应当立即终止互联网诊疗活动并引导患者到实体医疗机构就诊。

此外，为保障互联网诊疗服务质量，医疗机构应建立医疗质量和医疗安全规章制度，完善相关管理制度、服务流程，保证互联网诊疗活动全程留痕、可追溯。医疗机构开展互联网诊疗过程中所产生的电子病历信息应当与医院电子病历格式一致，并由医院开展线上线下一体化质控。

（五）加强药品管理，严禁以商业目的进行统方

开具处方后的药品供应是互联网医院完成完整服务流程的重要一环。2018 年《关于

---

① 孟群，尹新，董可男．互联网医疗监管体系与相关机制研究．中国卫生信息管理杂志，2016（5）：441－447.

促进"互联网＋医疗健康"发展的意见》规定，对线上开具的常见病、慢性病处方，经药师审核后，医疗机构、药品经营企业可委托符合条件的第三方机构配送。根据《互联网诊疗管理办法（试行）》第 18 条、第 19 条的规定，在线开具的处方必须有医师电子签名，并且只有经过药师审核后，医院才能委托符合条件的第三方机构配送，禁止开具麻醉药品、精神药品等特殊管理药品的处方；为低龄儿童（6 岁以下）开具互联网儿童用药处方时，必须确认患儿有监护人和相关专业医师陪伴。《互联网诊疗监管细则（试行）》提出，医疗机构开展互联网诊疗活动必须严格遵守《处方管理办法》等的规定，由接诊医师本人开具处方，严禁使用人工智能等自动生成处方，严禁在处方开具前向患者提供药品；若医疗机构与第三方开展药品配送，必须确保相关协议、处方流转信息可追溯，并向省级监管平台开放数据接口。

（六）妥善保管患者信息，严禁非法使用医疗数据

医疗信息的隐私安全问题直接关乎广大人民的生命安全乃至国家安全，基于互联网诊疗产生的大量医疗信息的安全问题是医疗机构开展互联网诊疗活动必须解决的关键问题之一。根据《基本医疗卫生与健康促进法》第 29 条、《数据安全法》第 32 条、《互联网诊疗管理办法（试行）》第 20 条、《互联网诊疗监管细则（试行）》第 33 条的规定，医疗机构应当严格执行信息安全和数据保密的有关法律法规，采取合法、正当的方式、按照"最少可用原则"收集数据，妥善保管患者信息，严禁非法收集、使用、加工、传输、买卖、泄露患者信息。开展互联网诊疗的医疗机构对互联网诊疗平台必须实施第三级及以上信息安全等级保护，建立网络安全、个人信息保护、数据使用管理等制度，并与相关合作方签订协议，明确各方权责关系。发生患者信息和医疗数据泄露等网络安全事件后，医疗机构应当及时向主管的卫生健康主管部门报告，并立即采取有效应对措施。同时，《个人信息保护法》单独设置"敏感个人信息的处理规则"并明确规定医疗健康信息属于敏感个人信息，只有在具有特定目的和充分的必要性并采取严格保护措施的情形下，才能处理患者的医疗健康信息，处理前还需要向患者告知并取得患者同意。

（七）定期梳理互联网诊疗合规风险点，密切关注相关立法和监管动向

作为医疗卫生领域的新生事物，互联网诊疗监管相关法律规范与政策仍处在变动调整的过程中。因此，开展互联网诊疗的医疗机构应当关注互联网诊疗相关法律规范与政策，并据以调整医疗机构的互联网诊疗活动，确保医疗机构的互联网诊疗活动合规。

（曹艳林　张　可）

第二节　医院教学合规管理

一、导　言

医院是集医疗、科研、教学为一体的特殊机构，需要管理的地方很多，尤其是教学管理。[①] 作为培养高质量、高素质医学人才的关键环节，教学管理是医院全面建设不可或缺的重要部分。而医院的教学管理体系对医院的临床教学实践具有重要影响，影响着医院医疗质量的突破和发展，因此完善教学管理体系和临床教学档案管理模式十分必要，医院管理部门应予以重视。[②] 医院通过临床学习和实地教学等方式帮助学生巩固所学基础理论与技能，提升诊疗能力，从而培养出基础扎实、技术过硬的医疗相关专业人才。[③] 国家越来越重视医院教学管理的规范化，在"师资力量、医学教育设施、全面的临床教学及实习安排方面对三级甲等医院作出了具体规定"，这些规定详见《三级综合医院评审标准实施细则》。[④]

二、合规风险提示

（一）教学管理制度不健全

在医院管理中，教学工作不仅能提高医务人员的技术水平、理论水平与业务水平，而且能够确保医院中的教、学、研紧密结合，实现共同发展。而实践中，很多医院并不具备完善的教学管理制度，如出现师资力量不足、教学资源分配不均等情况，导致医院教学难管理、不规范、产出低。部分教学有上级管理单位的明确制度可遵照实施，部分教学则缺乏标准化的管理办法与实施细则，导致医院在管理过程中存在难以协调共性和个性的问题；教学质量评价制度不健全，教师教学质量与实习生的学习质量难以进行全面评估与反馈。[⑤] 教学管理制度的不健全可能导致教学管理出现漏洞，尤其是对临床学生而言，例如，医学生在出现紧急医疗事件的情况下能否拥有处置权、法律是否认可医学生书写的医疗文书的效力等都需要明确的制度来规范，否则就会产生医患纠纷或需承担相应的法律责任。

① 李静雅.医院教学管理中精细化管理运用创新研究.世界最新医学信息文摘，2019（81）：13-14；饶线明，詹忆君，刘芳，等.践行"三二一"教学思路规范医院教学管理.中国卫生质量管理，2009（5）：110-112.
② 赵丽.医院教学管理体系和临床教学档案管理模式创新研究.教育现代化，2020（14）：55-57.
③ 吴莉杰，赵伟华，朱爱剑，等.PDCA循环在创建教学医院教学管理中的应用.名医，2020（1）：296.
④ 赵虹，赵伟，李祁新.综合性医院教学管理工作的探讨.转化医学电子杂志，2016（11）：91-92.
⑤ 段丽萍.二级医院教学管理体系建设探讨.大理大学学报，2016（8）：91.

（二）侵犯患者的知情权、隐私权等合法权益

案例： 2005 年，一女性患者因意外怀孕到某医院做流产手术，主治医生未征得该名女性患者的同意，带领实习医生进入手术室并观摩手术过程。患者及其家属认为这种行为侵犯了患者的隐私权及知情权，并对医院提起诉讼。最终法院认定医院的行为侵犯了患者的知情权及隐私权，判决医院对患者进行赔偿。

部分医疗机构和医务人员保护患者隐私权的意识不强，重视程度不高，并且在诊疗过程中凭借其专业知识和专家身份往往在医患关系中占据强势地位，很容易在诊疗活动中侵犯患者的知情权、隐私权等合法权益。如，未经患者同意，将患者作为医学案例教学的教具；患者在被医生问诊和查体时被医学生或他人旁观或者旁听，以及医务人员不符合诊疗规范地要求患者暴露身体秘密，刺探与病情无关的患者个人信息；等等。一旦在教学过程中存在侵犯患者的隐私权、知情权等的行为，根据《医师法》及《民法典》的相关规定，医疗机构就将对此承担民事责任或受到行政处罚。

（三）指导医师未尽监督指导义务

案例： 2009 年 3 月患者钟某因"冠心病、不稳定型心绞痛"住院进行手术，术后在监护病房被该院不具备医师资质的实习生拔出气管插管，致缺氧窒息，最终在 2012 年 3 月因并发症抢救无效死亡。随后家属将医院告上了法院，要求其对此承担责任。法院委托鉴定机构鉴定后，认为医院在医疗活动中存在气管拔管指征不明、抢救措施不力等医疗过错，与患者的人身损害结果存在因果关系，承担主要责任，遂酌定由医院承担 90% 的赔偿责任，判决医院赔偿原告医疗损害所致的各项损失共计 110 万元。

医学生或试用期医学毕业生在临床带教教师和指导医师指导下参与医学教育临床实践活动时发生医疗事故或医疗纠纷的，根据相关规定，其不承担责任。因此医院在为医学生、试用期医学毕业生及其他实习、培训人员提供临床实践的同时，也存在为其承担医疗事故或医疗纠纷责任的风险，甚至产生负面社会影响的风险。

（四）安排未取得医师资格的医学生独立从事临床工作

案例： 2017 年 1 月 11 日，某患者因身体不适，至医院急诊室就诊。进修医师给患者测量血压后便出现病危症状，后进修医师及护士发现患者口唇出现青紫，立即进行心肺复苏。值班医生赶到现场后检查并宣布患者死亡。法院认为进修医生虽然取得执业医师资

格，但由于进修医师在进修期间处理经验不足，未实施实质性抢救，延误了抢救的最佳时机，最终判决医院的医疗行为存在过错，患者死亡与抢救不及时存在因果关系，应承担相应赔偿责任。

医疗实践中，由于医疗资源供不应求以及医学教育的特殊性，在医学生进行临床实践学习的过程中，很多指导医师因为自身工作繁忙、时间紧张而安排跟随其学习的医学生进行独立值班、独立接诊等独立临床工作。但上述行为严重违反了《医师法》《医学教育临床实践管理暂行规定》等相关的法律法规，最终则要由医院承担不同责任的后果。

三、合规依据

（1）《全国医院工作条例》（1982年）；
（2）《普通高等医学院校临床教学基地管理暂行规定》（1992年）；
（3）《医学教育临床实践管理暂行规定》（2008年）；
（4）《民法典》（2020年）；
（5）《医师法》（2021年）。

四、合规指引

1. 完善教学管理制度

开展医学教育临床实践的各类医院，包括高等医学院校的附属医院、教学医院及实习医院等，应当按照或参照《普通高等医学院校临床教学基地管理暂行规定》，设置教学管理机构。同时应完善教学管理体系，形成多层级教学管理模式，有效促进教学工作的实施与监督。明确各级教学管理职能部门及人员的职责，明确教学督导管理委员、教研组组长、教学秘书、带教老师等的工作职责，全面规范教学管理工作，提升教学质量。制定完善各项教学管理制度，从教学管理、质量监控、实习管理等多方面，对教师教学过程、学生学习过程、医院教学管理过程等进行监督和评价，通过完善教学管理制度推动医院教学工作不断提升、持续发展。

2. 保障患者的隐私权、知情权等合法权益

患者的隐私是在诊疗过程中仅向医务人员公开，不愿让他人知晓的个人私有领域。医疗机构应采取有效措施保护患者的知情同意权及隐私权等合法权益。医务人员有义务也必须为患者保守秘密，维护患者的各种权益。医务人员在对患者进行诊疗的过程中要严格执行保护性医疗措施，应当关心、爱护、尊重患者，不得以任何方式泄露患者隐私。原则

上，门诊诊室应做到一人一诊室，候诊病人在诊室外候诊，诊室内医生身旁除实习、进修医生外不能出现围诊现象。在进行某些直接暴露患者特殊躯体部位的检查（包括门急诊、住院部及病床边检查等）和治疗（如注射、B超、透视、换药和护理等）时，医护人员应运用适当的物品和器材进行有效的遮挡，并劝导与患者无关的其他人员暂时离开，尤其注意控制实习医生和"规培"学生的数量。检查、治疗过程中有异性医务人员或学生辅助操作时，应安排两名医务人员或家属在场。指导医师及学生应当在符合诊疗相关规定、经过患者同意的前提下进行相关诊疗实践活动。

3. 确保带教教师或指导医师尽到监督指导义务

在教学管理中，带教教师和指导医师应牢固确立教学意识，增强医患沟通观念，积极与患者沟通，说服患者配合医学教育临床实践活动；在教学实践中要保证患者的医疗安全和合法权益。临床带教教师和指导医师负责指导医学生和试用期医学毕业生的医学教育实践活动，确定医学生和试用期医学毕业生从事医学教育实践活动的具体内容，审签医学生和试用期医学毕业生书写的医疗文件。医院应加强对医学生、试用期医学毕业生及其他实习或培训人员的监督和指导，强化临床实践教学中带教教师或指导医师的责任意识，加大对带教教师或指导医师的教育、培训力度，对其在教学过程中的职责范围做出明确规定，避免因带教教师或指导医师的责任意识淡薄或对实习人员监督指导不到位而引发医疗纠纷。

4. 杜绝医学生独自进行临床工作

医学生和试用期医学毕业生参与医学教育临床诊疗活动必须由临床带教教师或指导医师监督、指导，不得独自为患者提供临床诊疗服务。临床实践过程中产生的有关诊疗的文字材料必须经临床带教教师或指导医师审核签名后才能作为正式医疗文件。在进行临床实践前，应加强对医学生和试用期医学毕业生进行医德、医风、医疗法规、书写病历等方面的培训[①]，减少医学生和试用期医学毕业生在临床实践中出错的概率；同时医院还应加强对医学生和试用期医学毕业生的医疗风险教育和医疗事故防范教育，将医学知识与安全意识有机结合，提升医学生和试用期医学毕业生的风险防范意识，提前树立良好的执业风险意识，减少医学生和试用期医学毕业生引发的医患矛盾、医疗纠纷等，保障教学活动顺利进行。

（董来东　刘桂华　杨　超）

---

① 温时才. 浅谈教学医院临床实践教学管理存在的问题与对策. 临床医药文献杂志，2016（15）：3115.

第三节 医院科研合规管理

一、导 言

医院科研管理是国家治理体系和治理能力的重要组成部分，科研水平是医院发展的重要因素，直接影响医院科技创新和临床诊疗水平。科研有助于提升医院核心竞争力，同时也是医院发展的生命线，是国家实现创新性发展积聚力量的有效途径。药物临床试验，是指以人体（患者、健康受试者或生物样本）为对象的试验，意在发现或验证某种试验药物的临床医学、药理学以及其他药效学作用、不良反应，或者试验药物的吸收、分布、代谢和排泄，以确定药物的有效性与安全性的系统性过程。[①] 医疗器械临床试验是指在符合条件的临床试验机构内，对申请注册的医疗器械在正常使用条件下的安全性和有效性进行确认的过程。它是医疗器械研发过程中的重要一环。[②] 加强医院在药品临床试验、医疗器械临床试验上的研究和管理，是促进学科建设和医院发展的必要环节。

二、合规风险提示

医院在药物临床试验、医疗器械临床试验等科研活动中，应注意对以下几点风险进行防范。

（一）未具备临床试验资质或开展条件进行临床试验

2015年7月22日，国家食品药品监督管理总局发布了《关于开展药物临床试验数据自查核查工作的公告》（2015年第117号）（被称为"史上最严的数据核查要求"），国家食品药品监督管理总局食品药品审核查验中心发布了《药物临床试验数据核查阶段性报告（2015年7月—2017年6月）》。在相关会议上，国家食品药品监督管理总局领导强调：药物临床试验中的问题是比较严重的，不规范、不完整的问题非常普遍，不可靠、不真实、弄虚作假的问题确实存在，已经严重影响了药品审评审批的正常进行，严重干扰了上市药

---

① 国家药监局，国家卫生健康委. 关于发布药物临床试验质量管理规范的公告（2020年第57号）. （2020-04-26）［2021-03-18］. https://www.nmpa.gov.cn/zhuanti/ypzhcglbf/ypzhcglbfzhcwj/20200426162401243.html；国家药监局综合司公开征求《医疗器械临床试验质量管理规范（修订草案征求意见稿）》意见. （2021-05-10）［2022-01-27］. http://www.nmpa.gov.cn/xxgk/zhqyj/zhqyiylqx/20210510095651131.html.

② 周冰，孙娜，孙蓓. 大学附属医院科研管理问题总结与反思. 上海企业，2021（2）：36-37.

品有效安全的科学评价，严重破坏了审评审批的正常秩序。两年来，食品药品审核查验中心共派出 185 个检查组对 313 个药品注册申请进行现场核查，其中有 38 个注册申请的临床试验数据涉嫌造假（新药注册申请 16 个，仿制药注册申请 17 个，进口药注册申请 5 个）。公告显示，国家食品药品监督管理总局对其中 30 个注册申请已作出不予批准的决定，并对其中涉嫌数据造假的 11 个临床试验机构及合同研究组织（CRO）予以立案调查。

（二）知情同意书缺乏必备条款，未充分保护受试者的权益

临床试验以人为对象，可能会对受试者的权益造成不同程度的损害。若未能在充分说明的基础上获得受试者同意，则侵犯了受试者的知情同意权；若未能履行保密义务，擅自对外泄露受试者的隐私，则侵害了受试者的隐私权。临床试验造成受试者受伤或死亡的，则侵害了受试者的健康和生命权益。[①]

案例： 原告有糖尿病史 6 年并一直使用胰岛素治疗。由于血糖控制不理想，到被告医院就诊，医师建议更换胰岛素使用试验胰岛素治疗，原告签署知情同意书后，进入试验治疗期。医师为控制原告血糖加大了用药剂量，并且在原告向负责试验的医师说明身体感到不适时，未进行任何处理。试验结束后，原告因腰酸、眼睑轻度浮肿到被告医院就诊，被诊断为糖尿病肾病。原告认为试验组的医师在试验前的检查中就发现其肾功能异常，但未告知原告检查结果和在此情况下试验对肾脏有何影响，并为达到良好效果在对原告治疗无效的情况下加大剂量直到试验结束，致使原告的肾功能严重受损。虽然受试者签署了知情同意书，但并没有完全理解知情同意书告知的专业内容，其合法权益仍未能得到有效保护。

《药物临床试验质量管理规范》第 24 条规定了关于知情同意书的 20 个必备要素，在与受试者签订知情同意书时，尤其要注意替代治疗方案，费用的承担、补偿及赔偿等必备条款。

（三）人类遗传资源信息流失

《人类遗传资源管理条例》《人类遗传资源采集、收集、买卖、出口、出境审批行政许可事项服务指南》等法律法规均旨在保护我国的人类遗传资源。在临床试验中，有些标本或数据禁止出境，若未按相关规定进行审批或备案，则可能导致我国人类遗传资源信息流

---

① 刘建利. 药物临床试验容许性的刑法逻辑及限度. 政治与法律，2022（3）：30 - 35.

失，包括未经许可开展中国人类遗传资源国际合作研究、未经许可将部分人类遗传资源信息从网上传递出境、未经许可将人类遗传资源（人血清）作为动物血清违规出境、未经许可将已获批项目的剩余样本转运至其他公司、开展超出审批范围的科研活动及实际样本量与遗传办审批批准的数量有偏差等违规行为。

（四）医疗机构未遵守临床试验方案或标准操作规程

临床试验过程中，临床试验机构和研究者共同承担着临床试验的实施与管理等责任。在实践中，受试者遭受临床试验损害后也通常会向临床试验机构与研究者一并主张责任。根据《民法典》及《药物临床试验质量管理规范》的规定，临床试验机构和研究者作为临床试验的实际执行方，如果存在未遵守临床试验方案或标准操作规程等过错行为，则应承担相应的赔偿责任。

（五）科研诚信问题

科研诚信是科研活动的基石，更是医院科研成功开展的前提保障。医院重视科研的发展，却也是科研诚信事故频发的单位。科研人员常因急于求成而偏离科学研究最根本的意义，缺乏严谨从学、开拓创新的精神，极其容易出现失信问题。科研活动中的失信行为可以分为两类：一类是提供虚假信息，另一类是盗窃他人成果。在科研项目申报、科技奖励评审等活动中常有人为了个人利益提供虚假信息，对学术经历和职称作假，在项目执行时伪造实验结果，在文章发表时使用不真实的实验数据、仿造同行评议，等等。盗窃他人成果最常见的就是文章的抄袭和知识产权的剽窃。科研失信不仅严重影响个人的发展和前途，影响医疗机构的社会评价和声誉，而且影响医院的整体管理能力和质量评价，造成医院重大经济损失，使医院投入更多人力资源管理成本。

（六）科研伦理问题

2019年第十三届全国人大第二次会议首次将"加强科研伦理和学风建设，惩戒学术不端，力戒浮躁之风"列入政府工作报告中。首先，在医院具体的科研工作中经常会出现或多或少的伦理问题，当研究者的设计思路中伦理观念存在先天不足时，制订的科研方案必定会存在重大的伦理缺陷。现实中，长期以来在医学科研领域存在的重技术研究轻伦理规范的倾向，导致在研究中缺乏基本的伦理规范意识；科研目标设立中伦理取向也模糊不清，几乎没有伦理层面的思考，对研究过程、研究方式、研究成果可能存在或诱发的伦理问题亦未做充分的分析与预测。其次，经常出现科研内容设计中伦理选择不合适的现象，一些临床医学研究者在研究方案设计中往往不知道如何选择相应的伦理规范，使研究内容与伦理选择相匹配。同时，技术路线中的伦理思考也是一大挑战。

（七）知识产权保护问题

在医院不断建设发展过程中，医护人员和管理人员将大多数时间和精力放在医院自身的建设上，不重视知识产权的学习和开发，专利申请意识薄弱，相关法律意识缺乏。医院对专利申请不加重视，基本没有将专利申请情况纳入评判范围，忽视了医护人员这一重要的智慧研究成果。同时，医院缺乏健全的知识产权管理和保护制度，也没有设置专门的知识产权管理人员和部门来实施管理工作。

三、合规依据

（1）《世界医学协会赫尔辛基宣言》（1964 年）；

（2）《药品管理法》（2019 年修订）；

（3）《著作权法》（2020 年修正）；

（4）《中药品种保护条例》（2018 年修订）；

（5）《反不正当竞争法》（2019 年修正）；

（6）《卫生知识产权保护管理规定》（2000 年）；

（7）《药品管理法实施条例》（2019 年修订）；

（8）《科学技术进步法》（2021 年修订）；

（9）《涉及人的生物医学研究伦理审查办法》（2016 年）；

（10）《药物非临床研究质量管理规范》（2017 年）；

（11）《医疗器械临床试验机构条件和备案管理办法》（2017 年）；

（12）《知识产权海关保护条例》（2018 年修正）；

（13）《关于进一步加强科研诚信建设的若干意见》（2018 年）；

（14）《人类遗传资源管理条例》（2019 年）；

（15）《关于进一步弘扬科学家精神加强作风和学风建设的意见》（2019 年）；

（16）《药物临床试验机构管理规定》（2019 年）；

（17）《药品注册管理办法》（2020 年）；

（18）《药物临床试验质量管理规范》（2020 年）；

（19）《科学技术活动违规行为处理暂行规定》（2020 年）；

（20）《商标法》（2019 年修正）；

（21）《生物安全法》（2020 年）；

（22）《医学科研诚信和相关行为规范》（2021 年修订）；

（23）《专利法》（2020 年修正）；

（24）《数据安全法》（2021 年）；

（25）《个人信息保护法》（2021 年）；

（26）《涉及人的生命科学和医学研究伦理审查办法》（2023 年）。

四、合规指引

1. 保证医疗机构及人员具备临床试验资质及条件

不论是进行药物临床试验还是医疗器械临床试验，医疗机构均应确保临床试验机构的资质、试验场地、诊疗技术、设备设施、人员与处置能力等符合相关法律法规的要求，并具有负责临床试验伦理审查的伦理委员会及临床试验管理制度和标准操作规程，具有防范和处理临床试验中突发事件的管理机制与措施，以完善的临床试验科研管理制度和机制应对临床试验可能面临的紧急事项及突发情况。

2. 全面保护受试者权益

临床试验的申办方、研究者和伦理委员会均负有保护受试者权益的义务。保障受试者权益也是临床试验开展中的一项重要原则，医疗机构应按照法律法规，从多角度全方位保护受试者权益，在临床试验中严格履行各项程序，在试验开始前如实告知受试者潜在风险和可能引发的后果，确保知情同意书必备条款的完整性，充分保护受试者的知情同意权。同时，医疗机构应在医学进步的社会法益与人身法益之间寻求合理的平衡，在合法合规的前提下开展临床试验等科研活动。

3. 保护人类遗传资源信息

针对涉及人类遗传资源的临床试验，研究机构应与申办者、CRO 等相关主体充分沟通临床试验方案，对是否涉及人类遗传资源（材料或信息数据）的采集、保藏、利用、对外提供、生物样本处理等问题进行细致研判，避免出现遗漏；将人类遗传资源管理内容纳入临床试验方案并提交伦理审查；充分重视临床试验申办者或 CRO 对临床试验的监查与稽查，最大限度地保障临床试验的合规性及高质量。

4. 严格按照规定及流程开展临床试验

医疗机构应建立包括科室主任、协调研究者及直接研究者在内的完整研究者体系，明确管理和协调职能，保证临床试验高质量开展；还应制定临床试验质量管理制度，并严格遵照进行试验操作，包括方案设计、组织实施、监查、稽查、记录、分析总结和报告。充分考虑医疗机构的实际情况，制定符合医疗机构实情的管理制度。同时确保临床试验机构严格遵守临床试验质量管理制度，按制度流程进行临床试验。临床试验过程中，还应注重各流程的质量控制与管理，以保证临床试验过程规范、结果科学可靠，保护受试者的权益及人身安全。

5. 加强科研诚信管理

人才引进或职称晋升前，做好科研诚信调查，通过网络查询或调取档案等方式了解其科研诚信情况。完善人才引进协议或聘用合同签订，特别是科研项目服务协议或条款，如个人在入职前、履职期间有科研失信行为，要承担相应的法律后果，造成经济损失的，要追缴相关费用。同时可建立完善内部监督机制和绩效考核制度，将科研失信与绩效、评优评先、职务职称晋升等挂钩，记入科研诚信档案或管理系统，加强自查，避免医疗机构及其主要负责人或直接负责人的行政风险。要切实从科研过程管理、科技评价制度、科研诚信宣传、问责惩戒机制入手，将科研诚信观念深入人心，规范科研行为，有效防控科研活动中的诚信风险。

6. 加强科研伦理管理

在科研过程中要严格遵守在医学研究过程中的伦理原则。医疗机构应加强对科研工作人员的伦理相关教育，增强其伦理意识和处理相关问题的能力。凡是以科学研究为目的、涉及人体受试者的研究项目均需要经过伦理审查，发表的文章中均需提供批准临床研究的伦理委员会的名称及批准号。如涉及我国人类遗传资源的国际合作科学研究，应由合作双方共同提出申请，并经过国务院科学技术行政部门的批准，才能开展。同时要注重对患者隐私权的保护，患者的有关信息描述、照片、声像图片、CT 扫描以及基因谱系等需患者（或其父母或其监护人）出具知情同意书才能使用。应用患者在临床诊断治疗过程中弃用的血样、影像学资料同样需要经过医疗机构伦理委员会审查，并由伦理委员会决定是否需要患者签署知情同意书。无论是前瞻性研究还是回顾性研究，临床研究一律应该由医疗机构伦理委员会审批。

7. 加强知识产权保护

医疗机构应有效利用丰富的医学资源，大力开发科研成果，并且以科学的管理方式对医学知识产权实施保护和管理，提升医护人员总体知识水平。医疗机构需建立专门的知识产权管理机构，配置专门的知识产权管理人员，同时要建立完善的知识产权管理制度，加强医护人员的知识产权保护意识，激发他们的创新意识。加强知识产权制度的贯彻落实，为医疗机构的科研项目和医疗技术知识产权等无形资产提供可靠的保障。增强专利申请审查和评估能力，加快专利成果转化，提升医疗机构知识产权管理的效率和安全水平。

（董来东 杨 超 袁 娟）

第四节 高值医疗耗材合规管理

一、导 言

医疗耗材有高值医疗耗材和低值医疗耗材之分。低值医疗耗材一般是指临床多学科普遍应用的价值较低的一次性医用材料。相对于低值耗材而言，高值医疗耗材一般指直接作用于人体、对安全性有严格要求、临床使用量大、价格相对较高、群众费用负担重的医用耗材。[①] 高值医疗耗材的种类繁多，主要分为 10 大类，包括血管介入类（导管、导丝、球囊等）、非血管介入类（导管、支架、内镜等）、电刀（普通电刀、高职类电刀、能量平台等）、吻合器（吻合器械、切割器械）、电生理类（标测导管、消融导管）、起搏器类（起搏导管等）、体外循环及血液净化类（透析管路、分离器等）、眼科材料（晶体、眼内填充物等）、超声刀、其他（人工瓣膜、人工补片、人工血管、高分子材料等）。[②]

2019 年 7 月 31 日，国务院办公厅发布《治理高值医用耗材改革方案》（国办发〔2019〕37 号），启动以建立价格形成机制、规范医疗行为、健全监督管理、完善配套政策为核心措施的高值医疗耗材综合性治理改革。国家卫生健康委于 2020 年 1 月发布包含 18 类高值医疗耗材品类的清单，建立了首批重点治理对象目录，拉开了治理改革的序幕。[③] 高值医疗耗材，尤其是植入性耗材的使用量每年都在增加，所带来的使用风险和管理风险也越来越高。因此，加强对高值医疗耗材的风险防控也就显得更加重要。

---

① 国务院办公厅关于印发治理高值医用耗材改革方案的通知（国办发〔2019〕37 号）.（2019 - 07 - 31）［2022 - 03 - 27］. http://www.gov.cn/zhengce/content/2019 - 07/31/content _ 5417518. htm.
② 王小礼，魏鸿. 国内高值医用耗材复用的利弊. 医疗装备，2022（5）：81 - 84.
③ 邱英鹏，赵翔，肖月，等. 高值医用耗材定义与治理内涵研究. 中国卫生质量管理，2021（5）：1 - 3.

二、合规风险提示

在医院采购、使用、管理高值医疗耗材的过程中，还应注意对以下风险进行防范。

（一）对高值医疗耗材的采购验收管理过度依赖临床使用科室

在高值医疗耗材的管理中，在部分医院仍然存在使用科室直接与供应商或厂家订货、退换货的情况，采购部门无法进行有效监管，无法规避相关的风险。有些规模较小的医院因使用量较小而未建立高值医疗耗材库，由厂商按照手术需求直接将高值医疗耗材送至使用科室，由科室使用后，再由厂商根据使用情况定期开具发票，由耗材采购部门补办出入库手续。这样会造成耗材采购等部门负责谈判议价、货款支付，而使用耗材的科室则对高值医疗耗材的申购、验货、保管、使用等方面负责的局面，使得高值医疗耗材自采购至使用的过程中大部分环节游离在风险防控之外。还有的医院采购医疗耗材的过程中，部分采购人员碍于人情关系，缺乏责任心，很多流程都是走形式，并没有真正进行审查；缺少对供应商的评审考核，无法对供应商进行监督，采购人员只关注及时满足各科室的耗材使用需求，而未对所采购的耗材资质进行严格把关。[1] 这些问题都将导致医院在高值医疗耗材的管理过程中出现漏洞，不仅造成医疗耗材的大量浪费，大幅增加采购成本，而且为医疗机构埋下风险隐患，而医疗机构可能会因此受到行政处罚，医生也要承担民事责任或刑事责任。

（二）在采购环节出现贪污受贿

2019年××大学第一附属医院心血管内科主任医师被其博士研究生实名举报"装一个心脏支架吃回扣一万元"[2]，从中可以看出医疗耗材的贪污受贿问题。高值医疗耗材和药品有巨大不同：普通药品有广阔的市场，非常多的科室和医生都有处方权，具有很大的分散性，而在高值医疗耗材的市场里，少数医生决定着大量高值医疗耗材的使用。此时，有些供应商为了推销自家产品，频频向临床科室做出公关行为，经不住诱惑的医务人员利用职务便利提交了医疗耗材的采购申请，对医院采购相关医疗器械形成了权威型的建议，然后从中收取回扣。在此背景下，非常容易出现商业贿赂行为，不仅会严重破坏医疗秩序，而且医院和医生也可能会因此承担刑事责任或受到行政处罚。

---

[1] 刘琳. 管理会计视角下医院耗材采购的成本控制. 现代经济信息，2018（20）：184.
[2] https://baijiahao.baidu.com/s?id=16382281589916565430&wfr=spider&for=pc.

（三）忽视患者知情权，引发医疗纠纷

医疗关系的核心是患者的知情同意权和医师的告知义务。很多医院在高值医疗耗材使用问题上与患者沟通不到位，不够重视患者的知情权，就高值医疗耗材的使用和风险问题并未向患者或其家属进行详细说明，患者面对高昂的高值医疗耗材费用易产生被蒙骗的想法；另外，关于高值植入性耗材对患者医疗的积极作用以及存在的风险问题未向患者进行仔细介绍，导致患者无法全面知晓高值植入性耗材的基本情况，难以做出有效选择，最后引发医疗纠纷[①]，而医院、医生也可能会因此受到行政处罚或承担民事责任。

（四）高值医疗耗材未完全赋码，溯源困难

医疗器械追溯监管是保障医疗器械质量安全的重要手段，但我国实施医疗器械唯一标识制度只有短短数年，部分高值医疗耗材还未实现赋码，造成了其追溯困难的局面。2020年，北京市丰台区市场监督管理局处理了一起医疗器械生产厂家举报自家产品是"伪劣产品"的案件。在调查过程中，虽然医院提供了关于产品、供应商及生产厂家等的相关资质文件，但向供应商和生产企业所在的属地市场监督管理局发协查函后，北京市丰台区市场监督管理局发现医院提供的供应商资质系伪造，且无法与供应商取得联系，营业执照注册地址查无相关企业。由此可判定，医院提供的相关资质属于假冒材料。后经生产企业派专家对被举报产品进行鉴定，判定为假冒医疗器械产品。医院在完全履行医疗器械产品进货查验制度的情况下，因无法判断纸质资质的真伪而采购、使用了假冒医疗器械产品，而监管部门只能通过发协查函的形式进行追溯，由此暴露了医疗器械监管部门及使用单位在医疗器械追溯中面临的困境[②]，而医生、医院也可能会因此承担民事、刑事责任或受到行政处罚。

三、合规依据

（1）《医疗机构医用耗材管理办法（试行）》（2019 年）；

（2）《高值医用耗材集中采购工作规范（试行）》（2012 年）；

（3）《医师法》（2021 年）；

---

① 王磊. 基于知情同意权的医疗机构高值医用耗材纠纷防范探讨. 中国医疗设备，2018（2）：174-177.
② 毛军军. 医疗器械唯一标识在医疗器械追溯监管中的重要作用. 医疗装备，2021（23）：53.

（4）《刑法》（2020 年修正）；

（5）《民法典》（2020 年）；

（6）《医疗器械使用质量监督管理办法》（2015 年）；

（7）《医疗器械召回管理办法》（2017 年）；

（8）《医疗器械不良事件监测和再评价管理办法》（2018 年）；

（9）《医疗器械唯一标识系统规则》（2019 年）；

（10）《治理高值医用耗材改革方案》（国办发〔2019〕37 号）。

四、合规指引

1. 加强对采购验收环节的控制和监管

严格遵守集中采购程序。高值医疗耗材的采购工作应当遵循公开透明、公平竞争、公正廉洁和科学诚信的原则，保证医疗耗材生产经营企业平等参与，禁止任何形式的地方保护。医院和耗材生产经营企业必须通过各省、区、市建立的集中采购工作平台开展采购，实行统一组织、统一平台和统一监管，严格控制高值耗材产品的入口。

健全并完善采购流程规章制度。规范和落实对医疗耗材采购的全过程管理，制定并完善集中采购中心的人员组成和组织架构，不同岗位的岗位职责和工作权限，人员的监督和奖惩制度，医疗耗材的采购、验收、供应、出入库及使用等方面的规章制度。[①]

强化采购监督。将医院纪检监察部门、审计室、财务处等作为医疗耗材采购监督部门，共同对医院高值医疗耗材采购等进行监督。

2. 提高职业道德，增强法律意识，加强廉政建设

提高高值医疗耗材相关人员的职业道德，增强其法律意识，使之具备高值医疗耗材管理相关法律、法规等专业知识。同时加强医院廉政建设，做到廉洁购用。将廉政建设融入医院业务工作中、融入日常管理中，对苗头性问题抓早抓小、防微杜渐。针对行风领域受贿罪易发、高发的科室进行有重点的宣教，给科室定制度、立规矩。[②]

3. 全面履行告知义务，保护患者知情权

医院在医疗服务中使用高值医疗耗材须征得患者和家属的同意，并且在达成一致认识

---

① 王砾，田力，王美琴. 医院高值医疗耗材风险梳理与防控策略研究. 山西医药杂志，2019（7）：858-860.

② 杨雅梅，曹卫华. 非国家工作人员受贿罪的司法实践浅析：以医生群体为例. 中国卫生法制，2021（6）：56-60.

后签署耗材使用协议，告知患者耗材价格、高值耗材对患者的医疗积极作用以及存在的风险问题，确保患方知情同意，避免无意识过度医疗。

建立以患者合法利益为中心的诊疗理念，耐心详细解答患者对高值医疗耗材的相关询问，保障患者在知情同意的前提下接受诊疗方案。同时引导患方树立正确的疾病治疗观念，稳定患者心理方面的波动及变化，减少医患矛盾及医疗纠纷的发生。

4. 建立高值医疗耗材的信息管理制度，实现可追溯

医院应建立医疗耗材信息化管理制度和系统，以国家卫生健康主管部门制定的医疗耗材标准化分类编码（国家另有要求的，从其要求）为基础，对医疗耗材进行唯一性标识，纳入信息化管理系统，并妥善保存第三类医疗耗材购入时的包装标识、标签、说明书、合格证明等原始资料。

医院应使用条码管理，并通过条码管理实现高值耗材信息可追溯。这有利于追溯供应商信息、院内流转信息、使用的病人信息，便于医院进行相关的统计和分析，实现对高值医疗耗材的精细化、全生命周期管理。

（董来东　袁　娟　张静静）

第五节　人体器官移植合规管理

一、导　言

人体器官移植是 20 世纪医学与生命科学的一项重大进展，是目前拯救终末期器官衰竭患者的有效手段。器官捐献移植事业关系患者的健康和生命，关系社会公平正义，体现人性光辉。2007 年，《人体器官移植条例》由国务院常务会议审议通过。目前，我国器官捐献与移植的发展呈现量质双升的局面，随着人民群众生活水平和经济水平的提升，人民群众健康服务需求不断提高，器官移植医疗资源区域分布不合理，移植医师和医院数量相对不足，移植医疗服务的能力不充分，器官来源短缺器官供需矛盾依然存在。医疗机构的管理制度不健全或监管不到位，从事捐献与移植的医务人员在实施人体器官捐献移植技术诊疗过程中，存在或潜在与国家法律、法规及伦理道德等不相符的医疗行为，甚至发生不良后果，导致相应人员承担违规责任或法律风险。因此，要加强器官捐献工作体系建设，强化器官获取的伦理审查，建立全流程追溯和监管机制，规范人体器官捐献和移植技术流

程，完善人体器官捐献和移植的制度体系与监管力度，保障器官捐献与移植事业的健康发展。

二、合规风险提示

医院在进行与人体器官移植有关的诊疗活动中，应注意对以下几点风险进行防范。

（一）人体器官移植医疗机构欠缺相应资质

人体器官移植医疗机构开展的医疗技术临床应用应当与其功能任务相适应，具有符合资质的专业技术人员，相应的设备、设施和质量控制体系等。[①] 相关的法规、规章及规范性文件对医疗机构从事人体器官移植有严格的规定。医疗机构在未按照相关规定取得相应资质的情况下开展器官移植的，情节严重的可能会导致吊销其"医疗机构执业许可证"。2012 年卫生部通报显示，浙江省人民医院在没有取得相应资质的情况下开展器官移植，被责令整改并罚款 3 000 元，该院心脏移植资质暂停 5 年，相关行政人员受到警告处分；海南省人民医院由于违规开展十多例移植，卫生部责成海南省卫生厅对其进行严肃处理。

（二）医疗机构监管存在漏洞

虽然根据《人体器官移植条例》及相关规定，人体器官移植技术临床应用与伦理委员会收到摘取人体器官审查申请后，应当对人体器官捐献人的捐献意愿是否真实及有无买卖或者变相买卖人体器官的情形进行审查，但是在实际操作中，由于供体器官来源严重不足，且医疗机构管理部门及其医务人员法律意识薄弱，对上述规定重视不够，存在形式审查及审查不仔细的情况，导致部分通过非法交易而来的人体器官流入医疗机构"洗白"移植。

（三）未遵循公平、公正、公开原则进行器官移植手术排序

《人体器官移植条例》第 22 条规定，申请人体器官移植手术患者的排序，应当符合医疗需要，遵循公平、公正和公开的原则。广东省某所大型综合医疗机构于 2009 年 12 月召

---

① 刘国梁，陈艳. 人体器官移植法律要点解析. （2022 - 08 - 03）［2022 - 03 - 12］. https：//mp. weixin. qq. com/s/A26YBlUHFiMpPEniKVnmxg.

开的每月一次的医学伦理审查会议记录显示，该院批准通过的尸体肝移植的受体共 16 例，其中香港、台湾地区的受体共占了 6 例；而尸体肾移植共 18 例，其中香港的受体的就有 8 例。这在很大程度上与当时国内受体的经济收入有限及政府与医疗机构都没有制定完整、科学的手术排队制度有关，且医师和医疗机构为了经济利益，多数决定倾向于经济条件好的患者。①

（四）未对人体器官捐献人、接受人的个人资料严格保密

从事人体器官移植的医务人员应当对人体器官捐献人和接受人的个人资料进行严格保密。捐受双方信息属于个人隐私，双方资料应该做到"互盲"，更不能对社会和他人公开。

案例：2014 年，身患白血病的李女士正在华东一家医院接受治疗。李女士患病后，通过红十字会在湖北找到了合适的骨髓配型，并于 2014 年 10 月接受造血干细胞移植。但 2015 年，其病情反复，需要造血干细胞捐献者再次捐献。于是，李女士发微博称："急寻 2014 年 10 月 10 日湖北武汉为上海白血病女患者捐献造血干细胞的志愿者，我是那名幸运的患者，现在身体很虚弱，急需您的帮助。"为让自己摆脱病魔，她还在微博中公布了捐献者姓名等相关信息，给捐献者造成了很大的困扰。

在器官捐献移植过程中，对双方信息严格保密也是为了防止器官买卖的发生，如果供受双方的资料不互盲，则极有可能产生器官交易或演变为变相的器官买卖。

三、合规依据

（1）《人体器官移植条例》（2007 年）；

（2）《人体器官移植技术临床应用管理暂行规定》（2006 年）；

（3）《人体捐献器官获取与分配管理规定》（国卫医发〔2019〕2 号）。

四、合规指引

1. 确保人体器官移植的资质齐全

医疗机构应根据有关法律、法规、部门规章及其他规范性文件的要求，规范开展

---

① 钟旋，吴育珊，刘秋生. 人体器官移植的法律风险及原因分析. 中国卫生法制，2010（18）：14 - 16.

人体器官捐献与移植工作,依照《医疗机构管理条例》的规定,向政府卫生健康主管部门申请办理人体器官移植诊疗科目登记,并按照核准登记的诊疗科目开展诊疗活动。医疗机构应具有与人体器官移植技术工作相适应的场地和设备设施,包括移植病区、重症医学科、手术室、检验科、病理科、血液透析室等,人员方面还应保障有人体器官移植医师;开展肝脏、肾脏、心脏、肺脏移植技术临床应用,应当至少有3名经省级卫生健康主管部门或军队卫生部门认定的本机构在职人体器官移植医师,其中,至少1名应当具有主任医师专业技术任职资格;确保进行人体器官移植手术所需资质、证照等齐全。

2. 健全内部管理制度,加大监管力度

医院人体器官移植技术临床应用与伦理委员会应认真履行职责,严格按照《人体器官移植条例》规定的审查程序和内容,做好审查工作。医院内部应建立健全人体器官移植技术临床应用管理制度、质量控制制度、数据报送管理制度,切实贯彻落实各项规章制度、人员岗位职责、医疗护理技术操作规程和相关技术规范,还应按照相关规定确保具备与人体器官移植技术工作相适应的场地和设备设施。

3. 坚持公平、公正、公开的原则进行人体器官的排序与分配

医疗机构进行人体器官分配与共享应当符合医疗的需要:肝脏、肾脏按照移植医院等待名单、联合人体器官获取组织区域内的移植医院等待名单、省级等待名单、全国等待名单四个层级逐级进行分配与共享。心脏、肺脏按照移植医院等待名单、省级等待名单、相邻省份的省级等待名单、全国等待名单四个层级逐级进行分配与共享。同时在人体器官分配与共享过程中应当避免器官的浪费,最大限度地增加等待者接受移植手术的机会,提高器官分配效率。在确保尽量降低等待者死亡率的前提下,优化器官与等待者的匹配质量,提高移植受者的术后生存率和生存质量。

4. 遵从公民捐献意愿,对捐献人和接受人信息严格保密

在人体器官移植手术前,医疗机构应与活体器官捐献人签署知情同意书,确保捐献人对器官摘取手术的风险、术后注意事项、可能发生的并发症及其预防措施等信息知情;还须查验活体器官捐献人同意捐献其器官的书面意愿,对人体器官捐献人、接受人和申请人体器官移植手术的患者的个人资料予以严格保密,并保障其合法权益。

(董来东　袁　娟　杨　超　周渝金)

第六节　医疗文书合规管理

一、导　言

医疗文书是医疗机构和医务人员记录患者诊疗过程中医疗行为的文书，包括病历、处方、检查单、报告单等，反映了疾病发生、发展、诊断和治疗的全过程。医疗文书历史由来已久，中国古代所称的"诊籍""脉案""病史"，国外所称的"医学记录""健康记录"等，都表示医学案卷或医疗记录。医疗文书在医疗发展中发挥着至关重要的作用。近代中国，早在 1914 年北京协和医学堂就开始留存病案等医疗文书。随着社会发展，医疗文书不仅在医疗、教学、科研等方面发挥着重要的作用，而且是医疗机构管理水平、医疗质量的反映，更成为医患双方医疗合约的关键证据和法律文书。1994 年发布的《医疗机构管理条例实施细则》（卫生部令第 35 号）明确提出了病历保存日期等要求；1998 年发布的《执业医师法》明确规定了医师书写医疗文书的义务及责任；2002 年发布的《病历书写基本规范（试行）》（卫医发〔2002〕190 号）明确了病历书写的要求及规范；2009 年通过的《侵权责任法》对"医疗损害责任"作出新规定，明确了伪造、篡改或者销毁以及隐匿或者拒绝提供与纠纷有关的病历资料的过错推定的情形。

近年来随着法律不断完善，医疗文书要求逐渐规范细致。而且随着 DRG、DIP 医疗付费模式的普及，作为基础数据的病案首页，决定着医院分组付费的质量，直接影响着医院的收入。此外，二级、三级公立医院绩效考核的很多指标也来源于病案首页。因此，在医院管理中，医疗文书合规管理非常重要。本节主要以病历为对象进行合规性阐述，对其他医疗文书如果有专门的规章制度，则应当遵照执行；如果没有相关具体要求，则可参照病历管理执行。

二、合规风险提示

病历作为医疗纠纷调解或诉讼重要的法律依据，是医、患、法三方还原医疗行为的关键证据。在司法实践中，病历书写不规范是医疗损害纠纷案件中判定医疗过错的重要原因。一项关于医疗纠纷常见过错类型的研究显示，病历书写不规范是导致医疗纠纷的前三位的原因之一，在三级医院中更是上升到第二位。[①] 因此，不规范病历管理会导致医院单

---

① 宋萍，郑娇，董再全，等．不同等级医疗机构医疗过错特点：附 148 例医疗损害鉴定案件分析．中国法医学杂志，2020（2）：210－212.

方面承担诉讼不利后果，特别应当避免以下几种情形。

（一）丢失、故意隐藏病历

根据《医疗机构病历管理规定》第 29 条、《电子病历应用管理规范（试行）》第 19 条，交由医疗机构保管的门/急诊病历（包括电子病历），保存时间不少于 15 年；住院病历保存时间不少于 30 年。根据《民法典》第 1222 条，患者在诊疗活动中受到损害，医疗机构存在隐匿或者拒绝提供与纠纷有关的病历资料情形的，推定医疗机构有过错。因此，在医疗损害纠纷案件中，医疗机构无法提供病历资料，则可能面临推定存在过错的风险。

案例： 原告刘某右腿粉碎性骨折，于 2015 年 5 月至 2016 年 10 月三次入住被告医院进行治疗。出院后，原告仍感觉不适，故起诉该医院。法院依法对被告进行送达，被告未到庭，未提供证据。原告申请法院依法调取其在入住被告医院全部住院病历材料。被告向法院出具"情况说明"一份，明确表示因搬迁病历遗失。法院最终判令被告医院赔偿原告刘某医疗费等各项损失 15 万余元。[①]

（二）篡改、伪造病历

《民法典》第 1222 条、《医疗纠纷预防和处理条例》第 45 条对医疗机构篡改病历进行了严格规定。由于篡改病历破坏医患之间的信任，损害医师群体形象，影响对医疗过程事件的还原，《医师法》第 56 条明确规定，"隐匿、伪造、篡改或者擅自销毁病历等医学文书及有关资料"的，医师将面临由县级以上人民政府卫生健康主管部门责令改正，给予警告，没收违法所得，并处 1 万元以上 3 万元以下的罚款；情节严重的，责令暂停 6 个月以上 1 年以下执业活动直至吊销医师执业证书的处罚。但往往医务人员难以区分"修改"与"篡改"，从而造成医疗责任发生根本性转变。

案例： 患者杨某因左侧腰背部疼痛 1 年有余、心悸 1 个月，于 2017 年 6 月 2 日至甲医院处进行脾切除治疗。后于 2017 年 6 月 26 日转至乙医院（第三人）住院治疗，于 8 月 1 日经抢救无效，被宣布临床死亡。患者家属对甲医院的病历材料不予认可，申请法院委托鉴定中心对"输血治疗同意书"中"受血者（家属/监护人）处签写字迹"进行鉴定，经鉴定，签名字迹不是同一人所写。后经法院查明，此前，当地卫生健康主管部门确认甲

---

① http://bsqfy. chinacourt. gov. cn/article/detail/2018/11/id/4530124. shtml.

医院在此次诊疗行为中存在医护人员未经亲自诊查、核实而签署医疗文书，自行补记、涂改医疗文书，填写医疗文书与实际不符的情况。且根据鉴定退鉴函，甲医院的病历中存在多处矛盾，鉴定人根据甲医院的现有材料不能客观作出判断。因而可以推定甲医院对杨某的诊疗有过错。法院最终判处甲医院承担100％的赔偿责任。[①]

（三）不及时、不配合、不完整复印/制病历

一般来说，凡是患方申请病历复印/制、封存，极大概率将产生医疗纠纷或诉讼，故医疗机构往往不愿提供。根据《民法典》第1225条、《医疗纠纷预防和处理条例》第16条，患者有权查阅、复制其门诊病历、住院病历、知情同意书、护理记录、医疗费用等以及其他属于病历的全部资料。发生医疗纠纷时，医疗机构还应当告知患者或者其近亲属有关病历资料封存、启封及查阅、复制的规定。《医疗机构病历管理规定》第15～23条对病历的借阅与复制进行了详细规定，只要申请方必要的手续齐全，医疗机构就必须提供复印服务。《电子病历应用管理规范（试行）》第21条也对电子病历复制进行了规定。对于不予配合复印/制病历的行为，医疗机构及其医务人员可能要面临过错推定后果，甚至面临行政处罚乃至刑事处罚。

案例：2014年12月19日，患儿周某因发烧、咳嗽至某医院门诊，在医院予以止咳、退热等治疗后回家。当天晚上9时周某意识状态逐渐下降，到达该医院急诊室时已经昏迷。20日8时因抢救无效周某被宣布死亡。家属质疑电子病历的真实性，法院委托鉴定中心进行鉴定，但被告某医院不主动提供相关硬盘，拒绝配合调取，导致终止鉴定程序，退回鉴定委托。法院认为，由于医院不配合提供电子病历数据，导致无法对需送检的病历资料的真实性予以确认，进而无法通过医疗损害鉴定程序，及时、客观地判定医疗行为是否存在过错、因果关系、过错大小等情况。因此，负责病历制作和保管的医院，应承担举证不能的不利后果，推定存在过错。[②]

案例：2016年8月19日上午某法院两名干警到某医院病案室要求复印案件当事人住院病历，干警出示了介绍信（有患者姓名及身份证号码）、工作证件，并填写了病历复印申请书，要求调取患者住院病历材料。而该院病案科工作人员拖延时间，不让复印，并多

---

① 云南省昆明市盘云区人民法院（2019）云0103民初11423号民事判决书.
② 浙江省诸暨市人民法院（2018）浙0681民初13691号民事判决书.

次拨打电话与他人联系。该法院干警多次催促和解释，病案科工作人员仍置之不理，导致当日下午法院干警未取得病历。后该法院依据《民事诉讼法》的相关规定，依法对该医院妨害民事诉讼的行为作出罚款 10 万元的决定。①

目前，病历包含的范围主要根据《病历书写基本规范》第 1 条加以明确。《医疗纠纷预防和处理条例》第 16 条则进一步细化了具体内容，但举例的都是客观病历。对于如疑难病例讨论、手术前讨论、死亡病例讨论等讨论性医学文书的定性，还存在一定争议，而这一部分往往会引起对病历复印/制完整性的质疑。作为地方性法规，《深圳经济特区医疗条例》第 110 条对这一部分争议给予了明确回答，其结论性意见是应当在病程记录中予以记录。讨论记录等讨论性医学文书作为病历资料的附件保存，医疗机构可以不向患方公开。

案例：患者覃某于 2019 年 11 月 14 日因"右耳突发听力下降 12 小时"被收住医院诊疗，初步诊断为"1. 突发性耳聋；2. 高血压病"。11 月 24 日患者在住院过程中出现心跳呼吸骤停，经抢救无效死亡。患者家属向医院提出复印病历的申请，但医院只同意复印客观病历，不同意复印主观病历。患者家属虽多次申请，但仍遭拒绝。当地卫生健康主管部门经调查后认定，医院拒绝复印病历的行为违反了《医疗纠纷预防和处理条例》第 16 条的规定，便根据《医疗纠纷预防和处理条例》第 47 条第 1 款第 5 项的规定给予医院警告和罚款 25 000 元的行政处罚。②

（四）病历存在严重瑕疵

病历具有证据属性，具有单方性、主观性、专业性、不及时性等特点。病历作为法律证据，如果存在缺陷，则易引发患者对病历真实性的质疑。一旦病历出现形式上的瑕疵，便可导致医患双方对病历真实性的争议，从而影响病历作为证据的证明力，妨碍医疗纠纷案件中的事实认定。司法实践中常见的病历瑕疵包括知情同意书不完善、病历书写不规范、缺少部分病历内容等。知情同意书不完善包括缺少知情告知书，知情告知内容不全，告知的主体不适格、客体不一致等。病历书写不规范常见的包括记录过于简单、拷贝病

① 基层法院复印病历受阻 向省级医院开出 10 万罚单．（2016 - 08 - 25）［2022 - 06 - 18］．http：//www．xin-huanet．com//politics/2016 - 08/25/c_129253244．htm？t=6360771106131437681．
② 谢青松．医院拒绝复印病历被罚了 2.5 万．（2020 - 03 - 28）［2022 - 09 - 08］．https：//www．cn—health-care．com/articlewm/20200328/content—1099287．html．

历、错误记录、记录内容前后矛盾、记录不全等。缺少部分病历内容包括缺少化验单及检查报告、缺少植入体信息等。

当事人对病历资料或其他医疗损害鉴定所需的材料的真实性、完整性有异议的，应当由人民法院先行组织双方当事人举证、质证。经审查，病历资料存在瑕疵的，人民法院应通过咨询专家、委托文件检验、病历评估或由鉴定专家作初步判断来认定瑕疵病历是否对鉴定有实质影响。如果没有实质影响，那么仍可鉴定，瑕疵部分不能作为鉴定依据；如果有实质影响，造成鉴定无法客观进行的，则终止鉴定，医疗机构承担鉴定不能的风险。

案例： 在某起医疗纠纷中，原告以"医院给患方复印的病历页数与该医院向法院提交的页数不符、医院提交的病历存在明显瑕疵，区、市两级医学会依据瑕疵病历作出的鉴定结论不真实"等为由提起上诉。二审法院认为：医院在本次诊疗活动中制作的病历，确实有明显瑕疵。如对病历的修改、添加不符合关于病历修改、补记的有关规定，大量客观病历未给患方复印，等等。上述病历瑕疵虽然不足以作为认定医院在此次诊疗活动中存在医疗过错的依据，但足以使患者及其家属对医疗活动产生怀疑，从而导致相应诉讼的发生。医院在原一审和本次审理的诉讼过程中，始终也未能对上述瑕疵的存在做出充分、全面、合理的解释或说明，这使得不具备医疗专业知识的患方更加无法对医院的诊疗行为，特别是诊疗后果予以接受。故就此而言，医院对本案纠纷的发生以及诉讼过程中反复需要通过启动鉴定程序来对诊疗行为作出判定应承担一定的责任。[1]

（五）不及时封存病历，未开列封存清单

目前还没有相关法律法规以及制度对封存病历的时效性进行界定，原则上应当在患者或者其代理人提出封存病历的要求后在合理时间内及时完成。建议参照《深圳特区医疗条例》第 110 条对查阅或者复印、复制病历的时效性要求执行。

此外，根据《医疗纠纷预防和处理条例》第 24 条，医疗机构应当对封存的病历开列封存清单，由医患双方签字或者盖章，各执一份。而这一点往往容易被医疗机构忽视，从而引起患方对封存病历真实性的质疑。而由于这样一个风险点，有的案例中当事人竟然上诉到最高人民法院，从而具有指导性意义。

案例： 丁某死亡后，双方在封存病历资料时，均未列出清单保存，以至于无法分清哪

---

① 北京市第一中级人民法院（2019）京 01 民终 1063 号民事判决书.

些是原来封存的资料、哪些是新加入的资料，导致医疗过错鉴定程序被迫终止。法院认为双方在封存病历资料过程中都未尽到应有的谨慎注意义务，因而都应承担相应的过错责任。考虑到患者本身原发疾病的固有风险及医患关系中信息不对等等因素，法院酌情确定医患双方的过错比例为 6∶4，即医院应对丁某的死亡后果承担 60% 的赔偿责任，其余 40% 的责任由患方自行承担。①

（六）开具虚假医学证明文件：诊断书、病假条

《医师法》第 24 条规定医师不得出具虚假医学证明文件。这类医学证明文件包括出生医学证明、死亡医学证明、虚假医疗损害鉴定意见、虚假尸检报告及其他技术服务机构出具的证明文件。特别是出具虚假的出生医学证明、死亡医学证明等具有证明身份效力的证件时，还可能触犯《刑法》第 280 条规定的伪造身份证件罪。此外，医学证明文字还在医保、商保、伤残待遇、继承等各个方面有着重要作用。开具虚假医学证明，不仅可能给医院、医生个人引发民事纠纷，甚至还会触犯《刑法》。因此，对待医学证明文件，一定要慎重。

案例： 明某原系某医院神经内科医生，在 2018 年 8 月至 2020 年 8 月期间，其伙同他人利用虚假的病历骗取保险公司的理赔款，最终被认定触犯保险诈骗罪。②

三、合规依据

（1）《民法典》（2020 年）；

（2）《基本医疗卫生与健康促进法》（2019 年）；

（3）《医师法》（2021 年）；

（4）《医疗纠纷预防和处理条例》（2018 年）；

（5）《病历书写基本规范》（2010 年）；

（6）《中医病历书写基本规范》（2010 年）；

（7）《医疗机构病历管理规定（2013 年版）》；

（8）《电子病历应用管理规范（试行）》（2017 年）；

---

① 最高人民法院（2016）最高法民再 285 号民事判决书.
② 安徽省亳州市谯城区人民法院（2021）皖 1602 刑初 1006 号刑事判决书.

（9）《深圳经济特区医疗条例》（2022 年修订）；

（10）《医疗机构门诊质量管理暂行规定》（2022 年）。

四、合规指引

应当建立医疗文书书写、管理等制度，质量管理制度，评价制度，考核制度。良好的制度是管理的基石，病历管理制度是医院重要的医疗质量安全核心制度之一。根据《医疗质量管理办法》第 23 条，医疗机构要建立并实施病历质量管理制度。2022 年发布的《医疗机构门诊质量管理暂行规定》要求医疗机构建立并加强门诊病历等医疗文书管理。虽然卫生健康主管部门对病历书写、病历管理等进行了规定，但对于个体医疗机构来说，还需要在此基础上结合自身情形进行细化解读，体现可操作性。

（一）病历修改

病历"修改"和"篡改"有本质上区别："修改"的目的是还原事实，发生在医疗过程中或者争议发生之前，对内容无实质性改变，而且修改前的原记录清楚可辨；而"篡改"的目的是掩盖真相，通常发生在争议发生之后，对内容有实质性改变。《病历书写基本规范》第 7 条、第 8 条、第 33 条以及《电子病历应用管理规范（试行）》第 17 条分别对允许修改、禁止修改的情形进行了规定。病历的修改应避免随意，应严格遵守法律规定的程序。就纸质病历而言，根据《病历书写基本规范》第 7 条，修改应保留痕迹，当病历书写过程中出现错字时，应当用双线划掉错字，保留原记录清楚、可辨，并注明修改时间，修改人签名。如果患方已复印过病历或医患双方共同封存过病历的复印件，则医疗机构不能再对病历进行任何修改；一旦造成原件与复印件存在信息不一致的情况，则严重影响病历的证明效力。且违规修改易被认定为伪造病历，法官可能会引用《民法典》第 1222 条的规定推定医疗机构存在过错，进而判定由医疗机构承担全部赔偿责任。即使法官认定病历改动未达到造假的程度，但若患方坚持以病历存在违规修改，影响真实性为由拒绝对相应病历进行鉴定，那么法官也会倾向于认定由医疗机构承担无法鉴定的主要责任，进而判决医疗机构承担全部或部分赔偿责任。尽管法官也会根据病历改动的具体情形进行裁量，但整体而言违规修改病历对医疗机构极为不利，应当尽力避免。[①]

[①]　肖龙华，张永，姚雪寒，等. 从医疗纠纷诉讼的视角看病案质控管理. 中国病案，2019（2）：8 - 11.

（二）病历复印/制

《民法典》第 1225 条、《医疗纠纷预防和处理条例》第 16 条从法律层面对患者进行了授权。《医疗机构病历管理规定》第 15 条至第 23 条从申请人资格、所需身份证明、复印内容、收费等方面对病历查阅、复印/制进行了详细规定。在时效性方面，原则上医疗机构应该在患者或者其代理人提出复印病历的要求后在合理时间内及时完成，但国内还未明确具体时限。《深圳经济特区医疗条例》第 110 条提出：对已完成的病历，医疗机构应当在正常工作时间 6 小时内提供查阅或者复印、复制服务；对未完成的病历，应当在规定的时间内完成。

（三）封存与启封

对于病历封存与启封，《医疗纠纷预防和处理条例》第 23 条、第 24 条进行了详细规定，第 47 条则列出了医疗机构需要承担未履行的法律责任。《医疗机构病历管理规定》第 24 条至第 27 条进行了规定。对于病历封存，应当要求医患双方到场。但当医疗机构主动要求封存病历，而患者或者其代理人拒绝或者放弃实施病历封存时，医疗机构可以在公证机构公证的情况下，对病历进行确认，由公证机构签封病历复制件。病历资料封存后医疗纠纷已经解决，或者患者在病历资料封存满 3 年未再提出解决医疗纠纷要求的，医疗机构可以自行启封。

（四）电子病历

国家鼓励各医院通过信息化的手段提高病案效率及质量，《医疗机构门诊质量管理暂行规定》鼓励医院推动使用门诊电子病历。使用门诊电子病历应当采用卫生健康主管部门统一的疾病诊断、手术操作编码库，并且按照《电子病历应用管理规范（试行）》有关规定建立、记录、修改、使用、保存和管理门诊电子病历信息，确保患者诊疗信息完整、连续并可追溯。对于电子病历的修改，《电子病历基本规范（试行）》并没有专门条款阐明，而是在第 15 条至第 17 条提及，强调身份识别、逐级审核、操作留痕等要求。于对电子病历的复制，要注意复制的电子病历文档应当可供独立读取。对于封存电子病历，《电子病历应用管理规范（试行）》第 24 条从技术条件上进行了细致规定，第 22 条也明确指出，有条件的医疗机构可以为患者提供医学影像检查图像、手术录像、介入操作录像等电子资料复制服务。

目前，我国医院电子病历系统建设存在系统集成度不够、数据质量不高、信息安全隐患多等问题。医院需明确建设目标，加强内部协调与配合，并重视基础安全，以规范化的电子病历系统建设助推高质量发展。[①] 对电子病历也应当建立必要的授权等级和分级制度，确保电子病历的信息安全。要对电子病历的调取、阅读、复制等关键环节进行主动干预，使用自动的防范措施和主动的保密功能，避免在不当的范围内过度使用和利用电子病历，充分提升电子病历的安全性和规范性。

（五）知情同意权

《基本医疗卫生与健康促进法》第 32 条、《医师法》第 25 条、《民法典》第 1219 条都明确要求医务人员在诊疗活动中向患者说明病情和医疗措施。知情告知的内容较前进一步扩大，包括病情、医疗措施、费用等其他需要告知的事项，需要实施手术、特殊检查、特殊治疗的，医师应当及时向患者具体说明医疗风险、替代医疗方案等情况。虽然知情同意不再仅限于书面方式，任何能够被证据固定和确认的方式均可以，只要医疗机构有证据证明已依法告知并取得患方明确同意（书面、视频、音频等）即属合法，但书面告知仍然医方证明患方已"明确同意"的最好方式。

（彭　华　袁　达　黄　鹂）

第七节　医院药品合规管理

一、导　言

《药品管理法》规定药品是用于预防、治疗、诊断人的疾病，有目的地调节人的生理机能并规定有适应症或者功能主治、用法和用量的物质，包括中药、化学药和生物制品等。众所周知，药品在研发、生产、流通、使用的过程中，各环节均存在风险。而医疗机构是药品使用的主要场所，也是药品风险管理的终端。因此，医疗机构风险管理对于病人用药安全而言，其重要性不言而喻。正确认识和积极防范医疗风险，尽可能减少、避免风险发生，对于维护医患双方合法权益都具有重要意义。

---

① 舒婷，赵韡，刘海一.2020 年我国医院电子病历系统应用水平分析.中国卫生质量管理，2022（1）：8 - 10，20.

二、合规风险提示

医院在药品的研发、生产、流通、使用过程中，应注意对以下几点风险进行防范：

（一）采购验收环节未严格把关，引发风险

药品采购的主要目标是依法、适时购进质量优良、价格适宜的药品。但很多医院在采购验收环节都存在各种管理漏洞，比如：有的医院采购计划粗放管理，对临床应用较广、数量较多的药物无法进行集中采购，导致药房库存不足或部分药品积压等情况，使得医院的运转效率下降，对整个医院的资源造成了很大的浪费[①]；还有的医院的采购验收人员利用职务便利，违反法律规定，收受回扣牟取利益。[②] 如 2022 年 8 月 15 日，某市的行政处罚决定书显示，某县卫生院购进药品未建立真实完整的购进验收记录，被主管部门处以罚款 10 000 元。再如某人民政府网站发布的行政处罚信息显示：2023 年 5 月 10 日，某个体诊所未建立真实完整的药品购进验收记录，被警告并处罚款 1 000 元。

（二）药品存储保管不当，未区分临期药品和过期药品

案例：2020 年 6 月，某县市场监督管理局（以下简称市场监管局）在某民营医院检查时，发现该医院存放"麻精药品"的保险柜摆放有"盐酸麻黄碱注射液"81 支（生产日期为 2017.04.28，有效期至 2020.03），遂以该医院使用超过有效期的药品为由对其作出没收过期药品、罚款 10 万元的行政处罚。该医院不服，诉至人民法院，要求撤销该行政处罚决定。

药库作为药品供应的重要环节，是医院药品的主要贮备场所和供应基地，对于保证医院用药安全、有效和充足，起着举足轻重的作用，药房管理的好坏将直接影响药品的疗效以及病人的身体健康。如药库的软、硬件设施达不到要求，如温/湿度、避光（需避光药品未避光会效价降低或变质等）、防潮解、防风化、防虫蛀等方面的控制措施不完善，从而直接影响药品的质量。[③] 此外，部分医院存储保管药品时未区分临期药品和过期药品，导致医院因出售劣药而受到行政处罚。

---

① 林少凡. 新政策下医院药品采购管理关键环节的问题及对策探析. 投资与创业，2021（21）：179 - 181.
② 陈一良. 杭州曝出"医院药品采购腐败窝案"药品采购的贪腐"生意网". 中国经济周刊，2021（1）：80 - 82.
③ 王亚军. 医院药品管理存在的问题及对策. 临床医药文献电子杂志，2017（63）：12451 - 12452.

（三）超说明书用药引发风险

2021年，有三甲医院的医生公开质疑另一三甲医院的同行在肿瘤治疗中存在不遵循指南、超适应证使用药品等医疗行为，最后相关医生因"未按规定告知患者病情、医疗措施、医疗风险、替代医疗方案等"而被处罚。这一事件不仅轰动了医疗界，还在社会上造成了极其负面的影响。

医生是医院内规避药品使用风险的第一道也是最重要的一道防线。医生如果对药物的适应证、药理作用、不良反应、相互作用等知识不熟悉，在开处方时未注意特殊病人的用药原则，未能做到个体化给药或出现超说明书用药的情况，就可能增加病人的痛苦，给其造成不必要的经济负担，甚至危及病人的健康及生命，而医院和医生也可能会因此承担民事责任或受到行政处罚。

（四）特殊药品管理不当引发风险

特殊管理药品，是指《药品管理法》第112条规定的药品，即麻醉药品、精神药品、医疗用毒性药品、放射性药品。特殊管理药品的特殊性，在于这类药品虽然与普通药品一样都具有医疗上的价值，但因其具有特殊的药理、生理作用，如果管理、使用不当，将严重危害患者及公众的生命健康乃至社会的利益。如我国批准的药品类易制毒化学品单方制剂中的麻黄素制剂在收缩血管、缓解平滑肌痉挛、兴奋中枢神经等方面具有广泛的药理作用，但同时麻黄素及其制品既是制药原料，又是制造甲基苯丙胺（冰毒）的前体。如果不对特殊药品进行严格管理，就可能会导致严重的社会影响及不良后果。

（五）临床药师查房观察不细，出现不合理用药现象

医院药学以患者为中心、以合理用药为目的提供全程化药学服务。在这种工作模式下，医院药学的工作方式从发药柜台延伸到直接参与临床用药。临床药师参与临床一线查房，与临床医生和患者直接接触，为临床医生提供最优化的用药方案与用药选择。[①] 但在临床实际用药过程中常常有不合理用药的情况发生，进而引起医患纠纷。如在药物选择、给药剂量、用药途径、联合用药等方面采用不规范的方式方法，进而造成过度用药风险；

---

① 许锦，刘红，王庆阳. 我院2013年儿科临床药师查房记录分析. 儿科药学杂志，2015（5）：38-40.

随着抗菌药物的广泛应用，出现了不合理使用抗菌药物的现象，例如无适应证使用抗菌药物、盲目联合应用抗菌药物、盲目使用高级别的抗菌药物、抗菌药物的用法用量等方面存在错误等，由此导致细菌耐药菌株的出现和传播，造成抗菌药物使用风险。特殊药品包括麻醉药品、精神药品、医疗用毒性药品、放射性药品、药品类易制毒化学品等，一般来说，特殊药品含有多种不同的成分，如果不正确使用，就很容易出现中毒、成瘾的情况，造成特殊药品使用风险。如曲美他嗪可为老年患者改善心脏功能，但该药品说明书指出禁用于帕金森病、帕金森综合征、震颤、不安腿综合征以及其他相关运动障碍的患者。但是老年患者因伴有多种疾病，记忆衰退，在陈述病史时不够详细和完整，如果临床药师在查房时观察不够仔细和细心，就容易忽略患者的帕金森症状，从而给患者开曲美他嗪服用，最终出现不合理用药的情况。此外，不合理用药情况出现的原因还包括忽略禁忌证使用有可能对患者产生不良作用的药物、药物用法用量不适宜、溶媒使用不合理、联合用药不适宜等。

三、合规依据

（1）《药品管理法》（2019 年修订）；

（2）《药品管理法实施条例》（2019 年修订）；

（3）《医疗机构药事管理规定》（2011 年）；

（4）《麻醉药品和精神药品管理条例》（2016 年修订）；

（5）《关于印发医疗机构药品集中采购工作规范的通知》（2010 年）；

（6）《药品流通监督管理办法》（2007 年）；

（7）《医师法》（2021 年）；

（8）《药品类易制毒化学品管理办法》（2010 年）；

（9）《处方管理办法》（2007 年）。

四、合规指引

1. 健全药品采购验收制度，加强人员管理

（1）制订完善的采购计划。借助信息化技术，将医院药品的真实使用情况和库存量进行详细统计，根据过往销量适量合理采购；排查医院以往购入药品，评估各类药物的使用情况及效果，全面掌控药品使用情况，为制订药品采购计划提供参考。

（2）制定并完善药品采购制度和验收制度。明确采购部门和验收部门的工作职责，规范部门日常工作，严格执行药品购入检查、验收制度；不得购入和使用不符合规定的药品。严格核实供货单位的药品生产或经营许可证、营业执照、授权委托书及所购药品的批准文件等有效证明文件，留存相关复印件及合法票据等。同时严格控制临床科室自购药品，以防假冒伪劣药品流入。

（3）建立并执行进货验收制度，验明药品合格证明和其他标识，包括药品生产批准证明文件、药品检验报告书。此外，还要进行药品的外观、性状检查和药品的内外包装、标签、说明书的检查验收。

（4）强化人员管理。加强对采购人员、验收人员及其他相关人员的管理，加大职业纪律和职业道德等方面的法律培训力度，提升相关人员的法律意识。

2. 完善药品存储保管制度，保证在售药品的质量

（1）加强药品存储管理。医院药库储存药品的硬件设施应符合相关规定的要求。储存药品房应与生活区、诊疗区和治疗区分开。对药品储存所用设施设备应定期进行检查和保养维修，并建立档案。[①] 此外，对药品应按规定的储存要求实行专库存放，将报废、待处理及有问题的药品与合格药品分开，并做好不合格药品和待处理药品的记录。建立健全重点药品养护档案工作，定期分析及总结，为药品储存提供科学根据。实行药品效期储存管理，对近效期的药品坚持按月催销，保证在售药品的质量。

（2）完善药库制度化管理。针对各个环节和岗位，制定切实可行的制度和相应的标准操作规程，如购药审批制度、质量检查验收制度、药品保管养护制度、药品领发制度、药品使用制度等，完善和规范药库管理的各项工作。

（3）加强药师培训。定期组织学习药事管理法规知识和药品养护专业知识，掌握各种药品保管、储藏和养护管理等专业知识技能，了解国家有关药品管理的法律法规，并强化监督、考核机制，建立健全各类登记制度，坚持定期与不定期的查库制度，督促管理人员不断学习，按照规定管理、养护药品。

3. 严格按照说明书及法律规定合理给药

严格遵守《医师法》的规定。医师应当坚持安全有效、经济合理的用药原则，遵循药品临床应用指导原则、临床诊疗指南和药品说明书等合理用药。医师在进行超说明书用药时要非常慎重，超说明书用药要满足以下三个条件：（1）在患者疾病尚无有效或者更好治

---

① 翁洁. 探索关于医院药品的储存管理与养护. 现代经济信息，2019（7）：100.

疗手段等特殊情况下；（2）具有循证医学证据下的超说明书用药实践；（3）医师取得患者明确知情同意。

医疗机构应当建立管理制度，对医师处方、用药医嘱的适宜性进行审核，严格规范医师用药行为，多部门共同参与制定相应的制度保障合理用药。医师开具处方时书写药品名称、剂量、规格、用法、用量要准确规范，对药品用法可用规范的中文、英文、拉丁文或者缩写体书写，但不得使用"遵医嘱""自用"等含糊不清的字句。药师应当对处方用药适宜性进行审核，按照"四查十对"的要求进行调剂。

4. 对特殊药品实行严格监管

严格执行相关规定。医疗机构应根据国家对特殊药品管理的有关规定，执行和监督本机构特殊药品的管理和使用，禁止非法使用、储存、转让或借用特殊药品。

严格处罚违规人员。对违反相关规定的相关人员，由卫生健康主管部门、药品监督管理部门、公安司法机关按照有关法律法规的规定处罚或追究刑事责任。

5. 加强临床药师培训，规范合理用药

加强职业道德教育，加强医德医风教育，深化对不合理用药给患者造成的危害及可能引发的法律后果的认知。

多部门联动：临床药师参与查房、疑难病例讨论、会诊和给药方案设计，对患者进行用药教育，指导患者安全用药。医、药、护、技及职能管理部门共同参与，定期对用药合理性进行评价分析，开展药品使用情况的动态监测、追踪反馈等相关工作。

针对患者开展用药监护，及时发现、处理和评估药品不良反应，并及时上报，以患者为中心，确保患者用药安全、有效、经济、合理。

（董来东　刘桂华　杨　超）

第八节　医院医疗器械合规管理

一、导　言

现代医疗机构医疗技术的应用和诊疗方法的实施离不开医疗器械的支持，我国对医疗器械的定义是单独或组合使用于人体的仪器、设备、器具、材料或其他物品，包括所需的软件。随着科技的不断发展，大量技术密集、高精尖的医疗器械被应用于医疗行为之中，但在提高医疗水平和医疗服务的同时，也不可避免地伴随着一些医疗风险及管理风险，如医疗器械采购问题、产品固有风险、操作失误及器械故障等①，因此，对医疗器械进行合规管理，降低医疗器械管理及使用的风险，是医疗机构不容忽视的工作之一。医疗机构将风险管理纳入医疗器械管理中，通过制定相应的风险规避措施，预见性地干预潜在的风险，对于提高医疗器械管理质量、保障医疗安全及提高诊疗水平具有重要意义。②

二、合规风险提示

（一）采购与验收过程不规范

针对医疗器械的采购与验收环节来说，很多医院缺少严格的监督管理机制，使得医疗器械采购与验收过程出现了不规范的现象，如：在购买医疗仪器时，未索要销售方的运营许可证、商品注册证和商品合格证等品质证明信息；在验收医疗器械时也不规范，缺乏严谨性③；未建立有效的技术评估制度、采购制度以及采购论证，难以保证所采购的器械完全满足临床需求，在采购以及验收的过程中还存在说明书遗失、验收文件保存混乱、合格证遗失以及包装标识缺失等现象，导致医疗器械的维护以及使用存在较大风险。④ 采购与验收过程不规范的，应当受到行政处罚；造成其他后果的，应当承担其他相关法律责任。

案例： 2017 年，长沙某医院由于涉嫌使用未取得医疗器械注册证的第三类医疗器械"电子学前列腺增生治疗仪"而遭到长沙市食品药品监督管理局的调查。该医院未提供该仪器的合法进货单据，在进行听证后，长沙市食品药品监督管理局对其做出了没收涉案医疗器械及罚款 504 000 元的行政处罚。

（二）缺乏有效日常维护，出现缺陷医疗器械导致医患纠纷

当前多数医疗机构在使用医疗器械的过程中未充分认识到维护管理医疗器械的重要性，并且设备也缺乏专业人士的预防性维护，在医疗设备出现故障之后才给予一定的维护，不但会影响医疗器械的使用寿命，还会影响患者的健康与安全。鉴于其专业性，大部分情况下，医疗器械都是在医疗机构由医务人员操作的，因此在缺陷医疗器械导致患者人

---

①　张福勇，刘希娟，李旭 . 全面质量管理下的医疗器械风险防控 . 中国医学装备，2019（8）：118.

②　杨兴民，伍晓刚，李蓓 . 医院医疗器械风险管理面临的问题及对策 . 医疗装备，2020（19）：55.

③　何丽 . 当前医院医疗器械管理困境与破局 .（2021 - 04 - 09）[2022 - 03 - 25] . https：//mp. weixin. qq. com/s/TuqQqCJ_Vm1khW3RuejjcA.

④　刘洪艳 . 风险管理在医院医疗器械管理中的实践与探讨 . 中国医疗器械信息，2019（9）：164.

身损害后，患者求偿时首先找的都是医疗机构。另外，当前有的医疗机构缺乏专门的器械科，所使用的器械是由厂家进行定期维护，所以在医疗器械的管理方面存在较大的风险。在日常工作过程中故障设备会影响医疗工作的顺利进行，不但会影响患者的安全，还会威胁医务人员的人身安全。[①] 如若因缺陷医疗器械致人损伤而产生纠纷，则医疗机构应当依法承担相应的民事责任。

（三）医疗器械使用说明书和标签不符合规范

案例：2021 年年初，某县市场监督管理局药品监督执法人员在对某民营医院进行检查时，发现其使用的 100 张第一类医疗器械医用输液贴的最小包装上没有标注生产日期和失效日期等内容，货值金额为 35 元。执法人员依法对该批医用输液贴进行了扣押，并进行了立案查处。

实践中，很多医院在存储、使用医疗器械时，忽视了对产品说明书和标签的管理。对于医疗器械的产品说明书和标签，若不按照相关规定进行管理，就可能会产生医疗纠纷，进而受到行政处罚和承担民事法律责任。

案例：2008 年蒋某发生意外，在某医院就医，该医院使用不合格医疗器械以及无证据证明遗留在蒋某身体中的另一块颅骨板的批次号与手术记录中的批次号一致，造成致人损害的医疗事故，遂产生医疗损害纠纷。

（四）缺少健全的医疗器械管理制度

医院对医疗器械的管理的科学化程度与医疗器械存在的风险的高低有密切关系，但当前较多的医院缺乏针对医疗器械的完善的管理制度，如医疗器械购置体系、医疗仪器的验收机制、医疗仪器储存保管机制和医疗仪器养护机制等。[②] 医疗机构缺乏健全的医疗器械管理制度将直接影响医疗器械的使用、保管、维护效果，不仅无法为医疗器械保管提供精准的依据，还可能引起许多医疗器械应用问题，甚至受到行政处罚或承担其他法律责任。

三、合规依据

（1）《医疗器械临床使用管理办法》（2021 年）；

---

① 李昱萱，唐昊，张和华，等 . 目标管理在医院医疗器械监管中的应用研究 . 中国医学装备，2016（3）：120 - 122.

② 刘洪艳 . 风险管理在医院医疗器械管理中的实践与探讨 . 中国医疗器械信息，2019（9）：164 - 165.

（2）《医疗器械监督管理条例》（2021 年修订）；

（3）《医疗器械使用质量监督管理办法》（2015 年）。

四、合规指引

（一）严格按照规定进行医疗器械的采购与验收

在采购方面，医院应当设置医疗器械采购负责人，明确人员职责，并对人员进行系统、科学的培训，提高负责人对国家相关医疗器械法律法规的了解和掌握程度，确保医院从具有资质的医疗器械生产经营企业购进医疗器械；注意查验、留存供货者资质、医疗器械注册证或者备案凭证等证明文件，在验明产品合格证明文件后，再按规定进行验收。甲类医用设备配置需要许可，应当符合甲类大型医用设备配置规划；具有执业许可证，并设置相应的诊疗科目；或具备符合相关规定要求的从事医疗服务的其他法人资质；与功能定位、临床服务需求相适应，具有与申请的大型医用设备相适应的技术条件、配套设施以及具备相应资质、能力的专业技术人员。乙类医用设备配置需要符合乙类大型医用设备配置规划，有相关技术人员，具有相应资质，取得相应诊疗科目许可。放射类医疗设备配置需要放射诊疗许可，不同类别放射诊疗对工作人员的要求不同。同时，医院还应加强对器械设备采购的控制，减少管理工作中的漏洞，提高器械设备管理过程的公开性，使采购过程能够公开透明化，进而提高机械设备管理工作的质量。[①]

（二）加强医疗器械的日常保管、维护管理

医院对医疗器械的保管应严格按照说明书进行，尤其注意医疗器械所处的环境条件，包括光照、温/湿度、通风等，如果上述任意一项条件与相关标准不符，则应立即调整。同时加强对医疗器械的养护以及维修，日常使用之后应对器械进行维护，并且定期进行预防性维修，应对医疗器械的光学系统、使用情况以及电源系统进行维护，进行相应风险评估，并且根据评估结果对医疗器械进行针对性的养护与维修，同时对维修记录进行统计，为日后使用提供有效的参考依据。有条件的医院可设立专门的维修小组，由 3～5 人组成，挑选学历高、能力强的人员作为组长，组织其他维修人员定期对医疗器械进行维护、保养，

---

① 高群，刘诚，刘红光 . 医院医疗器械管理中存在的问题及对策探析 . 临床医药文献电子杂志，2020（47）：185－186.

并做好相关的记录。条件不允许的医院，在不影响医护人员本职工作的情况下，组织各科室相关使用医疗器械的人员予以学习并让其主动承担医疗器械的管理维修等工作。医院还应建立医疗器械维修管理档案制度，在医疗器械维修管理中对任何一个医疗器械的维修均需要详细记录维修时间、维修人员、维修部位、使用维修器材等，此外，也需对维修的主要原因、维修方法等进行记录，便于日后查阅。

（三）按规定使用医疗器械，遵守说明书和标签注明的使用要求

医院在使用医疗器械前，应当按照相关规定及产品说明书的有关要求对医疗器械进行检查。由于不同种类的医疗器械有不同的使用要求，医院还应按照不同医疗器械的特性进行使用。对于无菌医疗器械，在使用前，应当检查直接接触医疗器械的包装及其有效期限，包装破损、标识不清、超过有效期限或者可能影响使用安全的，不得使用；对于植入和介入类医疗器械应当建立使用记录，将植入性医疗器械使用记录永久保存，将相关资料纳入信息化管理系统，确保信息可追溯；对使用期限长的大型医疗器械，应当逐台建立使用档案，记录使用、维护等情况，记录保存期限不得少于医疗器械规定的使用期限届满后5年或者使用终止后5年；对于一次性使用的医疗器械，医院不得重复使用，并且对使用过的，应当按照国家有关规定销毁并记录。

（四）建立健全医疗器械管理制度

医院应根据各项法律法规建立健全医疗器械管理制度，包括采购验收体系、保管体系、维护体系和使用管理体系等，让医疗器械采购验收、保存、使用、维修和档案保管等都可以根据管理体系得到规范化执行，以保证医疗器械保管的有序开展，为医院的医疗项目提供一定保障。对任何一个医疗器械的维修均需要记录维修时间、维修人员、维修部位、使用维修器材、维修的主要原因、维修方法等，便于日后查阅；重视档案填写，维修人员在填写维修档案时应按照要求进行填写，包括医疗器械的全称、器械编号、型号等。同时，医院还应围绕医疗设备质量管理，结合工程学、医学、财务以及管理学等方面的研究，制定科学、规范的医疗器械质量控制体系，满足患者多元化的需求；成立医学装备管理委员会，依托设备管理、招标采购、资产管理、财务审计及临床使用等部门，对医院的医疗器械进行全面系统的管理，提升医院对医疗器械全方位的风险防范能力和管理能力。

（董来东　杨　超　张静静）

第九节　临床用血合规管理

一、导　言

临床输血是指将人类本身所拥有的血液成分输入患者体内，以达到治疗目的。随着现代科学的发展，临床用血已不局限输入血液成分。现代广义的输血概念为应用血液及其制剂、血液制品和代用品、干细胞、血液细胞因子及其重组生物工程产品，以去除和置换等技术，恢复和调控患者血液及其成分的数量、质量和功能的临床医疗措施。

随着我国科技和经济水平不断提升，越来越多的先进诊疗技术陆续被应用于临床实践，极大地推动了医学进步，同时社会老龄化加剧，人民的医疗需求与日俱增，特别是创伤救治，急症手术，孕产妇、各种恶性肿瘤患者等的诊疗救治，导致临床用血大幅增加。确保用血安全成为临床用血的先决条件，也是临床用血的根本原则。为此，国家出台了《献血法》《医疗机构临床用血管理办法》《传染病防治法》《医师法》等法律法规，对规范、科学、合理地临床用血，确保用血安全，实现诊疗目的作出了明确要求。

医疗机构在实施临床输血治疗过程中，要全程按照卫生健康主管部门的监管要求，遵循国家有关法律规范、行业规定及规章制度。本节旨在从各个角度全方位分析目前医疗机构临床用血的风险点，为后续医疗机构在实际诊疗过程中确保临床用血合规和规范提供指导。

二、合规风险提示

近年来屡有临床用血不合规事件发生，涉及血液来源、用血前后检测、用血医疗文书书写及输血不良反应等各个方面，这提示我们当前我国临床用血依然存在诸多风险点。

（一）用血来源方面的风险

1. 使用非指定血站提供的血液

医院违反《医疗机构临床用血管理办法》的规定，使用非来源于正规血站的血制品。值得注意的是，虽然《医疗机构临床用血管理办法》规定在病人病情紧急的情况下，医疗机构可以自行采血抢救病人，但必须注意采血流程、操作的规范性，相关检测报告、医疗文书及医患双方签字的完整性及长期保存的必要性。

2. 违规使用科研用血

医院申领科研用血，必须应用于科研、新技术开发等，不得用于临床输注。如违反相关规定，可能被取消用血资质，将直接影响医疗服务的开展。

（二）临床用血不规范方面的风险

1. 未按规定对临床用血进行记录和保存

医疗机构用血时未进行输血相关的血液学指标检测，或未按规定保存好相关检测检查结果和记录。

案例： 患者张某在云南某县医院进行分娩期间，在该医院曾进行自体输血救治。2018年张某被发现罹患丙型肝炎，在排除其他感染途径后，以输血引起肝炎为由将该县医院告上法庭。由于该医院未按法定期限保存相关资料，因而无法提供血源、采供血和检测的原始记录，因此法院判定该医院对患者进行相应赔偿。[①]

2. 未按规定进行输血前检测及核对血型

案例： 2019年黑龙江省某企业医院在对患者袁某（血型 A 型）进行治疗过程中输血800 毫升（来自四名献血者），其中献血者匡某的血型为 AB 型，而该医院在进行输血相关的免疫血液学检测时，未复检献血者血型，导致对患者袁某输的是非 A 型的血液。法院认定该医院诊疗过程中存在过错，违反了《医疗机构临床用血管理办法》的相关规定；并予以处罚。[②]

3. 未按规定保存和处理血液、血制品

血液保存与输血科及血库设置相关，《医疗机构临床用血管理办法》对输血科及血库的设置有指导性要求，同时各地也出台了地方标准。这些地方标准明确了输血科储血室的面积、设备、工作流程、输血信息化系统等硬性指标，由各地输血质控中心审核医疗机构是否具备用血资质时进行检查。

《医疗机构临床用血管理办法》规定了废弃血制品（过期血、废血）的处置操作流程和规范。同时，国家近些年大力提倡完善输血信息化系统，确保对废弃血制品进行有效管理。

---

① https：//wenshu. court. gov. cn/website/wenshu/181107ANFZ0BXSK4/index. html？docId=a66585a7b3ac4386 b50aaaaf00131588.

② https：//wenshu. court. gov. cn/website/wenshu/181107ANFZ0BXSK4/index. html？docId=1e6d0a92a66b430 8a86aab0400b9e89f.

4. 私自违法进行血液交易

违反无偿献血的血液必须用于临床，不得私自随意买卖的规定。医疗机构内如出现违法血液交易情况，卫生健康主管部门将对涉事医疗机构严格核查和处罚，这将极大影响医疗机构的社会信誉与正常诊疗秩序。

案例：2016 年某医院医生刘某利用血液紧张的形势，为院外人员提供医院患者信息、患者家属信息、患者上报信息、到血信息及空白互助献血单等帮助，从而非法获利。法院认定刘某的行为已触犯《刑法》，构成非法组织卖血罪。[1]

（三）临床诊疗违规方面的风险

1. 不符合资质的医生开展临床用血

案例：2020 年 4 月杭州市某医院儿科被诉在 2001 年救治患者孙某时，三名医务人员资质不足，且在病历资料中无输血知情同意书，在输血医嘱记录中无医务人员签字。[2]

2. 用血前未按要求进行相关传染病和血型血清学检测

案例：2015 年患者高某因患血友病在某医院长期输血，而多次输血前，医院均未进行必要的传染病血液检验，后来该患者被检测出感染丙肝。法院认定该医院对患者在输血前后检测中，未能进行丙肝病毒检测，对患者感染丙肝负有责任，应当对患者进行赔偿。

3. 未规范完成用血审核、输血前检测及核对，导致发生输血错误事件

案例：2016 年患者袁某因功能性子宫出血到海南某县医院门诊就诊，被诊断为"宫血"，门诊检查血型为"O"型。7 月 6 日入院值班医生孙某作出给其输血口头医嘱，对患者采集交叉配血标本。护士吴某未核检患者标本信息就将标本送到检验科。检验员谭某未核对患者与试管信息，错配验血型为"B"型。谭某因验血结果与门诊检验结果"O"型不符，请示检验科主任文某，文某未交代再次采血复查。当天下午病房护士钟某执行输血医嘱，病人在输血后出现不良反应，医护人员立即采取了对症治疗措施控制输血反应。7 月 7 日，复查血型，发现袁女士为"O"型血。[3]

此外，在日常医疗工作中，还可能出现非法采集血液、非法组织他人出卖血液，医疗

---

① https：//wenshu. court. gov. cn/website/wenshu/181107ANFZ0BXSK4/index. html？docId=507d9334ed65432183b7ae54017ca96b.

② https：//wenshu. court. gov. cn/website/wenshu/181107ANFZ0BXSK4/index. html？docId=f0d20f3f73b84221be4eabbc00d34c00.

③ https：//wenshu. court. gov. cn/website/wenshu/181107ANFZ0BXSK4/index. html？docId=50b3dcdcdeeb458abda4eee8ad559ea2.

机构的医务人员违反《献血法》的规定将不符合国家规定标准的血液用于患者，医疗机构在对患者进行输血治疗时违反输血相关规范等行为，导致患者生命健康受到损害。此时医疗机构、临床医师、输血专业人员等都会被追究相应责任。

三、合规依据

（1）《献血法》（1997 年）；

（2）《临床输血技术规范》（2000 年）；

（3）《消毒管理办法》（2017 年修订）；

（4）《医疗事故处理条例》（2002 年）；

（5）《血站质量管理规范》（2006 年）；

（6）《血站实验室质量管理规范》（2006 年）；

（7）《血站管理办法》（2017 年修正）；

（8）《献血者健康检查要求》（2008 年修订）；

（9）《全血及成分血质量要求》（GB 18469—2012）；

（10）《血液储存要求》（国卫通〔2017〕26 号）；

（11）《血液运输标准》（WS 400—2023）；

（12）《医疗机构临床用血管理办法》（2019 年修订）；

（13）《传染病防治法》（2013 年修正）；

（14）《涉及人的生物医学研究伦理审查办法》（2016 年）；

（15）《全血及成分血质量监测指南》（WS/T 550—2017）；

（16）《全血和成分血使用》（WS/T 623—2018）；

（17）《输血反应分类》（WS/T 624—2018）；

（18）《病原微生物实验室生物安全管理条例》（2018 年修正）；

（19）《医疗纠纷预防和处理条例》（2018 年）；

（20）《血站技术操作规程》（国卫医函〔2019〕98 号）；

（21）《艾滋病防治条例》（2019 年修正）；

（22）《人类遗传资源管理条例》（2019 年）；

（23）《刑法》（2020 年修正）；

（24）《民法典》（2020 年）；

（25）《医疗废物管理条例》（2011 年修订）。

四、合规指引

（一）医疗机构需采用符合国家规定标准的血液用于临床

根据《献血法》第 12 条的规定，临床用血的采集、包装、储存、运输，必须符合国家规定的卫生标准和要求。根据第 10 条的规定，血站在向公民采集血液时，必须严格遵守有关操作规程和制度，对采集的血液进行必要的检测，保证血液质量。根据《医疗机构临床用血管理办法》第 17、18 条，医疗机构在接收和使用血液时必须对临床用血进行核查，建立储血设施并对储藏温度进行实时监测，确保血液存储环境符合卫生标准和要求。

（二）医疗机构应建立完善的临床用血管理制度和工作规范

根据《医疗机构临床用血管理办法》第 8、9 条，医疗机构应加强临床用血管理，建立临床用血管理委员会并完善临床用血管理制度和工作规范、临床用血医学文书管理制度、临床用血不良事件监测制度，并适时开展临床合理用血评价，确保临床输血过程符合临床输血技术规范，临床用血信息客观真实、完整、可追溯，病患出现输血不良反应后可以及时得到救治。

（1）医师对拟输血治疗或术前备血的患者，要进行输血前评估，严格掌握输血适应证，充分告知病人或其授权人输血存在风险，签署"输血治疗知情同意书"。

（2）输血前留取标本进行相关传染病检测，上级医师要对"输血申请单"严格审核。

（3）医院输血科做好血液入库核对工作，有关资料保存 10 年。核对验收内容包括运输条件、物理外观、血袋封闭及包装是否合格，血袋标签是否清晰，标识项目是否齐全。

（4）输血前必须对患者进行输血相关血型血清学检测。

（5）血液出库时，发血人和取血人必须当面核对发血记录单与所发血液成分的相关内容是否一致。内容包括患者的姓名、性别、住院号、床号、血型，血液有效期及配血试验结果等。

（6）输血信息化系统可以最大限度地避免输血差错的出现，同时可以实时监控院内流转，并记录各个时间节点的操作人和血液状态，因此现已成为评价医疗机构是否具有用血资质的一个重要条件。

（三）建立和完善临床用血不良事件监测报告制度

临床用血不良事件，包括输血严重危害事件，输血相关医嘱、备血、传输、检验、配血、发血、输血不当等引起的，在血液或血液成分输注前、输注期间、输注后出现的可能与临床用血相关的非预期、非有意的医疗不良事件。医疗机构应当执行国家有关法律法规和规范，在临床发现输血不良反应后，应当积极救治患者，并做好观察、记录和上报工作。

（四）建立和完善医务人员临床规范用血培训机制与体系

根据《医疗机构临床用血管理办法》第 29 条，医疗机构应建立临床规范用血培训体系，根据不同群体开展分层分类培训考核机制，增强医务人员临床用血合规意识，提升医疗机构临床用血工作的科学化、规范化、标准化水平，确保患者用血安全。

（五）积极建立临床用血费用直接减免流程

根据国家卫生健康委相关文件的要求，自 2019 年起全国各地医疗机构相继开展了临床用血费用直免工作。此项工作需医疗机构内输血科、财务和医政部门根据各地政策细则规定与各地血站进行对接，在患者出院时结账时，根据患者本人或直系亲属献血情况直接减免出院账单中的用血费用部分。此项工作为国家卫生健康委为方便患者就医、宣传献血工作所重点推进的工作。

（王　川　李　强　杨　凡　陈　琳）

第十节　母婴保健与生育技术服务合规管理

一、导　言

妇女儿童健康水平是反映国家全民健康水平、生活质量和文明程度的核心指标，突出解决好妇女儿童等重点人群的健康问题也是《"健康中国 2030"规划纲要》的重要目标。统计数据显示，2021 年我国孕产妇死亡率、婴儿死亡率已分别下降至 16.1/10 万、5.0‰，均降至历史最低水平。随着我国经济实力不断增强，医疗水平不断提高，母婴保护相关法律不断出台和完善，妇幼健康服务体系不断健全。

为了保障母亲和婴儿健康，提高出生人口素质，我国相继出台了几部法律。1994 年10 月 27 日通过了《母婴保健法》，该法对婚前保健、孕产期保健、技术鉴定、行政管理、法律责任等方面分别进行了法律规定，为我国母婴保健事业发展提供了法律支持。为了更好地实施《母婴保健法》，我国还制定了《母婴保健法实施办法》，该办法第 6 条规定，各级人民政府应当将母婴保健工作纳入本级国民经济和社会发展计划，为母婴保健事业的发展提供必要的经济、技术和物质条件，县级以上地方人民政府根据本地区的实际情况和需要，可以设立母婴保健事业发展专项资金。可见我国对母婴保健事业的大力支持。该办法列出的条目也具有极强的可操作性，如第 14 条规定婚前医学检查证明应当列出是否发现特定的几类疾病，还需要向当事人说明情况；第 18 条规定医疗保健机构应当对高危孕妇进行重点监护、随访和医疗保健服务；第 20 条规定了在哪些情形下医师应当对孕妇进行产前诊断；第 23 条规定严禁采用技术手段对胎儿进行性别鉴定，对怀疑胎儿可能为伴性遗传病，需要鉴定的，由一定级别的卫生健康主管部门指定医疗保健部门进行鉴定；第 35 条规定从事遗传病诊断、产前诊断的医疗、保健机构和人员，须经省、自治区、直辖市人民政府卫生健康主管部门许可。

随着不孕症患者的增多和助孕技术的兴起，在我国自 2001 年颁布《人类辅助生殖技术管理办法》和《人类精子库管理办法》以来，又先后发布了《人类辅助生殖技术规范》、《人类精子库基本标准和技术规范》及《人类辅助生殖技术和人类精子库伦理原则》，规范了辅助生殖领域方面的问题。2019 年 12 月 28 日通过的《基本医疗卫生与健康促进法》第 24 条也规定：国家发展妇幼保健事业，建立健全妇幼健康服务体系，为妇女、儿童提供保健及常见病防治服务，保障妇女、儿童健康。

近些年来，经历生育政策调整后，我国高龄生育有所增加。在持续提升妇女儿童健康水平的同时，我国着力构建中国特色妇幼健康服务体系，构建全周期、全方位、有温度的妇女儿童医疗和保健服务。促进母婴保健和生育技术健康合规地发展，是很重要的问题。

二、合规风险提示

母婴保健和生育技术服务涵盖内容广，覆盖从婚前检查、避孕节育服务、孕前检查到孕期、产后及新生儿各个阶段，在任一阶段服务处理不当，都可能对母婴健康造成影响甚至身心伤害。医疗保健机构在执业过程中，应当避免出现如下违规风险。

（一）未取得母婴服务的相应资质而进行执业活动

1. 医疗保健机构从事母婴服务应取得相应资质

《母婴保健法》第 32 条第 1 款规定：医疗保健机构依照本法规定开展婚前医学检查、

遗传病诊断、产前诊断以及施行结扎手术和终止妊娠手术的，必须符合国务院卫生健康主管部门规定的条件和技术标准，并经县级以上地方人民政府卫生健康主管部门许可。

《母婴保健法实施办法》第35条第1款规定：从事遗传病诊断、产前诊断的医疗、保健机构和人员，须经省、自治区、直辖市人民政府卫生健康主管部门许可。

案例： 济南政府网公布济南某医院有限公司未取得产前筛查资质，违反了《产前诊断技术管理办法》第11条、《母婴保健法实施办法》第35条第1款，擅自开展孕妇外周血胎儿游离DNA产前筛查采血服务。依据《产前诊断技术管理办法》第30条、《母婴保健法实施办法》第40条、《山东省产前诊断技术管理办法实施细则》第46条的规定，济南市卫生健康委员会对其进行警告、罚款、没收违法所得的处罚。

2. 医务人员从事母婴服务应取得相应资质

母婴诊疗医务人员除了应具备"医师执业证书"外，还需要满足具体的专业要求，具体为：医疗机构进行执业活动均需要经政府卫生健康主管部门许可，《母婴保健法》规定，从事助产技术服务和计划生育技术服务均需取得"母婴保健技术考核合格证书"。《产前诊断技术管理办法》第8条规定，从事产前诊断的卫生专业技术人员应符合以下所有条件：（1）从事临床工作的，应取得执业医师资格；（2）从事医技和辅助工作的，应取得相应卫生专业技术职称；（3）符合"从事产前诊断卫生专业技术人员的基本条件"；（4）经省级卫生健康主管部门批准，取得从事产前诊断的"母婴保健技术考核合格证书"或者"医师执业证书"中加注母婴保健技术（产前诊断类）考核合格的。第11条规定：申请开展产前诊断技术的医疗保健机构，由所属省、自治区、直辖市人民政府卫生健康主管部门审查批准。在实际诊疗中，有些医疗机构的医务人员在未取得资质的情况下开展执业活动，此属于不合规行为。

案例： 重庆市某妇产医院未取得产前诊断资质，在孕妇游某的产前检查中筛查出可疑情况后，未建议产妇到产前诊断机构进一步检查确诊，直接做出"胎儿畸形（唇腭裂）"的诊断。执法机构经调查，发现：擅自开展产前诊断并非出于医疗机构或医师的主观故意，而是因为医师在履行岗位职责时不懂相关规定。医疗机构在日常培训、管理和质控过程中均存在疏漏。故当地卫生健康委员会对其依法做出警告、没收违法所得3 904.64元、并处罚款5 500元的行政处罚。

分析： 该医院的行为违反了《母婴保健法》第35条［未取得国家颁发的有关合格证书的，有下列行为之一，县级以上地方人民政府卫生健康主管部门应当予以制止，并可以根据情节给予警告或者处以罚款：（1）从事婚前医学检查、遗传病诊断、产前诊断或者医学技术鉴定的；（2）施行终止妊娠手术的；（3）出具本法规定的有关医学证明的。上款第三项出具的有关医学证明无效。]

（二）对急危重症孕产妇处理不及时

对急危重症孕产妇的救治往往面临较重的责任。有的时候个别医院存在推诿的情况，在医院管理中应予重视。

案例：20××年某产妇在医院生产过程中，在产前、产时的 6 个多小时里疼痛难忍且一直都在流血，然而在这 6 个小时中，医院一直没有仔细检查，没有发现产妇宫缩过强、子宫先兆破裂和子宫破裂的症状，以致子宫发生不完全破裂。医院对该产妇产后出血的原因观察不细，以致诊断错误，未能及时输血、手术，失去抢救时机，最终导致了产妇死亡。经医学会鉴定，医疗过失和产妇的死亡后果有直接因果关系，构成一级甲等医疗事故，医院及当事医务人员负完全责任。

分析：孕产妇病情发生变化，医院应及时予以认真细致的观察，仔细分析病情变化的原因，并予以相应的医疗处置。

（三）终止妊娠的违规处理

1. 非医学必要的性别检查

2016 年公布并实施的《禁止非医学需要的胎儿性别鉴定和选择性别人工终止妊娠的规定》明确规定禁止任何单位或者个人实施非医学需要的胎儿性别鉴定和选择性别人工终止妊娠，并为相关的行政处罚提供了依据。

案例：某卫生监督所接到上级转来 H 省 H 县卫生健康主管部门关于协助调查"两非"案件有关情况的函件，函件主要记载了 H 省 H 县两夫妇将采集血寄到××区××路××东二坊×号，由中介人王某中转到××国际医务所进行胎儿性别鉴定的相关信息。经查实后，发现某健康管理有限公司为顾客进行非医学需要的胚胎、胎儿性别鉴定，后卫生健康主管部门对该公司予以没收违法所得 4.2 万元、并处罚款 2.5 万元的行政处罚。

2. 对未成年人的流产处理

《民法典》第 17 条、第 18 条规定：不满 18 周岁的自然人为未成年人。成年人为完全民事行为能力人，可以独立实施民事法律行为。16 周岁以上的未成年人，以自己的劳动收入为主要生活来源的，视为完全民事行为能力人。因此，如果是未成年人到医疗机构要求流产，则应由其至少一位监护人陪同，并为其签字方可进行流产处理。

案例：某市卫生健康主管部门监督员接到对该市某医院的投诉举报，监督员随即进行核查，通过现场对投诉人王某和患者王小某进行询问，并调取其他证据资料，确认该医院存在以下违法事实：为患者王小某进行人工流产手术，门诊手术病历、"人工流产负压吸引/钳刮术知情同意书"、"××医院操作下镇静/静脉麻醉知情同意书"、"××医院自费治疗项目知情同意书"中患者签字处为王小某，患者王小某居民身份证上出生日期为2005年9月8日，居民身份证号为×××××20050908××××，身份为高中学生，年龄不满18周岁，为未成年人。卫生健康主管部门对该医院处以警告、罚款50 000元的行政处罚。

分析：根据我国《民法典》第1219条，医务人员在诊疗活动中应当向患者说明病情和医疗措施。需要实施手术、特殊检查、特殊治疗的，医务人员应当及时向患者具体说明医疗风险、替代医疗方案等情况，并取得其明确同意；不能或者不宜向患者说明的，应当向患者的近亲属说明，并取得其明确同意。《医疗纠纷预防和处理条例》第13条第1款规定：医务人员在诊疗活动中应当向患者说明病情和医疗措施。需要实施手术，或者开展临床试验等存在一定危险性、可能产生不良后果的特殊检查、特殊治疗的，医务人员应当及时向患者说明医疗风险、替代医疗方案等情况，并取得其书面同意；在患者处于昏迷等无法自主作出决定的状态或者病情不宜向患者说明等情形下，应当向患者的近亲属说明，并取得其书面同意。第47条第2项规定："医疗机构及其医务人员有下列情形之一的，由县级以上人民政府卫生主管部门责令改正，给予警告，并处1万元以上5万元以下罚款；情节严重的，对直接负责的主管人员和其他直接责任人员给予或者责令给予降低岗位等级或者撤职的处分，对有关医务人员可以责令暂停1个月以上6个月以下执业活动；构成犯罪的，依法追究刑事责任：……（二）未按规定告知患者病情、医疗措施、医疗风险、替代医疗方案等……"设定告知义务的目的是实现患者的知情同意权，但是未成年患者尚不具备完全民事行为能力，依其认知能力尚不足以判断及理解自己行为的性质和后果。为了更好地保护未成年人，医疗机构应切实履行说明义务，向其法定监护人告知病情及风险后，方可进行流产等操作。

3. 未依规告知患者病情、医疗措施、医疗风险、替代医疗方案等

实践中，存在医疗保健机构对患者或服务对象就病情告知不充分、解释不详细或对相关法律不熟悉，导致误解，引发医疗纠纷。

案例：A医院妇产科医生接诊了宫外孕活胎患者，告知患者及家属宫外孕活胎随时有破裂、腹腔内出血可能，严重时会危及生命，建议患者即刻住院进行手术治疗。患者及家属拒绝住院，要求就诊于B医院，并签字表示后果自负，但在路上发生了胎囊破裂、大出

血，到达另一家医院后因路上耽误时间长，导致抢救失败，孕妇死亡。患者家属起诉 A 医院，认为病情告知不充分使其未认识到事情的严重性而导致患者死亡。

分析：《医师法》第 25 条规定：医师在诊疗活动中应当向患者说明病情、医疗措施和其他需要告知的事项。需要实施手术、特殊检查、特殊治疗的，医师应当及时向患者具体说明医疗风险、替代医疗方案等情况，并取得其明确同意；不能或者不宜向患者说明的，应当向患者的近亲属说明，并取得其明确同意。第 27 条规定：对需要紧急救治的患者，医师应当采取紧急措施进行诊治，不得拒绝急救处置。因抢救生命垂危的患者等紧急情况，不能取得患者或者其近亲属意见的，经医疗机构负责人或者授权的负责人批准，可以立即实施相应的医疗措施。A 医院医师不能取得患者及家属对治疗方案的明确同意，可能对严重性强调不够，另外，知道病情危急时，医务人员应该及时向上级医师请示，寻求支持。

（四）知情告知不充分

1. 畸形儿告知不足

案例：某孕妇自怀孕以来一直在某县医院进行产检，并建立了档案，孕期超声报告上"胎儿上唇连续性好，未见明显连续中断"的内容经手写涂改为"胎儿颜面不清"。后孩子出生时有严重的唇腭裂，多次在当地医院进行修复整形手术。在法院审理过程中，医院称其无三维彩超，孕妇孕 24 周时曾告知其前去上级医院检查，但无相应的证据予以证明。

法院认为：在诊疗过程中，医院对胎儿可能畸形未尽到应有的谨慎和关心，存在未切实履行注意义务和告知义务的医疗过错行为。被告的行为侵犯了原告的知情权和生育选择权，畸形胎儿的出生，也在客观上增加了原告抚养、治疗的经济负担，被告应承担相应的赔偿责任。

分析：本例中医院在产检时 B 超提示胎儿"颜面部显示不清"，且该院无三维彩超的情况下，应向孕妇告知其胎儿可能存在畸形的情况，并告知其到上级医院进行检查。本例中医院存在告知不足的情况，违反了告知义务，需承担相应的赔偿责任。

2. 产前诊断告知不全面

案例：某孕妇在北京某中西医结合医院建档并产检，孕足月时剖宫产下一女。该女出生时即存在畸形，被诊为新生儿畸形（右耳无耳郭，无外耳道，无耳屏）。因该孕妇此前曾有不良孕产史，在该医院曾因胎儿畸形（唇腭裂）在医院做了中期引产，但该医院未建议孕妇到上级医院进行产前诊断。法院在审理中认为医院存在过错，考虑到外耳畸形仍不是产前超声检查要求的检出项目，超声技术对胎儿耳的观察仍存在较大困难、对耳道畸形无法清晰显示，最终判令该医院按照 15% 的责任比例承担赔偿责任，赔偿患儿父母总计 2 万余元（患儿年龄尚小，可能后续仍会发生医疗费用）。

分析：根据《产前诊断技术管理办法》第 17 条，孕妇有下列情形之一的，经治医师应当建议其进行产前诊断：（1）羊水过多或者过少；（2）胎儿发育异常或者胎儿有可疑畸形；（3）孕早期时接触过可能导致胎儿先天缺陷的物质；（4）有遗传病家族史或者曾经分娩过先天性严重缺陷婴儿；（5）年龄超过 35 周岁。本案例中孕妇有明确的不良孕产史，且在其产检病历中有明确记录，医师应该告知其至上级医院进行产前诊断。当然，即便本案例中进行产前诊断，也不一定能够发现其右耳畸形的情况，但是因为医院的疏失，患儿父母失去了一次进一步检查的机会，从而可能影响到患儿父母的知情权和生育选择权。

3. 未告知不合适怀孕

案例：原告经一系列检查后经人工辅助生殖技术成功怀孕双胎。在妊娠三个月时，原告出现头疼、呕吐、厌食等症状，经检查诊断为妊娠期高血压疾病、慢性高血压并发子痫前期（重度）、双胎妊娠、体外受精-胚胎移植术后急性肠炎。在治疗期间，原告做了人流手术、保肾、降压、血液透析、静脉内瘘术等系列手术，出院诊断为慢性肾衰竭（尿毒症期）等其他并发症症状。后原告才得知其在接受人工辅助生殖技术之前的检查已经显示肾功能存在问题，根本不适合怀孕，遂将医院起诉至法院。法院经审理认为，医院未告知患者不适合怀孕的情况存在过错，但患者孕前已存在重度肾功能不全，医院的过错行为与原告所患慢性肾功能衰竭不存在直接的因果关系，仅为加重肾功能损害的影响因素，对其疾病的发展进程起一定的促进作用，属轻微因素，最终判决医院赔偿 34 万余元。

分析：《民法典》第 1219 条第 1 款规定：医务人员在诊疗活动中应当向患者说明病情和医疗措施。需要实施手术、特殊检查、特殊治疗的，医务人员应当及时向患者具体说明医疗风险、替代医疗方案等情况，并取得其明确同意。本案例中，医务人员在为患者进行人工辅助生殖技术之前，未就患者病情对其进行说明，导致其肾脏病情恶化，应负相应的赔偿责任。

（五）对胎盘和死胎的处理不当

案例：2010 年，某省某医院发生婴儿遗体被太平间工作人员丢弃的事件。接到市民举报后，市委、市政府立即要求市卫生局、公安局等相关部门成立联合调查组，开展调查工作。省卫生厅指导该事件的调查处理工作。经查实，医院太平间工作人员与死亡婴儿的家长私自达成处置遗体的口头协议，并收取费用。当太平间冰柜储存婴儿遗体达到一定数量后，太平间工作人员雇用社会人员将婴儿遗体运送到××河附近进行处置。该事件性质恶劣，影响极坏。卫生部办公厅发布通告（卫办医政发〔2010〕60号），责令该医院对相关责任人予以免职、开除等处理，并要求医院对婴儿遗体严格按照《殡葬管理条例》的规定进行妥善处置，明确工作人员职责，落实岗位责任，加强相关岗位教育工作。

分析： 胎儿遗体、婴儿遗体应被纳入遗体管理范围，依照《殡葬管理条例》的规定，进行妥善处置。如果未加妥善处理，则可能导致社会不良事件。同时，胎盘作为胎儿的附属物，除母婴患有特定传染病等情况外，也应交由产妇处理；如果产妇请医院代为处理，则应按照医疗废弃物的管理规定，即《医疗废物管理条例》等的规定对胎盘进行处理。

（六）医疗文书书写不规范

医学是实践科学，人类对疾病的认识还存在很多未知领域。随着科学技术的发展，医学技术也不断推陈出新，使人们对医学解决问题的能力期待过高。这常常是医疗纠纷产生的原因。现代医院快速发展，但医务人员比例偏低，造成每个医务人员承担的工作过多，导致少数医务人员忽略了医疗文书的正确书写，因书写不规范而引发医疗纠纷。

案例： 某医院剖宫产一足月胎儿，产后判定为"新生儿羊水吸入性肺炎"并转入新生儿重症监护室治疗一个月，外院诊断为"脑损伤综合征"。家属发现病历书写存在不规范之处，病历出院记录中将血糖数值写错。法院判定医院负次要责任。

（七）医疗操作技术不精

助产技术和计划生育技术涉及孕产妇，风险大，手术并发症多，专业技术要求严格，需要定期培训考核。掌握不熟悉、操作不仔细，可能造成当事人身体伤残。

案例： 当事人在某医院行引产术。胎儿胎盘未及时排出，导致子宫穿孔，小肠嵌顿坏死，致患者7级和10级伤残。法院判定医院未尽到必要的注意义务和风险规避义务，操作不仔细，致使患者遭到损害，应承担50%的责任。

（八）营利性医疗机构未合规

近年来随着高龄生育增多，不孕症发生率上升，一些非正规助孕机构为获得高额利润进行非法操作。

案例： 某营利性医疗机构违规为患者进行非法代孕手术。《人类辅助生殖技术管理办法》第 3 条规定：禁止以任何形式买卖配子、合子、胚胎。医疗机构和医务人员不得实施任何形式的代孕技术。

（九）违规进行胎儿性别鉴定

案例： 某医院医师用 B 超违规进行胎儿性别鉴定，收受好处费。《母婴保健法》第 32 条规定：严禁采用技术手段对胎儿进行性别鉴定，但医学上确有需要的除外。

（十）未依规提供母婴保健服务

社区负责为孕妇建立"母子健康手册"，进行孕期高危因素初筛，并录入妇幼信息系统。此外，还于特定孕周根据高危等级对孕妇进行 4～5 次电话追访，询问不适症状、高危因素等，提出相应建议；分娩出院后社区医生还要进行 2～3 次入户访视并查体。

案例： 北京某助产机构孕产妇因"妊娠合并脑血管意外"而死亡，在市级评审中发现社区孕期追访次数少，有两次孕期追访并未直接给孕妇打电话，相关信息是通过妇幼系统搜索助产机构产检记录而录入的，存在违规行为。

案例： 北京某助产机构为某孕妇定期产检，孕妇产检过程中出现了新的严重合并症，高危等级升级，但忘记在妇幼系统登记。社区医生在孕期追访中问出了新高危情况，也未提醒孕妇让助产机构在系统上标记。助产机构没有关注到新的高危情况，孕妇病情发展迅速，导致无法挽回的孕产妇死亡后果。市级评审认为社区未尽到提醒义务。

三、合规依据

（1）《母婴保健法》（2017 年修正）。

（2）《母婴保健法实施办法》（2023 年修订）。

（3）《产前诊断技术管理办法》（2019 年修订）。

（4）《母婴保健专项技术服务许可及人员资格管理办法》（2021 年修订）。

（5）《人口与计划生育法》（2021 年修正）。

（6）《人类辅助生殖技术管理办法》（2001 年）。

（7）《人类精子库管理办法》（2001 年）。

（8）《人类辅助生殖技术规范》。

（9）《人类精子库基本标准和技术规范》（2003 年）。

（10）《人类辅助生殖技术和人类精子库伦理原则》（2003 年）。

（11）《医师法》（2021 年）。

（12）《基本医疗卫生与健康促进法》（2019 年）。

（13）《刑法》（2020 年修正）。

（14）《病历书写基本规范》（卫医政发〔2010〕11 号）。

（15）《国家基本公共卫生服务规范（第三版）》（国卫基层发〔2017〕13 号）。

四、合规指引

（一）医疗机构及医师应取得母婴保健技术服务资格开展工作

《母婴保健专项技术服务许可及人员资格管理办法》第 2 条规定，凡开展《母婴保健法》及其实施办法规定的技术服务的医疗保健机构，必须取得"母婴保健技术服务执业许可证"。第 3 条规定：施行助产技术、结扎手术、终止妊娠手术的机构和人员的审批，由县级卫生健康主管部门负责；开展婚前医学检查的机构和人员的审批，由设区的市级卫生健康主管部门负责；开展遗传病诊断、产前诊断的机构和人员的审批，由省级卫生健康主管部门负责。第 4 条规定，申请开展婚前医学检查、遗传病诊断、产前诊断以及施行助产技术、结扎手术、终止妊娠手术的医疗保健机构，必须同时具备下列条件：（1）符合当地医疗保健机构设置规划；（2）取得"医疗机构执业许可证"；（3）符合母婴保健专项技术服务基本标准；（4）法律、法规、规章规定的其他条件。第 5 条规定，申请婚前医学检查、遗传病诊断、产前诊断以及施行助产技术、结扎手术、终止妊娠手术许可的医疗保健机构，必须向审批机关提交"母婴保健技术服务执业许可申请登记书"并交验下列材料：（1）"医疗机构执业许可证"及其副本；（2）有关医师的"母婴保健技术考核合格证书"或者加注母婴保健技术考核合格及技术类别的"医师执业证书"；（3）可行性报告；（4）与拟开展母婴保健专项技术相应的技术、设备条件及人员配备情况；（5）开展母婴保健专项技术的规章制度；（6）法律、法规、规章规定的其他材料。第 7 条规定："母婴保健技术服务执业许可证"每 3 年校验 1 次。第 10 条规定，凡从事《母婴保健法》及其实施办法规定的技术服务的人员，必须考核合格，取得"母婴保健技术考核合格证书"或者在"医师执业证书"上加注母婴保健技术考核合格及技术类别。

"母婴保健技术考核合格证书"有效期为 3 年，到期需要经过考核换证。医疗机构医务行政人员需要对本机构相关工作人员的合格证定期查看，提前通知换证人员准备参加考核，避免无证行医。

(二) 加强孕产妇急危重症处理

对急危重症孕产妇的抢救，应制订抢救应急预案，责任到人、行为到物。成立急危重症孕产妇抢救协调小组，另设孕产妇抢救专家小组，以备随时的应急需要。对符合急危重症抢救条件的孕产妇，应由责任人及时响应并上报。如果病情需要，则随时协调本院或上级医院予以相应救治工作。

(三) 遵守终止妊娠处理规范

终止妊娠应该严格按照《母婴保健法》、《母婴保健法实施办法》、《人口与计划生育法》、《母婴保健专项技术服务许可及人员资格管理办法》、《禁止非医学需要的胎儿性别鉴定和选择性别人工终止妊娠的规定》等法律、法规、规章进行处理。《母婴保健法》第33条规定从事本法规定的婚前医学检查、施行结扎手术和终止妊娠手术的人员，必须经过县级以上地方人民政府卫生健康主管部门的考核，并取得相应的合格证书。《母婴保健法实施办法》第35条第2款规定：从事助产技术服务、结扎手术和终止妊娠手术的医疗、保健机构和人员，须经县级人民政府卫生健康主管部门许可，并取得相应的合格证书。根据《国家卫生计生委关于加强计划生育基层基础工作的指导意见》，我国"严格禁止非医学需要的大月份引产"，大月份引产仅能因医学需要而保护母亲（如有严重妊高征）或保护婴儿（产前被诊断确定为严重畸形、有遗传病等）行终止妊娠手术。不能因性别选择等原因为患者行大月份致死性引产。

(四) 充分履行知情告知义务

根据《民法典》第1219条第1款之规定，医务人员在诊疗活动中应当向患者说明病情和医疗措施。需要实施手术、特殊检查、特殊治疗的，医务人员应当及时向患者具体说明医疗风险、替代医疗方案等情况，并取得其明确同意。不能或者不宜向患者说明的，应当向患者近亲属说明，并取得其明确同意。医务人员未尽到前述义务，造成患者损害的，医疗机构应当承担赔偿责任。医疗机构除在特殊检查、特殊治疗之前需告知患者风险之外，如果患者患有特殊疾病不适宜妊娠，也需要在患者孕前检查后或者在其孕早期予以告知，使得其有机会选择是否怀孕或者孕早期及孕中期是否流产，以减少不利于母亲生命健康或者影响父母生育选择权的情况。对于胎儿可能存在畸形的情况应予及时告知，对于非产前诊断单位进行产检而产妇需进行产前诊断的情况也应予以充分告知，以避免影响父母的生育选择权。

（五）严格遵守胎盘和死胎的处理规范

根据《卫生部关于产妇分娩后胎盘处理问题的批复》（卫政法发〔2005〕123号）以及《卫生部办公厅关于山东省济宁医学院附属医院丢弃婴儿遗体事件的通报》（卫办医政发〔2010〕60号）等文件，将有关胎盘及死胎处理的相关问题总结如下。

1. 产妇分娩后胎盘的处理

（1）单位和个人不得买卖胎盘。

（2）产妇分娩后胎盘应当归产妇所有。

（3）产妇放弃或者捐献胎盘的，可以由医疗机构进行处置。

（4）胎盘可能造成传染病传播的，医疗机构应当及时告知产妇，按照《传染病防治法》《医疗废物管理条例》的有关规定进行消毒处理，并按照医疗废物进行处置。

2. 胎儿遗体、婴儿遗体的处理

（1）胎儿遗体、婴儿遗体纳入遗体管理，依照《殡葬管理条例》的规定，进行妥善处置。严禁将胎儿遗体、婴儿遗体按医疗废物实施处置。

（2）根据《尸体出入境和尸体处理的管理规定》，严禁机构及其工作人员从事患者尸体买卖和各种营利性活动。

（3）因临床、医学教学和科研需要，医疗机构、医学院校、医学科研机构以及法医鉴定科研机构等，需办理相关手续。

（4）胎儿遗体、婴儿遗体应由家属处理。如家属处理困难，则可委托机构或殡葬部门处理，费用由家属承担。

（六）其他

1. 制定完善的知情告知制度和参考模板

孕前应告知孕妇健康的生活方式、孕前检查项目、至少补充3个月叶酸预防胎儿神经管畸形，双方家族有遗传病或生育过智力低下孩子或女方有复发性流产史、女性年龄超过35岁的，需要进行产前诊断，要到国家批准的产前诊断机构就诊。

孕中需要告知定期按医嘱进行产前检查，注意营养均衡、适当运动，每日监测血压等。早孕期要告知警惕宫外孕风险，通过辅助生育技术怀孕的孕妇发生宫外孕的概率高。告知早孕期如有阴道出血、腹痛、晕厥等，均要及时就诊助产机构，以排除宫外孕风险；

早孕期还要告知警惕妊娠剧吐，如发生则应及时就诊，必要时住院补液治疗；中孕期告知避免错过重要的检查如唐氏儿筛查或羊水穿刺、胎儿大排畸超声检查、糖尿病检查、生化检查等，如出现腹痛、阴道出血、肚子频繁发紧、胎动异常、阴道流液等则均要及时就诊；晚孕期告知关注体重增长是否在合理范围，有无下肢水肿，有无阴道出血、流液，有无腹痛、腹紧，有无头痛、头晕、视物模糊，有无心慌气短、不能平卧，有无血压等于或大于 140/90mmHg 等，如有则应及时就诊。

产后应告知及早下床活动，避免血栓风险，注意阴道出血量的多少、孕期合并症的恢复情况，及早开奶、频繁哺乳，增加乳汁分泌，促进母乳喂养的实现。

新生儿筛查中应告知筛查内容、筛查时间以及筛查技术的局限性，如有可疑，则及时建议家长在上级医疗机构明确诊断。新生儿查体要注意动作轻柔、避免损伤。

告知模板应注意内容尽量全面、告知每项检查的内容、具体操作方法、可能出现的风险以及医学的局限性，双方签字确认。

2. 制定完善的病历检查制度

明确病历质量管理各环节的职责，建立病历质量奖惩制度。

（1）病房主治医师及住院病历质控员。质控员每月抽查病历并评分；主治医师指导及检查住院医师病历的书写；督促做好返修工作；督促各级医师及时在病历首页签名，核对首页项目及病历内容是否完整和准确，确认无误后保证病历及时归档。

（2）门诊病历质控员。按照门诊病历书写格式及内容要求，指导及检查门诊病历的书写；每月通过门诊电子病历质控管理平台完成一定量的本科室门诊电子病历书写检查，将质控结果上报门诊部。

（3）科主任。科主任及时检查出院患者的病历并签字，提出修改意见；结合查房每周检查主治医师的病案管理工作；指定质控员协助病房主治医师的病案管理工作；制定完成病历全部环节的签字和修改的期限。

（4）病案科。按照具体标准督促各科室进行病案归档。对各科病房出院病历超期不归档者进行汇总；检查各科病历首页填写情况；督促各科完成病历签字；向医务处反馈各科病历书写和修改方面存在的问题；复核、审核归档病历的完整性，对已归档病案的借阅和召回修改进行管理。

（5）医务处。定期对全院终末病案、病房的运行病历、病案科上报的病案归档、首页填写和首页签字情况进行抽查。对检查结果进行整理分析；定期将病案各个环节的检查情况汇总，并向全院公示；每年为新入院的实习医师、进修医师、住院医师及主治医师等讲课培训；对科室自查资料、医务处检查资料、病案科及相关处室反馈资料进行综合处理，采取行政手段予以奖惩，奖惩情况向全院公示。具体措施包括：1）组成各科室病案管理小组，住院医师按照《病历书写基本规范》书写病历，上级医师审查后修正；科室质控医师对病历进行查漏补缺，发现问题及时更正；科室主任审核病历；2）病案室工作人员回收病案后再次查对；3）医务科运用电子病历系统抽查病历的运行情况，及时向临床科室反馈检查情况并督促整改。

3. 制定定期培训制度

对诊疗活动中的常用技术，包括操作方法、适用条件、实际操作过程中的团队配合、注意事项等进行全员定期培训；对新入职或新转岗人员进行岗位培训。母婴保健服务技术包括成人/新生儿心肺复苏、助产技术、计划生育技术、产后访视技术、新生儿访视技术、先心病筛查技术、髋关节发育异常筛查技术、听力筛查、智力筛查技术等，保证各项操作技术熟练准确。医疗机构或上级机构制定定期培训考核制度，定期组织培训和考核，让合格人员上岗，以最大限度降低医疗事故发生。

4. 定期开展医德医风教育

医德医风与行风建设是医院发展的基石，是构建和谐医患关系的实际需要，是纠正行业不正之气的重要措施。一是注重发挥党委的领导作用，进一步加强党委对医院医德医风和行风教育的指导与统筹，发挥党员的先锋模范作用，注重发挥基层党支部的战斗堡垒作用。二是实施多部门联动机制，驱动医德医风与行风建设。通过在信息平台上共享信息和建立工作上报制度，实现上情和下情的垂直互通以及各部门间的横向互通。三是致力于多方位促进，从组织机制上推动医德医风与行风建设。

5. 建立多部门联合监管机制

《关于印发开展打击代孕专项行动工作方案的通知》（国卫办监督发〔2015〕22 号）是国家卫生行政部门着力解决代孕突出问题而制定的方案，发布于 2015 年 4 月 3 日。

通知发布后，各省纷纷组织多部门打击代孕专项行动领导小组及办公室，并联合制定《开展打击代孕专项行动工作方案》。主要工作内容是对开展代孕行为的医疗机构和医护人员进行查处，对开展代孕行为的社会中介机构等进行查处，对开展代孕宣传和服务的互联网络、电视广播、报纸杂志等进行清理和查处，对人类辅助生殖技术服务的应用和医疗器械、药品的流通、销售情况进行监管。

6. 组织架构

（1）成立打击代孕专项行动领导小组，负责指导和协调全国开展打击代孕行动，审议确定行动方案，统一部署实施；对各地实施情况进行督导。

（2）成立打击代孕专项行动领导小组办公室。办公室设在国家卫生健康委监督局，各成员单位相关司局各确立1名处级干部为办公室成员。负责落实全国打击代孕专项行动领导小组的工作部署，协调组织各成员单位开展相关工作，收集各地、各部门工作情况，做好跨区域案件的移交，组织召开相关工作会议，组织实施重大案件的督查督办。

7. 流程及监管

（1）确定工作任务。

对开展代孕行为的医疗机构和医护人员、社会中介机构等进行查处，对开展代孕宣传和服务的互联网络、电视广播、报纸杂志等进行清理和查处，对人类辅助生殖技术服务的应用和医疗器械、药品的流通、销售情况进行监管。

（2）确定工作要求。

高度重视，加强组织领导；坚决打击，查处违法案件；全面排查，强化社会监管；标本兼治，健全长效机制；广泛宣传，加强舆论引导。

（3）确定时间安排。

集中整治阶段、专项督查阶段、总结巩固阶段。

（4）职责分工。

1）卫生健康主管部门负责牵头组织各成员单位协调行动，负责组织各级卫生健康主管部门对各类医疗机构开展人类辅助生殖技术服务的情况进行监管和核查。加强行业监管，促进医疗机构和医护人员行为自律。

2）宣传部门负责做好打击代孕专项行动工作宣传引导。曝光典型案例，宣传打击代孕专项行动工作的进展情况和成效。

3）综治组织充分发挥社会治安综合治理优势，形成联合打击代孕的工作合力。将打击代孕工作作为基层平安创建活动的重要内容。加强排查整治，促进打击代孕工作网格化管理全覆盖。

4）网络信息监管部门负责加强对网站的监管，要求网站禁止发布代孕服务的相关信息，清理和屏蔽网站上有关代孕服务的信息。协调会同公安部门、电信主管部门等相关部门查处发布代孕服务信息的网站。做好专项行动的网上宣传和舆论引导，形成良好的舆论氛围。

5）电信主管部门负责配合网信、卫健、市监等部门加强对有关代孕服务相关信息及广告的监管。依法查处利用互联网发布代孕服务相关信息及广告的违法违规网站。

6）公安部门负责配合卫健等部门建立联动执法机制，按照法定职责，对工作中发现的各类违法犯罪活动依法打击查处。

7）民政部门负责指导社区居民委员会，动员社区社会组织和广大居民，形成打击代孕、群防群控的局面。

8）市场监督管理部门负责依法查处非法代孕广告。会同卫生健康主管部门依法查处开展代孕、买卖卵子等业务的中介机构及非法开展人类辅助生殖技术服务的营利性医疗机构。

9）药品监管部门负责加强对医疗器械和药品的生产、流通的监管。加强对医疗器械和药品生产经营企业的监管，严禁向无资质的机构和个人销售用于开展人类辅助生殖技术的专用医疗器械和药品。

10）中医药管理部门负责对各级中医院、中西医结合医院、中医门诊等机构进行监管和排查，查处代孕行为。

各类医疗机构在诊疗过程中，如发现违规代孕组织、非法助孕机构或非法鉴定胎儿性别组织机构，及时上报公检法部门严厉查处，发现一例查处一例，规范医疗行为。

（5）遵守行业规范进行妇幼保健服务。

《国家基本公共卫生服务规范（第三版）》是基层医疗卫生机构为居民提供免费、自愿的基本公共卫生服务的参考依据，也可作为各级卫生健康主管部门开展基本公共卫生服务绩效考核的依据。市级区级妇幼保健院是管理妇幼保健服务、监督服务质量的机构，通过制定保健服务的服务规范和绩效考核办法来督促各医疗机构遵守行业技术操作规范。

各类医疗保健机构，如果能够形成各项母婴保健服务技术的合规管理制度体系，成立专门管理小组，制定相应的制度和监督体制，制定各项工作的具体规范并保证实施，就可以防控合规风险，避免触碰法律红线，保障医疗卫生机构母婴保健和生育技术合规的有效落实。

（庹　琳　胡志萍）

第十一节　医院放射诊疗合规管理

一、导　言

医院放射诊疗是指使用放射性同位素、射线装置进行医学诊断、治疗和健康检查的活动，其按照诊疗风险和技术难易程度被分为放射治疗、核医学、介入放射学和 X 射线影像诊断。医院放射诊疗是一把双刃剑，在给患者带来医学收益的同时，也有可能影响医院工作人员、患者、公众的健康和环境。因此，国家出台了《放射性污染防治法》《环境保护法》《职业病防治法》《放射线同位素与射线装置安全和防护条例》《放射诊疗管理规定》《放射工作人员职业健康管理办法》等法律法规，对医院放射防护提出了一系列要求。随着健康中国战略的实施，国家更加重视公民的生命健康权益和环境保护，医院放射诊疗安全备受社会关注。为了保护公民的生命健康和环境，医院放射诊疗合规管理就尤为重要。

二、合规风险提示

（一）未经验收

医院违反建设项目卫生审查、竣工验收有关规定的，如未进行职业病危害预评价、未提交放射性职业病危害预评价报告、建设项目中的职业病防护设施未与主体工程同设计、同施工、同使用等，由卫生健康主管部门给予警告，责令限期改正；逾期不改正的，处 10 万元以上 50 万元以下的罚款；情节严重的，责令停止产生职业病危害的作业，或者提请政府责令停建、关闭。如新乡市卫生局卫生监督员依法对新乡市某医疗机构进行现场监督检查时发现该机构未取得"放射诊疗许可证"，X 射线机房未经职业病危害放射防护预评价，X 射线机未经职业病危害控制效果评价即投入临床使用，从事放射诊疗工作人员未取得"放射工作人员证"、未经职业健康检查、上岗未按规定佩戴个人剂量计，因此予以责令改正和罚款的行政处罚。[1]

（二）未取得相关资质即开展放射诊疗

医院未取得"放射诊疗许可证"或未进行诊疗科目登记，擅自开展放射诊疗工作的，医院"放射诊疗许可证"与"医疗机构执业许可证"未同时进行校验的，医院变更放射诊疗项目，未向放射诊疗许可批准机关提出许可变更申请的，由卫生健康主管部门给予警告、责令限期改正，并可以根据情节处以 3 000 元以下的罚款；情节严重的，吊销其"医疗机构执业许可证"。如 2017 年天津市卫生计生委卫生监督员在对天津市某医疗机构进行监督检查时发现，该单位放射工作人员使用了"放射诊疗许可证"副本上未载有的位于放

---

① 李吉东. 新乡市某医疗机构未取得《放射诊疗许可证》从事放射诊疗工作等案的案例分析. 世界最新医学信息文摘，2016（87）：201-202.

射科 CT 室 1 室的 CT 和放射科照相室的 DR 对患者进行医疗照射，属于超范围从事放射诊疗工作，因此，天津市卫生计生委卫生监督员认定该单位存在"未经批准擅自超出批准范围从事放射诊疗工作"的行为，违反了《放射诊疗管理规定》第 17 条第 2 款和第 3 款的规定，依据《放射诊疗管理规定》第 38 条第 3 项的规定，给予该单位警告、罚款人民币 3 000 元整的行政处罚。[①]

（三）医院未经审批，擅自配置、使用大型医用放射设备

医院未经审批，擅自配置、使用大型医用放射设备的，卫生健康主管部门可责令其停止使用、封存设备，价格主管部门可没收其所获取的相应检查治疗收入并处以相应收入 5 倍以下的罚款，并将处理情况通过媒体对外公布。2018 年福建省卫生计生委对乙类大型医用设备配置情况进行调查时，发现一些单位未按规定进行设备配置，福建省卫生计生委给予相应处理，并予以通报。如福建中医药大学附属康复医院等 60 个单位，未经审批，擅自配置 MR、CT、DSA、SPECT 等乙类大型医用放射设备。[②]

（四）未采取防护措施

医院未按照规定使用安全防护装置和个人防护用品的，或者未按照规定对放射诊疗设备、工作场所及防护设施进行检测和检查的，或者未按照规定对放射诊疗工作人员进行个人剂量监测、健康检查，建立个人剂量和健康档案的，由县级以上卫生健康主管部门给予警告，责令限期改正；并可处 1 万元以下的罚款。如华中科技大学同济医学院附属协和医院针对"协和医院手术室工作环境造成医生患癌"网络传言发表声明：该传言与客观事实严重不符，该医院历来高度重视并采取了切实措施，保障患者就医安全和职工职业防护安全；该医院一直按照国家卫生、环保等行政部门的要求，依法开展相关放射诊疗活动，仅 2012 年 12 月至 2013 年 2 月，湖北省疾病预防控制中心对三位职工所在手术室工作环境及周围辐射剂量进行了 3 次严格检测，检测报告表明"协和医院外科大楼手术室环境辐射水平符合《电离辐射防护与辐射源安全基本标准》（GB 18871 -

---

[①] 郝欣欣，汪莹，曹智勇，等. 一起未经批准擅自超出批准范围从事放射诊疗工作案例的分析与思考. 中国卫生监督杂志，2018（4）：479 - 482.

[②] 福建省卫生计生委关于全省乙类大型医用设备配置管理情况的通报.（2018 - 08 - 14）[2020 - 09 - 10]. http：//wjw. fujian. gov. cn/xxgk/zfxxgkzl/zfxxgkml/xzsp/201808/t20180814_3920563. htm.

2002）的要求"[1]。

三、合规依据

（1）《放射性污染防治法》（2003 年）。

（2）《职业病防治法》（2018 年修正）。

（3）《环境保护法》（2014 年修订）。

（4）《基本医疗卫生与健康促进法》（2019 年）。

（5）《医师法》（2021 年）。

（6）《放射性同位素与射线装置安全和防护条例》（2019 年修正）。

（7）《医疗机构管理条例》（2022 年修订）。

（8）《放射诊疗管理规定》（2016 年修正）。

（9）《放射性同位素与射线装置安全和防护管理办法》（2011 年）。

（10）《大型医用设备配置与使用管理办法（试行）》（2018 年）。

（11）《放射工作人员职业健康管理办法》（2007 年）。

（12）《放射诊断放射防护要求》（GBZ 130—2020）。

四、合规指引

（一）规范开展放射诊疗项目的建设

医院新建、扩建、改建放射诊疗项目，应在建设项目施工前向卫生健康主管部门提交职业病危害放射防护预评价报告，申请进行建设项目卫生审查。对于立体定向放射治疗、质子治疗、重离子治疗、带回旋加速器的正电子发射断层扫描诊断等放射诊疗建设项目，还应提交国家卫生健康委指定的放射卫生技术机构出具的预评价报告技术审查意见。在卫生健康主管部门审核决定后，方可施工。

医院在放射诊疗建设项目竣工验收前，应进行职业病危害控制效果评价；要向卫生健康主管部门提交建设项目竣工卫生验收申请、建设项目卫生审查资料、职业病危害控制效果放射防护评价报告及放射诊疗建设项目验收报告等资料，申请进行卫生验收。对于立体定向放射治疗、质子治疗、重离子治疗、带回旋加速器的正电子发射断层扫描诊断等放射

---

[1] 针对"协和医院手术室工作环境造成医生患癌"网络传言的声明．（2013 - 03 - 21）［2021 - 04 - 23］. https：//www.whuh.com/info/1055/5048.htm.

诊疗建设项目，还要提交国家卫生健康委指定的放射卫生技术机构出具的职业病危害控制效果评价报告技术审查意见和设备性能检测报告。

（二）依法取得放射诊疗许可后执业

医院在开展放射诊疗工作前，要向卫生健康主管部门提交放射诊疗许可申请表、"医疗机构执业许可证"或"设置医疗机构批准书"（复印件）、放射诊疗专业技术人员的任职资格证书（复印件）、放射诊疗设备清单和放射诊疗建设项目竣工验收合格证明文件等资料，提出放射诊疗许可申请，以取得"放射诊疗许可证"。

医院获得卫生健康主管部门颁发的"放射诊疗许可证"后，到核发"医疗机构执业许可证"的卫生行政执业登记部门办理相应诊疗科目登记手续。

医院按照规定对"放射诊疗许可证"与"医疗机构执业许可证"同时校验，申请校验时要提交本周期有关放射诊疗设备性能与辐射工作场所的检测报告、放射诊疗工作人员健康监护资料和工作开展情况报告。

医院变更放射诊疗项目的，要向放射诊疗许可批准机关提出许可变更申请，并提交变更许可项目名称、放射防护评价报告等资料；同时向卫生行政执业登记部门提出诊疗科目变更申请，提交变更登记项目及变更理由等资料。

开展放射诊疗项目的医院要为放射工作人员向为其发放"放射诊疗许可证"的卫生健康主管部门申请办理"放射工作人员证"。

（三）获得审查批准后配置和使用大型医用放射设备

医院配置甲类大型医用放射设备，需向所在地卫生健康主管部门提出申请，逐级上报，经省级卫生健康主管部门审核后报国务院卫生健康委审批；医院配置乙类大型医用放射设备，需向所在地卫生健康主管部门提出申请，逐级上报至省级卫生健康主管部门审批。获得"大型医用设备配置许可证"后，医院方可购置大型医用放射设备。

（四）做好放射安全防护的日常工作

1. 制定放射安全防护制度与应急预案

医院要制定放射安全防护管理的规章制度、防范和处置放射事件的应急预案、辐射事故应急预案，制定本单位从事的放射诊疗项目的质量保证方案，产生放射性废气、废液、固体废物的，要有确保放射性废气、废液、固体废物排放达标的处理方案。

2. 做好放射工作人员的管理

放射工作人员在上岗前要接受放射防护和有关法律知识培训，培训时间不少于 4 天，考核合格方可参加相应的工作。医院要对放射工作人员定期进行放射防护和有关法律知识培训，培训间隔时间不超过 2 年，每次培训时间不少于 2 天。

放射工作人员要进行个人剂量监测，并建立个人剂量档案。医院要组织放射工作人员进行上岗前、在岗期间和离岗时的职业健康检查，建立职业健康监护档案。

3. 做好放射诊疗场所的管理

医院在放射诊疗场所要设置明显的放射性标志。在放射性同位素和放射性废物储存场所，设置电离辐射警告标志及必要的文字说明。在放射诊疗工作场所的入口处，设置电离辐射警告标志。对装有放射性同位素和放射性废物的设备、容器上，设置电离辐射标志。医院在放射诊疗场所要有防护设施以及必要的防护安全联锁、报警装置或者工作信号。在射线装置场所，要有防止误操作、防止工作人员和公众受到意外照射的安全措施。医院要定期对放射诊疗工作场所、放射性同位素储存场所和防护设施进行放射防护检测，保证辐射水平符合规定或者标准。

4. 规范放射诊疗行为

放射诊疗工作人员在实施放射诊断检查前要对不同检查方法进行利弊分析，在保证诊断效果的前提下，优先采用对人体健康影响较小的诊断技术。对患者和受检者进行医疗照射时，要遵守医疗照射正当化和放射防护最优化的原则，有明确的医疗目的，严格控制受照剂量；对患者实施放射治疗前，要进行影像学、病理学及其他相关检查，严格掌握放射治疗的适应证。对确需进行放射治疗的，要制订科学的治疗计划，避免其他患者和公众受到超过允许水平的照射。

（仇永贵　张晓羽）

第十二节　医疗技术合规管理

一、导　言

医疗技术，是指医疗机构及其医务人员以诊断和治疗疾病为目的，为对疾病作出判断和消除疾病、缓解病情、减轻痛苦、改善功能、延长生命、帮助患者恢复健康而采取的医学专业手段和措施。医疗技术临床应用，是指将经过临床研究论证且安全性、有效性确切的医疗技术应用于临床,用以诊断或者治疗疾病的过程。

医疗机构开展医疗技术服务应当与其技术能力相适应,遵循科学、安全、规范、有效、经济、符合伦理的原则。对于安全性、有效性不确切的医疗技术,医疗机构不得开展临床应用。

目前医疗机构内开展的各类医疗技术种类繁多,几乎涵盖医疗机构所有专业,涉及的专业技术性强,医务人员专业知识有限,对医疗技术的监督管理往往局限于制度建立、人员资质等较浅表的层面,很难深入内涵质量层面,只能依据日常医疗行为监管措施制定相对松散的质控流程和方案,而医疗技术临床应用管理委员会的专家因其专业壁垒、工作繁忙、囿于情面,很难深入某项技术进行内涵质量监管。在科级层面,各科的管理主动性和积极性存在差异,管理方式和能力存在差距,质控措施单一,质控效果反馈不佳。医疗技术临床应用管理信息化进程滞后,在医疗技术人员资质监管方面无法做到自动识别及拦截,在医疗技术临床应用方面无法识别归类形成监控数据,仅能通过人工统计的方式进行数据管控,增大了医疗技术流程管理、环节管理、过程管理的难度。

二、合规风险提示

医疗机构开展医疗技术服务应当与其技术能力相适应,但在实际管理中存在一些问题,如医疗技术种类繁杂,临床应用、适用范围广泛,技术监督管理专业性强,缺乏标准化技术目录,系统性培训滞后,监管信息化建设落后等。

医疗技术临床应用管理存在三个难点:第一,缺乏统一的、对应的标准化医疗技术目录。各行政主管部门颁布的各类医疗服务或技术名称目录,如医疗服务价格目录、医疗保险诊疗服务目录、病案首页手术与操作编码目录,均涉及医疗技术。各类目录在医疗机构实际应用过程中不对应、不兼容,存在同一医疗技术在病案首页手术与操作编码目录里存在,在医疗保险目录及物价收费目录里却查询不到的现象,亦存在同一医疗技术在不同目录中名称完全或部分不同的现象,医疗技术目录和手术与操作目录无对应联系。以限制类医疗技术为例:目前国家及各省、区、市卫生健康主管部门均公布了各自限制类医疗技术目录,而医疗机构的日常诊疗活动中医疗技术的临床应用大多数体现在手术与操作上,但目前各级卫生健康主管部门及行业协会均未公布限制类医疗技术和手术与操作之间的对应关系,各医疗机构只能按照本机构实际情况进行关联,存在很大的不一致性。第二,部分医务人员的资质取得存在滞后性,准入管理存在困难。医疗机构引进或创新开展医疗新技术,医师和技术人员的资质取得往往较为滞后。一方面,医疗机构不够重视依法执业,对新技术的渴望大于合规管理的要求。另一方面,现有的医务人员资质申请流程不能满足医疗机构的实际需求,对医务人员资质的严格管理,忽略了开展医疗新技术的临床实际。第三,信息化技术监管有待进一步加强。科学合理的医疗技术管理,完整、准确、及时的医疗技术目录和科学、精细、动态调整的授权管理是前提条件。没有这个前提,医疗技术管理无异于盲人摸象,按下葫芦浮起瓢,无法取得很好的效果。要实现医疗技术合规管理,医院的信息系统必须打通人事档案和权限管理系统、电子病历系统和办公系统,数据互联互通、自由流动、相互支持。从某种程度来说,一家医疗机构的信息化技术水平,决定了这家医疗机构的医疗技术合规管理水平。信息化技术水平越高,合规管理水平越高。

(一) 医疗技术临床应用管理不规范

部分医疗机构未建立医疗技术临床应用管理专门组织、未建立相关规章制度,甚至擅自开展禁止类技术临床应用、开展与登记的诊疗科目不相符的相关医疗技术,医疗技术临床应用管理混乱,存在较大的医疗质量安全隐患。目前国家或各省、区、市卫生健康主管部门未出台限制类医疗技术规范化培训基地评审标准,也没有指定具体的限制类医疗技术规范化培训基地,需对医师进行培训却没有途径。与此同时,各类学会/协会举行的会议式培训,基本上为理论培训,无操作培训,无法达到管理规范中的培训要求,无法满足医疗机构开展新技术的需求。此外,还有一些培训机构未按照要求向省级卫生健康主管部门备案,提供不实备案材料或者弄虚作假,未按照要求开展培训、考核,管理混乱导致培训造成严重不良后果,并产生重大社会影响。曾经引爆网络舆情的魏某事件就是此类典型案例。

案例:2014 年 4 月,魏某被检查出滑膜肉瘤,在百度上搜索滑膜肉瘤找到某医院的生物免疫疗法。2014 年 9 月至 2015 年年底,魏某先后在该院进行了 4 次生物免疫治疗。然而在该医院治疗后致病情耽误。2016 年 4 月 12 日,22 岁的魏某去世。2016 年 5 月 2 日,国家网信办联合调查组进驻百度公司,对此事件及互联网企业依法经营事项进行调查并依法处理。国家卫生计生委对该院相关问题和有关责任人从严处理:(1)对该院合作项目进行集中清理整顿。(2)勒令涉及该院的合作方停止擅自发布虚假信息、各类广告和不实报道。(3)给予该院 2 名主要领导行政撤职处分,给予其他 6 名人员行政记过和行政记大过处分,对负有监管责任的 2 名领导分别给予行政警告和行政严重警告处分。将 2 名涉嫌违法犯罪人员移交司法机关处理。(4)该院于 5 月 4 日起全面停业整顿。

（二）违反开展新技术的规定流程

医疗新技术，是指在本院没有开展过的医疗技术。新引进应用的都属于新技术。新技术在医院开展，需要履行相应的手续和流程，否则将要承担相应的法律责任。

案例： 患者温某因左肩背部疼痛 2～3 天至医院就诊，被诊断为冠心病，行冠脉造影＋PCI 术，术后出现多发脑梗死。司法鉴定认为患者 PCI 术后并发脑梗死主要与自身基础疾病有关。法院调查发现该院于 2004 年已开展冠脉介入治疗，2008 年省卫生厅要求申办医疗机构办理心血管疾病介入诊疗技术准入申请，该院提交申请书后至 2011 年 8 月省卫生厅正式下达确定该院继续介入诊疗技术资质的通知，在此期间该院处于等待确认阶段。患者温某在该院进行心血管疾病介入诊疗时，该院尚不具备诊疗资质，应当加重该院的赔偿责任。2014 年法院作出终审判决：医院对患者的损害后果承担 70％ 的责任，赔偿患方各项经济损失 180 009 元。

这个案例警示各医疗机构：（1）医疗机构开展新技术和新项目时应经医疗技术临床应用能力技术审核。（2）医疗机构开展新技术和新项目应当具有符合资质的专业技术人员、相应的设备、设施和质量控制体系，并遵守技术管理规范。（3）2015 年国务院印发了《关于取消非行政许可审批事项的决定》，取消了第三类医疗技术临床应用审批，由各医疗机构对本机构医疗技术临床应用和管理承担主体责任。

（三）没有资质擅自开展医疗技术活动

擅自开展禁止类医疗技术、违规开展限制类医疗技术造成严重不良后果的，有可能被追究刑事责任。

案例： 2016 年，某大学原副教授贺某与广东省某医疗机构负责人张某、某市某医疗机构负责人覃某共谋，在明知违反国家有关规定和医学伦理的情况下，仍以通过编辑人类胚胎 CCR5 基因可以生育免疫艾滋病的婴儿为名，将安全性、有效性未经严格验证的人类胚胎基因编辑技术用于辅助生殖医疗。贺某等人伪造伦理审查材料，招募男方为艾滋病病毒感染者的多对夫妇实施基因编辑及辅助生殖，以冒名顶替、隐瞒真相的方式，由不知情的医生将基因编辑过的胚胎通过辅助生殖技术移植入人体内，致使 2 人怀孕，先后生下 3 名基因编辑婴儿。法院经审理后认为：三名被告人未取得医生执业资格，追名逐利，故意违反国家有关科研和医疗管理规定，逾越科研和医学伦理道德底线，贸然将基因编辑技术应用于人类辅助生殖医疗，扰乱医疗管理秩序，情节严重，其行为已构成非法行医罪。便根据三名被告人的犯罪事实、性质、情节和对社会的危害程度，依法判处被告人贺某有期徒刑 3 年，并处罚金人民币 300 万元；判处张某有期徒刑 2 年，并处罚金人民币 100 万元；判处覃某有期徒刑 1 年 6 个月，缓刑 2 年，并处罚金人民币 50 万元。同时根据有关规定，广东省对涉事单位和人员进行了严肃处理和问责。卫生健康主管部门已将相关涉案人员列入人类生殖技术违法违规人员"黑名单"，终身禁止其从事人类辅助生殖技术服务工作。科技主管部门已对涉案人员作出终身禁止其申请我国人类遗传资源行政审批、终身禁止其申请财政资金支持的各级各类科研项目等行政处理。科技主管部门、卫生健康主管部门分别责成涉事单位完善科研和医疗管理制度，加强对相关从业人员的监督管理等。

（四）医务人员在医疗技术临床应用过程中侵犯患者权益

首先是侵犯患者的健康权和财产权，如违反医疗技术管理相关规章制度或者医疗技术临床应用管理规范，造成患者损害或财产损失；其次是侵犯患者的知情同意选择权，如部分医务人员在医疗技术临床应用过程中，未按照要求履行知情同意程序；最后是侵犯患者的隐私权，如在临床过程中泄露患者隐私。

医疗机构对本机构医疗技术临床应用和管理承担主体责任。医疗机构主要负责人是本机构医疗技术临床应用管理的第一责任人。存在上述情形的，由县级以上地方卫生健康主管部门责令限期改正；逾期不改的，暂停或者停止相关医疗技术临床应用，给予警告，并处以 3 000 元以下罚款；造成严重后果，产生重大社会影响的，处以 3 000 元以上 3 万元以下罚款，并对医疗机构主要负责人、负有责任的主管进行处罚。

三、合规依据

（1）《卫生部关于印发〈医疗技术临床应用管理办法〉的通知》（卫医政发〔2009〕18 号）；

（2）《卫生部办公厅关于公布首批允许临床应用的第三类医疗技术目录的通知》（卫办医政发〔2009〕84 号）；

（3）《卫生部办公厅关于调整基因芯片诊断技术管理类别的通知》（卫办医政发〔2011〕66 号）；

（4）《卫生部办公厅关于印发〈心血管疾病介入诊疗技术管理规范（2011 年版）〉的通知》（卫办医政发〔2011〕107 号）；

（5）《卫生部办公厅关于印发〈机器人手术系统辅助实施心脏手术技术规范（2012 年

版）〉和〈机器人手术系统辅助实施心脏手术技术培训管理规范（2012 年版）〉的通知》（卫办医政发〔2012〕15 号）；

（6）《卫生部办公厅关于印发人工膝关节置换技术管理规范（2012 年版）的通知》（卫办医政发〔2012〕93 号）；

（7）《卫生部办公厅关于人工关节置换技术管理的补充通知》（卫办医政函〔2012〕705 号）；

（8）《国家卫生计生委办公厅关于印发〈内镜诊疗技术临床应用管理暂行规定〉和普通外科等 10 个专业内镜诊疗技术管理规范的通知》（国卫办医发〔2013〕44 号）；

（9）《国家卫生计生委关于取消第三类医疗技术临床应用准入审批有关工作的通知》（国卫医发〔2015〕71 号）；

（10）《限制临床应用的医疗技术（2015 版）》（国卫医发〔2015〕71 号）；

（11）《国家卫生计生委办公厅关于印发造血干细胞移植技术管理规范（2017 年版）等 15 个"限制临床应用"医疗技术管理规范和质量控制指标的通知》（国卫办医发〔2017〕7 号）；

（12）《医疗技术临床应用管理办法》（国家卫生健康委员会令第 1 号）；

（13）国家卫生健康委办公厅《关于印发医疗机构手术分级管理办法的通知》（国卫办医政发〔2022〕18 号）。

四、合规指引

临床应用的医疗技术管理主体为实施该项技术的医疗机构，加强医疗技术临床应用的事前、事中、事后监管，保障医疗质量和患者安全，是医疗技术合规管理的重点。

（一）加强医院医疗技术临床应用管理

医疗技术应用的第一责任人是医院法人。医院的院务会议应当定期、不定期开展医疗技术应用相关专题讨论，对医疗技术应用的战略规划、工作计划、存在的问题及解决方案、激励措施、奖惩制度等进行集体决策。同时对医疗技术应用实行专家委员会管理制度，一般是在医疗质量管理委员会下设医疗技术临床应用管理委员会，由医务、质量管理、药学、护理、医院感染、设备等部门负责人和具有高级技术职务任职资格的临床、管理、伦理等相关专业人员组成。医务部门作为医疗技术日常管理部门，负责召集医疗技术临床应用管理委员会定期开会，并对临床科室提交的材料进行建档管理。建立医疗技术临床应用管理制度，包括目录管理、手术分级、医师授权、质量控制、档案管理、动态评估等制度，保障医疗技术临床应用质量和安全。主动向社会公开限制类技术目录、手术分级管理目录和限制类技术临床应用情况，接受社会监督。建立医疗技术临床应用评估制度，对限制类技术的质量安全和技术保证能力进行重点评估，并根据评估结果及时调整本机构医疗技术临床应用管理目录和有关管理要求。对存在严重质量安全问题或者不再符合有关技术管理要求的，要立即停止该项技术的临床应用。

医疗技术的临床准入包括技术准入、人员准入以及质量管理制度准入。医疗技术管理委员会审查合格后还应进行相应的伦理审查。伦理审查时应论证该项技术是否会造成社会影响和伦理问题。如果医疗技术的实施对患者的心理、经济、文化、宗教、信仰等任何方面造成影响，则需慎重考虑该项技术的临床准入。伦理审查应贯穿于该项技术开展的各个环节，进行科学、合理、有效的阶段性评价。医疗技术申报的审查要以临床科室为中心，申报科室根据需要随时提请，科室准备好申报材料交医务部门，包括新增医疗技术申报表、规章制度及人员岗位责任制、诊疗技术操作规程及相关知情同意书等。医务部门按科学高效的审查原则，及时召集医疗技术管理委员会进行审查：对一类医疗技术进行快速审查，对二类、三类医疗技术中的限制临床应用的医疗技术进行严格审查，对其他医疗技术进行一般审查。审查合格后，交由医学伦理委员会对有关伦理问题进行审查，合格后准予临床开展。

（二）加强医务人员技术准入、授权和动态管理

医疗机构拟开展某项医疗技术临床应用时，医务人员资质准入是开展该项技术的关键。以限制类医疗技术为例，《医疗技术临床应用管理办法》要求拟开展限制类医疗技术的医师按照相关技术临床应用管理规范的要求接受规范化培训，省级卫生健康主管部门应当向社会公布经备案拟承担限制类医疗技术临床应用规范化培训工作的医疗机构名单，限制类医疗技术管理规范规定相关医师必须到卫生健康主管部门指定的培训基地进行系统培训并考核合格，才具备在临床应用的能力。医疗机构应当依法准予医务人员实施与其专业能力相适应的医疗技术，并为医务人员建立医疗技术临床应用管理档案，纳入个人专业技术档案管理；建立医师手术授权与动态管理制度，根据医师的专业能力和培训情况，授予或者取消相应的手术级别和具体手术权限。医疗机构应根据评估结果，及时调整本机构医师相关技术临床应用权限。实施医疗技术准入评估是医疗技术临床应用管理的第一步，科学、合理、规范、可行的准入原则对于医疗技术管理至关重要，有

助于不断促进医学技术进步，增加医学人才储备，合理控制医疗费用攀升，降低医患纠纷发生率。

此外，医疗技术要实行定期监管。自医疗技术批准之日起2年内项目负责人每年要将该项医疗技术的临床应用情况（包括诊疗病例数、适应证掌握情况、临床应用效果等）写出书面材料报送医务部门。医务部门负责组织医疗技术临床管理委员会专家进行审核，审核合格的医疗技术可以继续开展，经审查认为不合格的医疗技术启动中止或退出程序，审查期满合格的医疗技术改为常规管理。

（三）实施医疗技术负面清单管理，强化质量管理

利用负面清单制度管理医疗技术临床应用是一种全新的模式。对国家卫生健康委制定发布的禁止临床应用的医疗技术实施负面清单管理，对禁止类技术目录以外需要重点加强管理的限制类技术，按照相关医疗技术临床应用管理规范进行评估，并向卫生健康主管部门备案。拟开展存在重大伦理风险的医疗技术，提请伦理委员会审议。未经审查通过的医疗技术，不得应用于临床。负面清单管理模式一经确立，负面清单的制定就至关重要。负面清单包含的项目有：（1）行政许可项目，如人体器官移植；（2）非行政许可项目，如国家、省级卫生健康主管部门限制类医疗技术，机构新开展临床技术等；（3）卫生健康主管部门发布的禁止类医疗技术；（4）机构认为需要采取准入管理的医疗技术。关于哪些是禁止开展的项目，哪些是需要严格准入、重点监管的项目，清单的确立必须慎重。如果负面清单项目过于宽泛，就失去了这一管理模式的优势，违背了制度创立的初衷；如果负面清单项目过于简单，就又会使得对一些技术含量较高、风险较大或占用资源较多的技术缺少有效的监控。所以，对这一平衡点的掌握尤为重要，要以严格执行国家、省级卫生健康主管部门发布的禁止类、限制类医疗技术目录为基础，充分发挥各临床专业医疗技术管理小组和医院医疗技术管理委员会的作用，医疗技术管理部门及时动态调整负面清单项目，有助于更科学、实用地制定、修订医疗技术负面清单。

负面清单建立后，限制类技术以外的手术分级管理可参照相关的管理办法分类、分级授权：（1）新技术开展的场地应符合要求，包括医院管理、感染控制、医疗流程等；（2）新技术开展所需的设备、耗材、药品等应符合要求，需符合国家相关规定、医院正式采购流程；（3）新技术开展须有完备的技术损害预案及技术开展应急预案；（4）新技术开展应有完备的知情同意书并经伦理委员会审核备案。

此外，还需要根据技术开展实施情况建立人员负面清单，主要包括：（1）行政许可项

目相关人员；（2）授权技术的实施人员；（3）存在技术开展安全隐患的人员，包括发生医疗技术不良事件被认定负有相关责任或违反规定开展相关医疗技术，被采取降低医疗技术权限级别、限制权限范围或取消权限等的人员；（4）负面清单医务人员的技术开展情况需要相关管理部门重点监管。

负面清单管理模式具有更强的针对性，有利于抓大放小。一方面，充分保护医疗从业人员依法执业的权利，给予临床专科及其医疗技术人员更多的自主权；另一方面，对安全性、有效性确切，但是技术难度大、风险高，对医院的服务能力和人员水平有较高要求，需要限定条件，或者存在重大伦理风险，需要严格管理的医疗技术加强管理，强调院、科两级的主体责任。负面清单管理有助于提高管理的效率。医院职能部门、临床医技科室及医务人员可以对照负面清单实行自检，对其中不符合要求的部分进行事先整改或重点监管，从而提高医疗技术临床应用管理的效率和成效。

加强医疗技术的临床应用质量控制。获批后的医疗新技术实行科室主任负责制，按计划具体实施。对医疗技术的进展情况做好记录，按要求对疗效进行评价分析，不断总结经验，使其更加完善。为了保证患者及其家属对病情的知情权，主管医师应严格执行有创检查及术前谈话制度、麻醉术前谈话制度等，严格把握该项技术实施的适应证和禁忌证，尤其是要在术前向患者及其家属详细交代清楚该项技术可能产生的并发症及预后，取得患者及其家属理解和认可并且其在"知情同意书"上签字后方可实施。当开展该项技术的主要专业技术人员发生变动或者主要设备设施及其他关键辅助支撑条件发生变化、该项技术存在直接相关的严重不良后果、该项技术存在医疗质量和安全隐患、该项技术存在伦理道德缺陷等情况出现时，主管科室应当立即停止该项目的临床应用，科室主任应立即向医务科报告，医务科应及时召集医疗技术临床应用管理委员会对出现的问题及时论证、分析、反馈。医务科组织医疗技术临床应用管理委员会进行讨论后应做出分析并提供书面意见，经论证认为应中止该项医疗技术的临床开展时应及时叫停。

（四）加强医疗技术的培训与考核

要为医务人员参加医疗技术临床应用规范化培训创造条件，加强医疗技术临床应用管理人才队伍的建设和培养。医疗机构应当加强首次在本医疗机构临床应用的医疗技术的规范化培训工作。拟开展限制类技术的医师应当按照相关技术临床应用管理规范的要求接受规范化培训。建立健全培训基地的规章制度及流程，明确岗位职责和管理要求，加强对培训导师的管理。严格按照统一的培训大纲和教材制订培训方案与计划，建立医师培训档案，确保培训质量和效果。申请参加培训的医师应当符合相关医疗技术临床应用管理规范要求。培训基地应当按照公开公平、择优录取、双向选择的原则决定是否接收参培医师。完成培训后应当接受考核，考核包括过程考核和结业考核。定期组织相关医技人员进行岗位培训，加强对医疗技术安全知识的培训，每年院内培训至少完成 2 次，各科需制订医疗安全知识培训和业务知识学习计划，尤其对毕业满 3 年的医师，进行业务培训应当有专门的培训计划和预期达到的目标，医务科要加强督导检查。

（五）建立医疗技术风险预警机制

医疗技术风险是指医疗服务过程中存在或出现的可能发生医疗失误或过失导致病人死亡、伤残以及躯体组织、生理功能和心理健康受损等不安全事件的危险因素。医疗技术开展前制订相应的应急预案。为保障医疗安全，在医疗技术实施中制定预警机制尤为重要。建立医疗技术风险预警机制，事前制定医疗技术损害处置预案（见下页图 4-1），加强风险监控，防止医疗事故，保证医疗安全。发生突发医疗技术损害事件后，立即启动该预案，迅速采取补救措施，开展应急处理工作。采取边处理、边抢救、边核实、边调查的方式，落实各项措施，有效地控制事态发展，紧急调集、调配各类人员、物资和相关医疗设施、设备开展紧急处理工作。贯彻统一领导、分级负责、反应及时、措施果断、依靠科学、加强合作的原则，严格执行各项规章制度，切实履行各自的职责，保证突发医疗技术损害降低到最低水平。医师在发生医疗技术损害后应立即如实报告，密切关注患者生命体征和病情变化，采取有效补救措施。需要会诊或者协助救治时，相关专家要迅速到达，采取有效的控制措施。发生医疗技术损害后，医务人员要积极与患者家属沟通，稳定家属情绪，争取家属配合，防止干扰抢救和发生冲突，及时记录紧急意外情况后出现的病情变化、诊疗方案、上级医师意见及诊疗情况。损害较轻、未造成严重后果者，由科室组织全面检查、总结教训，找出技术损害发生的原因，制定改进措施，修订制度，及时完善相关记录。造成严重后果的，由医务科组织医院医疗技术临床应用管理委员会对医疗过程进行全面检查、总结教训，找出技术损害发生的原因，制定改进措施，修订制度并做好相关记录，严格把握相关技术的适应证、禁忌证，谨遵操作规程，严把质量控制关，不断规范医疗机构内部审核机制，促进医疗技术进步并满足患者利益诉求，构建科学、合理、满足多方需求的医疗技术管理机制，不断提升医疗技术管理水平。

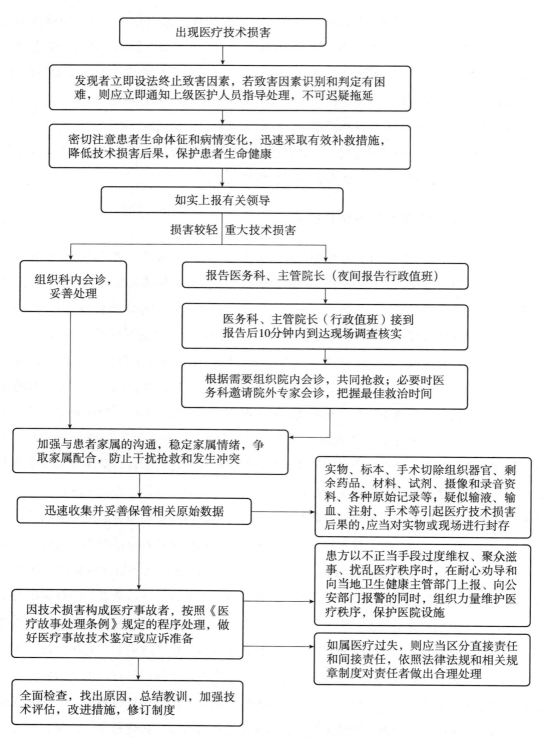

图 4－1　医疗技术损害处置预案流程图

（丁宗烽）

第十三节　医院精神卫生医疗服务合规管理

一、导　言

现行的《精神卫生法》是 2012 年 10 月 26 日第十一届全国人大常委会第二十九次会议通过的，根据 2018 年 4 月 27 日第十三届全国人大常委会第二次会议《关于修改〈中华人民共和国国境卫生检疫法〉等六部法律的决定》修正。从我们国家决定制定一部专门的"精神卫生法"到该法的正式出台，历经了 20 年。一路经历各种波折，最终才形成了我们今天的《精神卫生法》。正如时任卫生部部长陈竺在向全国人大常委会作关于《精神卫生法〈草案〉》的说明时指出的，精神卫生既是全球性的重大公共卫生问题，也是较为严重的社会问题。精神卫生问题的严重性在中国十分突出。精神疾病在中国疾病总负担中排名居首位，约占疾病总负担的 20％，有严重精神障碍患者约 1 600 万人。此类问题已经引起社会的广泛关注。

《精神卫生法》的出台，从心理健康促进和精神障碍预防、精神障碍的诊断和治疗、精神障碍的康复、保障措施以及违反该法相关规定需要承担的法律责任等方面，对精神卫生诊疗活动提出了要求，为相关疾病患者的权益提供了全方位的保障。

本节将以《精神卫生法》为主线，同时结合《民法典》《刑法》《刑事诉讼法》《治安处罚法》等相关法律中涉及精神障碍疾病患者权益保障及相关行业规范的内容，阐述开展精神卫生诊疗服务活动可能涉及的法律风险及合规建议。

二、合规风险提示

精神卫生医疗服务的规则、法律风险主要可以归纳为三个方面。第一个方面是不具备相应资质但开展了精神卫生诊疗活动。因而面临违法违规的风险；第二个方面是在开展具体的精神卫生诊疗活动过程中，因违反相关法律、法规、规章的规定而面临相关处罚的风险；第三个方面是因违法违规侵犯患者权益而面临风险。风险实质是违反规范后可能面临的处罚和需要承担的责任，因此想要认知风险，先需了解规范，故我们将具体的规范按以上三个层次整理如下。

（一）医疗机构及相关人员不具备资质开展精神卫生诊疗活动

1. 医疗机构不具备资质开展精神卫生活动的法律风险

医疗机构开展精神障碍诊断、治疗活动的，依据《精神卫生法》第25条之规定，应当有与从事的精神障碍诊断、治疗相适应的精神科执业医师、护士，有满足开展精神障碍诊断、治疗需要的设施和设备，有完善的精神障碍诊断、治疗管理制度和质量监控制度。也就是说，开展精神卫生治疗活动的医疗机构应当具备有资质的人员、设备、制度三个条件，不满足上述要求擅自开展精神障碍诊断、治疗活动的，应依据《精神卫生法》第73条之规定受到处罚。

2. 有心理咨询的从业人员擅自开展精神卫生类工作

心理咨询人员与精神卫生医师两个职业相近，但资质不同，存在界限。心理咨询人员只能提供咨询服务，不得从事心理治疗或者精神障碍的诊断、治疗。如在心理咨询的过程中，"心理咨询人员发现接受咨询的人员可能患有精神障碍的，应当建议其到符合本法规定的医疗机构就诊"。心理咨询人员越界开展精神障碍诊疗活动的，应依据《精神卫生法》第73条、第76条受到相应处罚。

（二）违法开展精神卫生类诊疗活动

精神类疾病的诊疗工作因其服务对象的特殊性，其对疾病的诊断，在治疗中所用的手段、药品等方面都有诸多特殊性。故医疗机构在开展精神卫生类诊疗活动中，除了需要遵守医疗行业通行的法律法规、行业规范外，还特别需要遵守行业专门性法律及规范。违反相关法律规范的，应承担相应法律责任。

1. 违反法定程序进行精神障碍类疾病诊断

精神障碍类疾病的诊断涉及被诊断人重大人身权益，故此类疾病的诊断标准，依法由国务院卫生行政部门组织制定；在具体的医疗活动开展中，医疗机构与医务人员需要接受县级以上地方人民政府相关部门的定期检查。

《精神卫生法》第26条至第29条分别对精神障碍诊断的主体、依据、提出者等问题进行了具体的规定。依据上述规定，精神障碍的诊断应当由精神科执业医师依患者精神状况作出；原则上对精神障碍的诊断应当尊重本人意愿，不得违背本人意志进行确定其是否有精神障碍的医学检查；由患者近亲属、民政等有关部门、当地公安机关送诊的，必须符合《精神卫生法》《刑法》《刑事诉讼法》《治安处罚法》等相关法律规定的特殊适用情形。

对于违反精神障碍诊断标准，将非精神障碍患者诊断为精神障碍患者的，应依据《精神卫生法》第 75 条的相关规定受到相应处罚。同时，对于患者，医疗机构可能还需要承担相应的医疗损害赔偿等民事责任。

2. 违法违规使用精神类药品

依据《精神卫生法》第 41 条第 1 款之规定，对精神障碍患者使用药物，应当以诊断和治疗为目的，使用安全、有效的药物，不得为诊断或者治疗以外的目的使用药物。精神类药品具有特别的属性，无论是国内法律还是国际惯例都对此类药品采取了区别于一般药品的管理方式，实行严格管控。不仅在临床上使用此类药品时需要严格依照《精神卫生法》、相关用药指南、药品说明书、"中国药典"中的相关规定进行用药，而且相关医疗机构在精神卫生类药品的管控、保存、指导使用的各个环节还需遵守《药品管理法》《麻醉药品和精神药品管理条例》《处方管理办法》等对此类药品管制、使用的相关规定。违反者需要受到相应处罚。

3. 违法违规实施约束、隔离等措施

对精神障碍患者开展诊疗活动难免可能涉及对患者采取约束、隔离措施。不当的约束与隔离不仅可能会限制患者人身自由，更有可能使患者遭受到身体与精神上的伤害，故采取这些措施应当严格依照相关法规、行业规范、诊疗指南；对该类患者实施约束、隔离措施，应当具备医疗上的指征。

具体而言，《精神卫生法》第 40 条规定：精神障碍患者在医疗机构内发生或者将要发生伤害自身、危害他人安全、扰乱医疗秩序的行为，医疗机构及其医务人员在没有其他可替代措施的情况下，可以实施约束、隔离等保护性医疗措施。实施保护性医疗措施应当遵循诊断标准和治疗规范，并在实施后告知患者的监护人。禁止利用约束、隔离等保护性医疗措施惩罚精神障碍患者。违反前述规定的，依据《精神卫生法》第 75 条的规定承担相应法律责任。

4. 违法违规剥夺精神障碍疾病患者的通信和被探视权利

通信和被探视的权利属于基本人权。为了保障精神疾病患者的健康权，使其不伤害自己、伤害他人，不扰乱正常社会秩序，可能需要采取一些手段对其自由进行限制。在这种情况下，除非因治疗需要可以暂时对其通讯和被探视权利进行一定限制，还是应当尽可能保障患者这项权利，采取损害最小的方式。

《精神卫生法》第 46 条规定，医疗机构及其医务人员应当尊重住院精神障碍患者的通信和会见探访者等权利。除在急性发病期或者为了避免妨碍治疗可以暂时性限制外，不得限制患者的通信和会见探访者等权利。

如违反上述规定，应依据《精神卫生法》第75条的规定对医疗机构及其工作人员进行相应的法律处罚。

5. 违法违规开展精神类疾病的外科手术、临床试验等诊疗活动

除了上述基本诊疗活动，《精神卫生法》、国际及国内GCP规范（临床试验质量管理规范）对于是否对精神障碍患者可以进行精神卫生类外科手术、是否可以将精神障碍患者作为临床试验的受试者也都作了严格规定。这是因为精神障碍患者往往不具备完全行为能力，在其遭受相应损害时，往往难以维权，属于社会中的弱势群体。为了在源头上就不让此类患者遭受不必要的伤害，相关法律法规直接对上述医疗行为进行了限制。例如依据《精神卫生法》第43条之规定，医疗机构对精神障碍患者实施下列治疗措施，应当向患者或者其监护人告知医疗风险、替代医疗方案等情况，并取得患者的书面同意；无法取得患者意见的，应当取得其监护人的书面同意，并经本医疗机构伦理委员会批准：（1）导致人体器官丧失功能的外科手术；（2）与精神障碍治疗有关的实验性临床医疗。实施前述第一项治疗措施，因情况紧急查找不到监护人的，应当取得本医疗机构负责人和伦理委员会批准。禁止对精神障碍患者实施与治疗其精神障碍无关的实验性临床医疗。

如违反上述规定，应依据《精神卫生法》第75条，由医疗机构及其工作人员承担相应的法律责任。

（三）诊疗活动中侵犯患者权益

1. 违法限制人身自由与进行强制医疗

人身自由是公民最基本的权利，是宪法性权利。但是权利是有边界的，我们每个人在行使权利时都不应当侵犯他人的合法权益。与此同时，法律的"家长主义"要求对权利人可能造成严重伤害自身重大利益的行为也进行一定的约束，例如法律规定的强制戒毒。《精神卫生法》依据上述原理将需要住院治疗的患者分成三类：第一类，患者自愿决定是否入院。原则上，精神障碍患者是否入院需要本人自愿决定。第二类，由监护人进行决定。对于可能出现自伤、自残的患者，由监护人决定。第三类，由近亲属、所在单位、当地公安机关送诊。对于已经危害他人或对他人安全有威胁的，可以由近亲属、所在单位、当地公安机关等采取措施送医。对于需要住院治疗的，可以不尊重本人意愿。

第三种情况下可以由非患者本人及近亲属作出决定，更有可能侵犯患者合法权益，故《精神卫生法》第32条规定了权利人救济途径，即患者或其监护人不同意住院治疗的，可

以要求再次诊断和鉴定。

医疗机构在需要对精神障碍患者实施强制医疗时，需要特别区分以上三种情况，严格依照法定主体的决定来判断是否对患者实施住院治疗的医疗措施，否则可能依法受到相应的处罚。

2. 侵犯精神障碍患者的知情同意权

依据《民法典》第 1219 条之规定，医务人员在诊疗活动中应当向患者说明病情和医疗措施。需要实施手术、特殊检查、特殊治疗的，医务人员应当及时向患者具体说明医疗风险、替代医疗方案等情况，并取得其明确同意；不能或者不宜向患者说明的，应当向患者的近亲属说明，并取得其明确同意。《基本医疗卫生与健康促进法》《医师法》《医疗纠纷预防和处理条例》等法律法规中基本都有相类似的规定。这些法律法规对于医务人员的告知义务与患者知情同意权的规定属于一般性条款，在精神卫生医疗服务中均适用。

《精神卫生法》针对精神卫生领域的特点，对医务人员的告知义务及患者的知情同意权做出了更具有针对性的规定。医疗机构在开展相应诊疗活动时除了需要遵守一般性法律规定，还需要遵守专门性规定，包含但不限于以下规定：《精神卫生法》第 37 条（医疗机构及其医务人员应当将精神障碍患者在诊断、治疗过程中享有的权利，告知患者或者其监护人）、第 39 条（医疗机构及其医务人员应当遵循精神障碍诊断标准和治疗规范，制订治疗方案，并向精神障碍患者或者其监护人告知治疗方案和治疗方法、目的以及可能产生的后果）、第 47 条（医疗机构及其医务人员应当在病历资料中如实记录精神障碍患者的病情、治疗措施、用药情况、实施约束/隔离措施等内容，并如实告知患者或者其监护人。患者及其监护人可以查阅、复制病历资料，但是，患者查阅、复制病历资料可能对其治疗产生不利影响的除外。病历资料保存期限不得少于 30 年）。

如果违反上述法律规定，则医疗机构及其医务人员既有可能依据《民法典》等法律法规承担对患者的民事法律责任，又有可能依据《医疗纠纷预防和处理条例》《精神卫生法》等法律法规承担相应的行政责任。

3. 侵犯精神障碍患者的隐私权

与知情同意权类似，在《民法典》《医师法》中，对患者的隐私权保护都有一般性规定。但是精神障碍患者的信息更为敏感，一旦被非法泄露，对患者及其家属就可能会造成更大的伤害。因此，对于精神障碍患者，甚至进行一般的心理咨询，医务人员或咨询师都应当尊重患者的隐私，保障患者的隐私与个人信息不被非法泄露，不然不仅可能违背自身职业道德，更有可能触犯相关的法律行规，从而受到相应的处罚或承担相关的法律责任。

4. 侵犯精神障碍患者的正常就医权

上述内容主要是针对精神专业专科诊疗活动需要遵守的法律法规、可能面临的法律及规范风险进行分析，但除此之外还有一个需要我们注意的问题，就是精神障碍患者患精神障碍以外疾病的就医权。依据《精神卫生法》的相关规定，对于此类患者，其他专业科室或医疗机构不得拒诊精神障碍患者，违反者应当承担相应的法律责任。例如，有些综合医院以自身不具备约束条件为由拒绝为患者提供普外科手术治疗，这是违反《精神卫生法》的行为，不应当出现。

三、合规依据

(1)《精神卫生法》（2018 年修正）。

(2)《民法典》（2020 年）。

(3)《刑法》（2020 年修正）。

(4)《刑事诉讼法》（2018 年修正）。

(5)《治安管理处罚法》（2012 年修正）。

(6)《药品管理法》（2019 年修订）。

(7)《基本医疗卫生与健康促进法》（2019 年）。

(8)《医师法》（2021 年）。

(9)《麻醉药品和精神药品管理条例》（2016 年修订）。

(10)《处方管理办法》（2007 年）。

(11)《医疗纠纷预防和处理条例》（2018 年）。

(12)《重性精神疾病信息管理办法》（2012 年）。

(13)《北京市精神卫生条例》（2006 年）。

(14)《北京市心理咨询服务行为规范》（2007 年）。

四、合规指引

（一）开展精神卫生医疗工作应具备相关资质、设备、制度

医疗机构开展精神卫生类医疗工作首先需要依据《精神卫生法》等相关法律的规定，

应完善如下三个方面的条件：

第一，医疗机构应聘任具备精神卫生从业资质的医护人员。根据《精神卫生法》第25条的规定，开展精神障碍诊断、治疗活动的医生、护士应当具有精神卫生类执业资质。同时，还应当符合执业地地方性法规的具体要求，例如《北京市精神卫生条例》第26条规定：从事精神疾病诊断、治疗的人员应当具有医师执业证书；重性精神疾病的诊断应当由具有2年以上精神疾病诊断、治疗工作经验的精神科医师作出。同时，应注意精神卫生医务人员具有专门类别的资质，不同于一般的心理咨询从业人员。除资质外，对此类医务人员还应当根据国家与地方医师培训的法律法规进行专门培训与考核。

第二，医疗机构开展精神卫生活动还需要设立精神卫生医疗活动管理制度。为了保障医疗质量与安全，目前各医疗机构在从业时都应当进行制度建设。而精神卫生院的制度不仅需要保障医疗质量，更需要通过精神学科制度的健全，保障特殊患者的权益。

第三，医疗机构开展精神卫生类从业活动，还需要具备硬件条件。最简单的比如精神卫生类医疗机构应当具备符合规定的对精神障碍患者的约束设备。精神卫生类医疗机构区别于其他医疗机构，对环境的安全保障有更高的要求，既要保障精神障碍患者的人身安全，也要保障环境内他人的人身安全。具体的设备应根据国家及地方的要求进行配置，不符合相关要求的不应开展精神卫生诊疗工作。

（二）开展精神卫生诊疗活动应当尊重精神障碍患者权益

精神卫生从业人员在开展医疗活动过程中，应当严格依照相关法律、法规、规范性文件、行业规范、临床指南与共识等进行。具体而言，应包含如下几个方面：

第一，医务人员应当依据国务院卫生健康主管部门制定的标准进行精神疾病的诊断。《精神卫生法》特别强调，除法定特殊情况（存在伤害他人或伤害自己的情况或风险）之外，精神疾病的诊断必须尊重患者本人的意愿。近些年，社会上"被精神病"的情况时有报道，其原因常见的有家人之间争夺财产等。为了不使精神卫生诊疗活动被利用，医务人员应当严格依据国家标准，在尊重患者意愿的情况下开展精神卫生诊疗活动。

第二，依法依规实施对精神障碍患者的约束与隔离。依据相关法律、行业规范的规定，对精神障碍患者实施约束与隔离的，必须要有法定的情形，主要包括精神障碍患者可能伤害自己、可能伤害他人或扰乱医疗机构医疗秩序。并且，医疗机构如果有其他替代方法，应当首先考虑替代方法；除约束人身之外，没有其他替代方法的，才可以进行约束与隔离。采取此类措施的，应及时通知监护人。

第三，尊重精神障碍患者的通信和被探视权利。医疗机构应当制定专门的通信与探视制度，保障精神障碍患者的通信和被探视权利。如果患者处于急性发病期或者为了避免妨碍患者治疗，则可以临时性地限制患者的通信与被探视权利。在相应情形消除时，应继续保障患者的通信与被探视权利。

第四，依法开展精神疾病的外科手术与临床试验。对于精神疾病类外科手术，可能导致人体器官功能丧失的，应当对患者或监护人进行充分的告知，取得患方的同意；至于临床试验，因精神障碍患者属于弱势群体，除了开展与精神障碍领域相关的试验，不得开展其他类型的试验。上述两种情形需要伦理委员会的批准。

（三）在相关诊疗活动中应尊重患者权益

精神卫生医疗服务中所使用的手段稍有不慎极可能侵犯患者权益，故在采用此类手段的过程中，不仅需要遵守一般性法律规范，保障患者的生命权、健康权、身体权、知情同意权、隐私权，还需要遵守该领域内的特别规范，结合学科的特点，保障患者权益。特别要注意以下几种情形：

第一，医疗机构在开展与精神障碍疾病相关的诊疗活动时，要尽可能保障患者的人身自由不受侵犯。根据相关法律规定，精神障碍患者入院治疗需要患者本人的同意，除非出现了患者可能自残或伤害他人的情况；对于患者可能自伤自残的，只有在患者监护人同意时才可以为其办理住院；对于已经威胁到他人人身安全或已经对他人实施伤害的患者，可以由患者的近亲属、所在单位、当地公安机关送医住院治疗。

第二，保障精神障碍患者的知情同意权与自主就医权。精神障碍患者的民事行为能力可能因疾病而存在一定的不足，但医务人员在从事此类医疗活动时还是需要充分履行告知义务，尊重患者的意愿，保障患者的知情同意权。精神障碍患者完全不能辨认自己的行为时，需要征询患者监护人的意见，尊重其知情同意权。在法律有特别规定的情况下，无法联系到监护人时需要严格依照法律规定处置。由于此类患者的特殊性，医务人员应当特别注重与患者监护人的沟通，特别是在出院方面，应当在患者符合出院条件时尽可能提前与监护人沟通，妥善处理患者的出院事宜，避免不必要的矛盾。

第三，保障精神障碍患者的隐私权。精神障碍疾病属于比较敏感的疾病信息，可能导致患者在社会上被污名化。从事此类疾病诊疗的医疗机构应当依法、依规制定精神障碍患者隐私保护制度，医务人员在从事医疗活动时应当严格依照相关法律、行业规范、院内制度保护患者隐私，避免患者因隐私泄露而遭受不必要的伤害。

精神障碍患者属于社会上的特殊人群。此类问题不仅是一个医疗问题，更是一个严峻的社会问题。对精神障碍患者的关注不应当仅仅停留在医疗机构治疗层面，更重要的是社会的共治。社会应当建立更为健全的配套保障、救助制度，给予精神障碍患者及其亲属更多的物质帮助、制度支持、精神抚慰，共同携手保障精神障碍患者的权益。

（郑秋实）

第十四节　医疗美容诊疗合规管理

一、导　言

医疗美容，是指运用手术、药物、医疗器械等医学技术对人的容貌和人体各部位形态进行的修复与再塑。医疗美容包括手术型（整形美容）和非手术型（微整形美容、激光美容、抗衰老美容、中医美容、口腔美容、纹绣美容、毛发移植等）。美容医疗机构，是指以开展医疗美容诊疗业务为主的医疗机构。医疗美容广告，是指通过一定媒介或者形式直接或间接介绍美容医疗机构或者医疗美容服务的商业广告。

国家对不同等级的医疗美容机构所开展的医疗美容项目和医疗美容广告都作出了严格规范与限制，医疗美容科为一级诊疗科目，美容外科、美容牙科、美容皮肤科和美容中医科为二级诊疗科目。我国针对医疗美容的合规化管理要求较为严格，发布了医疗美容服务管理办法，美容医疗机构准入标准、评价标准及细则，医疗美容技术分级管理目录等多种管理规范。国家卫生健康委、工业和信息化部、公安部、国家市场监督管理总局等部委都高度重视对医疗美容的综合监管，开展了多次严厉打击非法医疗美容行动、打击非法制售和使用医疗美容产品、打击违规医疗美容广告等专项行动。

实际工作中，以下几个概念经常被混淆，在合规管理时需要进行区别。第一，生活美容和医疗美容的区别。生活美容是指运用手法技术、器械设备并借助化妆、美容护肤等产品，为消费者提供人体表面无创伤性、非侵入性的皮肤清洁、皮肤保养、化妆修饰等服务的经营性行为。医疗美容是指运用手术、药物、医疗器械以及其他具有创伤性或者侵入性的医学技术方法对人的容貌和人体各部位形态进行的修复与再塑。生活美容的定义中也包含器械设备的使用，于是有些生活美容机构会钻空子，违法进行医疗美容。不具备医疗美容资质却违法从事医疗美容活动的，市场监督管理部门和卫生健康主管部门可以考虑联合打击。第二，医疗美容和美容医疗的区别。医疗美容是指为治疗疾病而进行的整形美容，患者系因治疗自身疾病需要而不得不接受医疗美容服务，属于治疗性质。美容医疗是指单纯为追求美化美观而进行的整形美容，是基于求美者自身某种审美追求而进行的美容行为，属于为改变目前身体外形条件，达到一定的审美目标而接受的医疗服务，属于消费性质。

二、合规风险提示

医疗美容市场较为开放，受资本的影响较大，盲目追求利润导致管理混乱，存在巨大的法律隐患，亟待加强合规管理。资质监管存在漏洞，黑医美、黑机构、黑医生、黑场所、黑针剂现象较为严重。黑医美是指机构或个人涉嫌违法开展医疗美容诊疗业务。黑机构是指未取得医疗美容机构经营许可而开展医疗美容诊疗业务的机构。黑医生是指未取得职业医师许可而开展医疗美容诊疗业务的人员。由于行业黑产"来钱快、诱惑大"，滋生了大量自称"医生、专家"的非法从业者，他们仅通过非法培训机构短期速成"无证行医"；合法医疗美容机构当中，也存在非合规医师"飞刀"的现象。黑场所是指开展医疗美容诊疗业务的场所不符合《医疗机构基本标准（试行）》的规定。医疗美容光电设备市场被国外四大设备厂商垄断，由于正规光电设备价格高昂、垄断性强、管控严格，在非法医疗美容场所流通的大部分医疗美容设备都是假货。消费者选择在非法医疗美容机构进行光电医疗美容项目，轻则毫无效果损失钱财，重则造成永久性伤害。黑针剂是指用于注射类医疗美容项目的假货针剂及水货针剂。假货针剂是指国内外均无任何认证、用于注射类医疗美容项目的针剂。水货针剂是指获得海外相关机构认证但未通过中国国家药品监督管理局认证、用于注射类医疗美容项目的针剂。行业调研显示，中国医疗美容行业事故高发于黑医美机构，且多数消费者难以维权。部分美容机构使用通过非法渠道走私、以次充好、缺乏中文说明及标识、没有通过国家药品监督管理局验证的产品，消费者维权难度极高。

在公立医疗机构既有医疗美容，也有美容医疗。公立医疗机构具有公益性，不属于经营者，不适用《消费者权益保护法》。公立医疗机构的医疗美容由国家统一定价，纳入医保；美容医疗由公立医疗机构自行定价，报有关部门备案。在营利性医疗美容机构，多以美容医疗为主，自主定价，可以和求美者议价，属于经营行为，与公立医疗机构的情况不同。所以在消费者权益保护层面，应限定于消费性质的美容医疗和经营性质的营利性医疗美容机构。

（一）医疗美容机构超范围经营

在合法的医疗美容机构当中，依然存在超范围经营的现象，如诊所没有设置整形外科，违规开展双眼皮手术、抽脂手术等四级手术项目。此外，行业黑产依然猖獗，存在大量经营生活美容的店铺非法开展医疗美容项目等违法现象。

案例： 2020 年 10 月 3 日，江苏徐州的一名 21 岁的女孩花 14.5 万元，在常州某医疗机构做隆胸手术、隆鼻手术及唇部塑形手术，在手术中死亡。警方调查发现该医疗机构和医师证件齐全，不属于非法行医。常州市新北区卫生监督所调查发现该医疗机构存在以下违法行为：医疗机构未按照规定向卫生健康主管部门上报重大医疗纠纷；麻醉医师未按规定开具麻醉药品处方；手术医师有医师资格证，但没有在该医疗机构进行注册和备案。通过相关部门介入，患者家属与该医疗机构经协商后达成和解。同时，卫生健康主管部门责令该医疗机构停业整顿。

（二）超级别进行美容外科项目

国家对美容医疗机构实施准入管理，对医疗美容项目实行分级管理。《医疗美容服务管理办法》第 6 条规定：申请举办美容医疗机构的单位或者个人，应按照本办法以及《医疗机构管理条例》和《医疗机构管理条例实施细则》的有关规定办理设置审批和登记注册手续。《医疗美容项目分级管理目录》依据手术难度和复杂程度以及可能出现的医疗意外和风险大小将美容外科项目分为四级，并对可开展每一级项目的机构进行了列举，医疗机构不得超越级别开展美容外科项目。

（三）医疗美容机构管理不规范

管理不规范主要有以下五种情况：一是操作不规范。部分医疗美容机构存在诊疗操作不规范、仪器使用不规范、消毒操作不规范及卫生环境不规范等现象。二是告知不足，过度夸大美容效果。医生缺乏对就医者的美学评估，过度听取就医者、医疗美容咨询师的意见。医疗美容咨询师未交代清楚手术的不良反应，对就医者的项目效果过度承诺，使其对美容的期望值过高。医生由于操作不熟练、不专注等原因，对就医者造成不必要的创伤或造成术后创口出血等情况。三是仪器使用不规范，仪器操作人员未经过正规培训。未按照仪器操作规范使用、更换耗材。使用未经批准的仪器和耗材。使用通过不正规渠道购买、租赁的仪器或耗材。四是消毒操作不规范：未严格按照无菌要求进行术前准备、术后护理、器械灭菌等。五是卫生环境不规范：未按照要求对医疗机构建筑物内部表面进行日常清洁与消毒、强化清洁与消毒，清洁工具复用处理不当等。

案例：孙某至被告某医疗美容门诊部（以下简称被告）行"耳软骨隆鼻尖术、鼻尖成形术、鼻翼缩小术"，术后因术区出现血肿行"鼻部血肿清创术"。孙某认为，被告在其网站及电话咨询中进行虚假宣传致使其选择在被告处进行鼻部美容整形，要求被告三倍赔偿其医疗费损失等。法院经审理查明：被告系某公司投资设立的营利性机构，系门诊部，并非三级甲等医疗机构，且未经卫生健康主管部门定级。但被告在其网站上及向孙某的营销中宣称其系"某医科整形美容门诊部、卫生部三级甲等整形外科专科医院""某医学院中国医学科学院整形外科医院所属卫生部三级甲等整形外科专科医院"，涉嫌虚假宣传和欺诈。经鉴定，被告存在手术操作不当、病历书写不规范等过错，与孙某左鼻前庭组织隆起致左侧鼻腔狭窄的损害后果之间存在主要因果关系。法院最终支持孙某的三倍赔偿医疗费的请求及其他合理的诉求。

（四）非法医疗美容广告

医疗广告存在的违规情形包括以下几种情况：（1）违反关于药品、医疗器械、广告等的法律法规之规定，对未经药品管理部门审批或者备案的药品、医疗器械做广告。（2）宣传未经卫生健康主管部门审批、备案的诊疗科目和服务项目。（3）宣传诊疗效果或者对诊疗的安全性、功效做保证性承诺。（4）利用行业协会以及其他社会社团或组织的名义、形象做证明，使用患者名义或者形象进行诊疗前后效果对比或者做证明。（5）利用广告代言人为医疗美容做推荐、证明。（6）以介绍健康、养生知识、人物专访、新闻报道等形式变相发布医疗美容广告。（7）对食品、保健食品、消毒产品、化妆品宣传与医疗美容相关的治疗功能。（8）其他违反广告法律法规规定、严重侵害群众权益的行为。现实生活中经常见到消费者轻信广告、对医疗美容认知不理性的案例。

案例：张女士在北京某医疗美容诊所行双眼皮手术，术后双眼皮两侧增添新疤痕、睁眼困难、干涩疼痛、畏光流泪。2018年3月张女士在该诊所处进行修复手术，但术后仍然无明显改善，眼睛功能一定程度受损。法庭经审查发现，北京某医疗美容诊所在其微信公众号发布了多条与实际情况不符的广告，并曾因此受到行政处罚。经鉴定，张女士的损害构成九级伤残，医方存在过错，系张女士伤残的主要原因。法庭经审理认为，此案张女士受《消费者权益保护法》保护，北京某医疗美容诊所存在虚假宣传和欺骗消费者的情形，应当三倍赔偿张女士受到的损失。最终法院判决北京某医疗美容诊所赔偿张女士71余万元。

医疗美容机构的虚假宣传极易引发纠纷，建议医疗美容机构规范营销，保证营销内容的客观和真实，不虚构事实、不隐瞒真相、不夸大美容效果，严格在经审批、核准的医疗美容项目执业资质范围内执业，杜绝并自觉抵制虚假宣传，避免因虚假宣传误导美容就医者，减少不必要的法律追责。

三、合规依据

（1）《医疗美容服务管理办法》（2016 年修正）；

（2）《卫生部关于印发〈美容医疗机构、医疗美容科（室）基本标准（试行）〉的通知》（卫医发〔2002〕103 号）；

（3）《卫生部办公厅关于印发〈医疗美容项目分级管理目录〉的通知》（卫办医政发〔2009〕220 号）；

（4）《卫生部办公厅关于开展医疗美容专项整治工作的通知》（卫办医政发〔2011〕4 号）；

（5）《国家卫生计生委关于加强医疗美容主诊医师管理有关问题的通知》（国卫医发〔2017〕16 号）；

（6）《关于进一步加强医疗美容综合监管执法工作的通知》（国卫办监督发〔2020〕4 号）；

（7）《国家市场监管总局关于发布〈医疗美容广告执法指南〉的公告》（市场监管总局公告 2021 年第 37 号）；

（8）《关于进一步加强医疗美容行业监管工作的指导意见》（国市监广发〔2023〕22 号）。

四、合规指引

政府层面要做到立法严格化，对医疗美容黑色产业加大惩治力度；综合监管要落地化，建立打击黑色产业常规执法团队；价格设定要透明化，建立美容项目指导价格范围；资源配置要优化，鼓励公立医院开放医疗美容医师资源。行业层面要做到培训系统化，完善医疗美容专科医师资质培训体系；行业权威化，定期公示违法违规机构和个人；信息透明化，建立可查询机构、从业者、器材、针剂的溯源平台。在机构自律层面要做到竞争良性化，减少恶意价格战；经营规范化，抵制假货水货，耗材一客一用；宣传理性化，不过度承诺，不夸大效果。

（一）加强医疗机构资质管理

一是要增强守法规范意识，强化自我管理。医疗美容机构要自觉遵守有关法律、法规和规章，严格执行医疗美容相关诊疗指南或技术操作规程，规范医疗美容病历资料的书写与保管，未经美容就医者同意，不得泄露或公开其病历资料，妥善保护美容就医者的隐私或个人信息。严格在卫生健康主管部门核定的诊疗科目范围内开展医疗服务，不超诊疗范围执业。规范从业人员资格审查与披露，不使用非卫生技术人员从事卫生技术工作。规范营销行为，不做虚假宣传，不行过度医疗，不使用质量有缺陷或不合格的药品及医用材料，不使用未经批准/论证的新技术实施医疗美容行为。

二是要提升服务质量管理水平，减少风险发生。医疗美容机构及其医务人员要明确医疗美容收费项目，做到标价清晰，并向美容就医者明确告知费用明细，保障美容就医者的知情权。实施诊疗前，向美容就医者本人或亲属具体说明医疗美容风险，美容治疗的适应证、禁忌证和注意事项等，并取得美容就医者本人或监护人的明确同意。对美容就医者开展或实施医疗美容项目，实行主诊医师负责制，由主诊医师负责或在其指导下实施。

三是要完善纠纷处置机制，及时化解分歧。医疗美容机构应建立和完善纠纷处置机制，畅通美容就医者的投诉反馈渠道。在纠纷发生后，妥善封存病历资料，不伪造、篡改病历资料；不隐匿或拒绝提供与纠纷有关的病历资料；积极通过协调、医调委调解或其他沟通机制及时处置纠纷、化解矛盾。

此外，医疗美容机构和医疗美容医师资质合规管理的法律要求包括：

第一，医疗机构必须符合医疗美容的条件：（1）取得"医疗机构执业许可证"；（2）登记的诊疗科目中要有医疗美容科及相关二级诊疗科目；（3）诊治人员具备医师资质。

第二，负责实施医疗美容项目的主诊医师必须同时具备下列条件：（1）具有执业医师资格并经执业医师注册机关注册。（2）具有从事相关临床学科工作的经历。负责实施美容外科项目的，应具有 6 年以上从事美容外科或整形外科等相关专业临床工作的经历；负责实施美容牙科项目的，应具有 5 年以上从事美容牙科或口腔科专业临床工作的经历；负责实施美容中医科和美容皮肤科项目的，应分别具有 3 年以上从事中医专业和皮肤病专业临床工作的经历。（3）经过医疗美容专业培训或进修并合格，或已从事医疗美容临床工作 1 年以上。（4）省级人民政府卫生健康主管部门规定的其他条件。

（二）加强整形美容分级管理

第一，《医疗美容项目分级管理目录》将美容外科项目从易到难分成四级：一级项目指操作过程不复杂、技术难度和风险不大的项目，如隆鼻术；二级项目指操作过程复杂程度一般，有一定技术难度和风险，需要使用硬膜外腔阻滞麻醉、静脉全身麻醉等技术才能完成的项目，如耳畸形矫正术；三级项目指操作过程较复杂，技术难度和风险较大，手术前需要备血，并需要气管插管全麻的项目，如不良文饰修复术；四级项目指操作过程复杂、难度高、风险大的美容外科项目，如颧骨降低术。

第二，医疗机构开展医疗美容分级的资质条件。根据《医疗美容项目分级管理目录》的要求，设有医疗美容科或整形外科的一级综合医院和门诊部、设有医疗美容科的诊所，可开展一级项目；设有医疗美容科或整形外科的二级综合医院、设有麻醉科及医疗美容科或整形外科的门诊部，可开展一级和二级项目；医疗美容医院可开展一级至三级项目；三级整形外科医院、设有医疗美容科或整形外科的三级综合医院，可开展一级至四级项目。

第三，医疗机构开展医疗美容项目的执业证需要注册备案。医疗美容项目备案原则上一年一次，再次备案依照备案回执日期在年度内提前 1 个月申请。申请备案所需材料包括"医疗美容项目分级管理备案审核表"、"医疗机构执业许可证"正副本、美容主诊医师名单及主诊医师证书，设有医疗美容科的综合医院或专科医院还应提供医院等级证明文件等。中国各省、自治区、直辖市卫生健康主管部门还可以根据本地实际对医疗美容项目和项目分级进行适当调整，以保证医疗安全。

（三）强化对患者及美容者的权益保护

医疗美容纠纷为医疗纠纷的一种，一般都以医疗服务合同纠纷为案由。医疗纠纷案件的案由包括医疗损害责任纠纷和医疗服务合同纠纷。鉴于医疗纠纷的特殊性，实践中一般选用医疗损害责任纠纷为案由；如果医疗机构有过错、患者有损害、过错和损害之间存在因果关系，那么医疗机构就要承担赔偿责任。但医疗纠纷案件实际上存在案由的竞合，选用医疗服务合同纠纷也要围绕着是否有过错、损害和因果关系来判断，这和一般的经济合同纠纷案件是不同的。过去主张合同违约责任的同时不能主张精神损害赔偿，在《民法典》施行后，消费性质的美容医疗违约行为造成严重精神损害的，受损害方可以主张精神损害赔偿。如果医疗美容机构违反合同约定、欺诈消费者，造成严重后果，那么除三倍赔偿外，监管部门也应采取处罚手段，可以考虑纳入信用体系来加强管理，公示并限制再次开业，发生过重大事故的机构、负责人在一定年限内不得再次开办医疗机构，并且要重点打击非医疗机构非法开展医疗美容项目的行为。

医疗美容虽具备医疗服务的基本特征，但也有自己的特点。关于对医疗美容纠纷是适用《消费者权益保护法》还是适用《民法典》，存在争议。主张对医疗美容纠纷适用《消费者权益保护法》的观点主要认为：第一，医疗美容服务可以被认定为生活消费行为。它不具有国家公益性；主要目的并非治疗疾病，而是满足就医者的心理需求；医疗美容机构具有营利性；就医者与一般消费者一样，在医疗机构及具体医疗行为的方式上都享有自主选择权。以上特征均符合《消费者权益保护法》定义的生活消费行为的特点。第二，医疗美容就医者与医疗机构相比，在专业知识、社会地位、经济能力等方面，仍处于弱势地位，故适用《消费者权益保护法》能够更好地保护其合法权益，符合《消费者权益保护法》保护弱者的立法目的。认为应适用《民法典》的观点主张，在现行的法律规范下，对医疗美容纠纷不应单独适用《消费者权益保护法》。理由如下：一是医疗美容区别于一般的生活美容，更多地含有一定的治疗、矫正目的，不能将医疗美容等同于一般消费行为。二是在法律适用上，医疗美容纠纷既然被归于医疗纠纷的大范畴，就应在《民法典》范围内寻找救济，而不应再单独适用《消费者权益保护法》。笔者认为，对公立医疗机构不适用《消费者权益保护法》。目前国内大部分学者认为公立医疗机构具有公益性，不属于经营者，是不适用《消费者权益保护法》的。在公立医疗机构既有医疗美容也有美容医疗。公立医疗机构的医疗美容由国家统一定价，纳入医保；美容医疗由公立医疗机构自行定价，报有关部门备案。此外，有学者认为对营利性医疗美容机构可以适用《消费者权益保护法》，因为这类机构多以美容医疗为主，自主定价，可以和求美者议价，其行为属于经营行为，与公立医疗机构的情况不同。所以在消费者权益保护层面，应限定于消费性质的美容医疗和经营性质的营利性医疗美容机构。

（四）合规发布医疗美容广告

1. 医疗广告发布的审批流程

申请办理"医疗广告审查证明"时，需提交下列证明材料，并按要求填写：（1）"医疗机构执业许可证"或开业执照（社会医疗机构、个体医必须提供）；（2）医疗广告的专业技术内容；（3）有关卫生技术人员的证明材料；（4）诊疗方法的技术资料；（5）涉及医疗器械的，要提供仪器的技术资料和已取得的批准文号；（6）诊疗机构名称、诊疗科目的填写以执业许可证和诊疗科目核准的为准，不得任意冠以行政区域名称或分解诊疗科目；

（7）诊疗内容要简单明了，不得涂改，不得粘贴。卫生健康主管部门在接到申请后，对医疗机构的执业资格，广告内容的真实性、科学性、准确性进行审查，在15天内作出答复。对不符合规定的，不予办理；对符合规定的，将审查意见和申请提交的证明材料上报省级卫生健康主管部门审批。"医疗广告审查证明"的有效期为1年。在有效期内变更广告内容或者期满后继续进行广告宣传的，必须重新办理"医疗广告审查证明"。医疗广告的证明文号必须与广告内容同时发布。

2. 符合医疗美容广告中"医生""专家"情形的认定

（1）医疗美容广告中出现的卫生技术人员、医疗教育科研机构及其人员的名义、形象属实的，应认定为使用医生或者专业人士为医疗美容广告代言的广告违法行为。

（2）广告中将未依法取得医师执业资格或医疗教育、科研相关职称的人宣称为"医生""医学专家"等医学专业人士，足以误导消费者认为其属于医生等专业人士的，应认定为虚假医疗美容广告。相关人员涉嫌非法行医的，要及时通报同级卫生健康主管部门。

（3）对卫生技术人员、医疗教育科研人员的专访、专题报道中出现有关医疗美容机构的地址和联系方式等内容的，应认定为以介绍健康、养生知识、人物专访、新闻报道等形式变相发布医疗美容广告。

（五）共建多方参与的监管体系

在医美行业蓬勃发展的同时，也出现了各种乱象，主要存在虚假宣传、非法行医、材料虚假三个问题，需要加大监管力度进行整治。国家对医疗美容行业监管越来越重视，尤其是自2014年起，每年都发起打击非法医疗美容行动，从源头的针剂产品查处到黑医美机构查处，释放出国家严格监管的决心。有效的监管体系除了自上而下，更应该自下而上联合行业从业者、医疗美容机构、行业协会、在线渠道，共同构建健康的行业环境，如构建透明、可溯源的查询平台，规范化经营，严格抵制水货假货等。例如某医疗美容垂直平台为了帮助消费者更好地辨别正规医疗美容与黑医美，增加了机构和医生的信息查询功能，正逐步整合各厂商的药品/器械正规产品溯源平台。市场监管部门在医疗美容广告监管过程中，发现从事医疗美容活动的机构未取得执业许可或未经过备案的，以及生活美容机构等非医疗机构开展医疗美容广告宣传的，要及时通报同级卫生健康主管部门。市场监管部门在医疗美容广告监管过程中，发现相关广告主未取得"医疗广告审查证明"或者未按"医疗广告审查证明"的内容发布医疗广告的，在依照《广告法》处理的同时，要通报同级卫生健康主管部门。各级监管部门发现相关违法行为涉嫌犯罪的，应依照有关规定移送公安机关。

使用医疗美容服务合同来约束营利性医疗美容机构是可行的，合同中应包含医疗美容的目的、采取的措施以及相关风险，不能保证结果，不能承诺达到的效果。如果医疗美容机构违反合同约定、欺诈消费者、造成严重后果，那么除三倍赔偿外，监管部门也应采取处罚手段，可以考虑纳入信用体系来加强管理，公示并限制再次开业，发生过重大事故的机构、负责人在一定年限内不得再次开办医疗机构，并且要重点打击非医疗机构非法开展医疗美容项目的行为。设置医疗美容机构人员黑名单制度，被吊销证书的机构和人员被限制再次开业。设置非正常消费者异常名录，对消费者也要有相应约束，不得随意退款，避免"职业医闹""碰瓷"等行为。

（丁宗烽）

第十五节　中医药特色服务合规管理

一、中医诊疗服务合规管理

（一）导　言

中医药事业是我国医药卫生事业的重要组成部分。党的十八大以来，中医药在战略地位、法制建设、服务能力、文化推进等方面，取得了令人瞩目的成就。

近年来，国家对中医药的重视程度明显提升，相关立法逐渐完善，管理措施稳步推进。《中医药法》于2017年正式实施，这是中医药发展史上具有里程碑意义的大事，其明确了中医药事业的重要地位和发展方针；在2020年实施的《基本医疗卫生与健康促进法》也对发挥中医药在医疗卫生与健康事业中的独特作用提出了要求；在2022年生效的《医师法》更是考虑到中医传承模式、人才培养特色以及中医诊疗的特点，建立了符合中医药特点的管理制度，以充分发挥中医药在我国医药卫生事业中的作用。

依据《中医药法》第2条，本节所称中医药，是包括汉族和少数民族医药在内的我国各民族医药的统称，是反映中华民族对生命、健康和疾病的认识，具有悠久历史传统和独特理论及技术方法的医药学体系。在现代医学发展过程中，相较于西医，中医存在如下的特点：

首先，理论来源多样。既有来自教科书、古代典籍、学术文献的理论，也有来自家传秘方、民间验方的理论。在判断中医诊疗行为是否符合规范时，确定合法、权威、经得起检验的理论依据，并非易事。

其次，标准化建设任重而道远。中医有"同病异治，异病同治"之说。由于发病时间、地区、患者机体反应性、疾病发展阶段的不同，同一种疾病所表现的证候不一，因而治法也不一样，医疗效果高度依赖医师辨证论治的准确性。同时，中医门派众多，用药风格各有特色，如寒凉派与温补派在对疾病的认识上就大相径庭。

这些有异于西医的诊疗特点使中医在具体疾病的诊疗上提取共性因子、建立统一规范存在较大难度。当前我国虽已在中医药数字化、标准化方向上取得了一些进展，但尚未构建起完整统一的诊疗评价体系。

最后，中医技术的简便易行使许多医疗手段被百姓作为传统的保健方式广泛使用，医疗行为和保健行为深度融合，难以区分。

因此，在实践中我们需要着力把握中医诊疗实践的特殊性，重点关注其不同于西医的风险点，通过对风险的合理管控，达到合规治理的目的。

（二）合规风险提示

目前我国中医服务监管体系仍在建设之中，相应的配套操作规范仍有待进一步细化完善。在这一现实背景下，中医特色诊疗服务最突出的合规风险主要有以下方面。

1. 超范围执业

（1）中医备案制诊所超出备案范围执业。

《中医药法》改革完善了中医诊所准入制度，将中医诊所由许可管理改为备案管理。由于先前适用的《中医诊所基本标准》规定中医治疗率不低于85%，因此有相当数量的中医诊所因群众需求而提供中医西医两种服务。但是需要关注的是，按照《中医诊所备案管理暂行办法》的规定，采用备案形式开办的中医诊所，其诊疗范围有严格限定：一是不得提供西医西药服务；二是技术存在不可控的医疗安全隐患和风险的中医药服务，不得在中医诊所开展，如中医微创类技术、中药注射剂、穴位注射等。[①] 因此，采用备案形式开办的诊所开展上述两项禁止类业务的，属于违规行为。

（2）专长类医师超出考核范围执业。

根据中医人才培养及传承特点，《中医药法》与《医师法》设立了中医医术确有专长

---

① 《中医诊所备案管理暂行办法》解读．（2017－11－16）［2021－01－03］．http：//www.satcm.gov.cn/fajian-si/zhengcewenjian/2018－03－24/2405.html.

人员通过考核获取医师资格的特殊考核办法。该办法放宽了中医执业人员的准入门槛，为民间中医人才提供了行医资格便利。

但是，取得"中医（专长）医师资格证书"者，和经过医师资格"统考"取得"医师资格证书"者，在执业范围的确定上是有差异的。根据国家中医药管理局对《中医医术确有专长人员医师资格考核注册管理暂行办法》的解读，中医（专长）医师应当按照考核专家认定的考核结论确定执业范围，该范围具体到能够使用的中医药技术方法和具体治疗病症。例如考核的是中医正骨，就只能注册中医正骨，不得超出考核范围进行注册和执业。因此，专长类中医师不能从事专长项目外的医疗行为。

（3）未经培训合格，采取西医药技术手段。

中医能否开展手术或开具西药是一个热议的话题。为了提高公民的健康水平，为公民提供更加优质的医疗服务，我国一直坚持中西医并重。《中医药法》和《医师法》也从制度层面做出了回应：（1）经过医师资格考试取得医师资格的中医医师可在中医医疗机构开展执业，也可在综合医院各临床科室开展执业；（2）经考试取得医师资格的中医医师按照国家有关规定，经培训和考核合格，可在执业活动中可以采用与其专业相关的西医药技术方法。

对于中医医师，一般的现代诊疗技术无须进行专门培训和考核，比如开具各类常规检查、化验等；但是，国家专门规定的限制类现代科学技术方法，比如关节置换、介入等限制类医疗技术，须按照国家相关规定培训考核合格后在该医师专业相关的领域使用。

（4）违规开展互联网医院的诊疗活动。

近几年互联网诊疗逐渐获得大家的认可，一方面的原因是互联网诊疗缓解了因疫情无法线下就诊的困境，另一方面的原因是互联网诊疗极大地方便了慢性病患者的治疗需求。国家相继发布了《互联网医院管理办法》《关于印发互联网诊疗监管细则（试行）的通知》等文件，从多方面对互联网诊疗行为进行了规范。但实践中有的中医医疗机构没有认真学习文件，在未获得行政许可的情况下，违规开展互联网诊疗活动。

2. 未取得资质开展中医保健服务

中医养生保健服务，是运用中医药（民族医药）理念、方法和技术，开展的保养身心、预防疾病、改善体质、增进健康的活动。① 医疗行为是指通过各种检查，使用药物、

---

① 国家中医药管理局关于促进中医养生保健服务发展的指导意见．（2016 - 01 - 18）［2021 - 03 - 24］．www. natcm. gov. cn/yizhengsi/gongzuodongtai/2018 - 03 - 24/2687. html.

器械及手术等方法，对疾病作出判断和消除疾病、缓解病情、减轻痛苦、改善功能、延长生命、帮助患者恢复健康的活动。中医诊疗活动中实施的行为有时候并不像西医那样针对某种具体的疾病，而是通过疏经活血、改善体质、恢复"阴阳平衡"之方式来达到促进健康的目的或为患者提供身心调适与保养的医学建议，这些中医医疗行为从另一个角度看也可以被认为是一种保健行为。因此，在中医诊疗中诸多医疗行为和保健行为并非泾渭分明，而是水乳交融，二者并不存在也不宜有明确的边界。

按摩、刮痧、拔罐、艾灸、熏洗等操作手法的使用，因不同的目的而有不同的规范。以治疗疾病为目的，在疾病诊断的基础上，按照中医理论和诊疗规范等实施的行为，属于医疗活动，必须在医疗机构内进行。比如，盲人医疗按摩属于医疗行为，应当在医疗机构中开展，同时，从事盲人医疗按摩的人员应当具备相应的专业技术任职资格，并且盲人医疗按摩所应当取得"医疗机构执业许可证"方可经营。另外，开展医疗气功活动也必须在医疗机构内进行，从事医疗气功活动的人员，应当具有中医执业医师或中医执业助理医师资格，还需要经医疗气功知识与技能考试取得"医疗气功技能合格证书"。

3. 忽略辨证施治、不正确认识副作用，造成医疗安全隐患

随着国家对中医药事业发展的大力支持，中医药文化知识不断普及推广，我国公民的中医药文化素养不断提升，选择中医药诊疗的患者也与日俱增。但同时，我们也发现公众对中医药的认知也存在普遍的误区，这也会对医师的诊疗决策造成误导。有研究显示，绝大部分的患者对一些中医特色的诊疗手段，只认识到了其优势所在，而不了解其可能存在的医疗风险。[①] 比如实践中，有患者认为针灸没有任何危险性，不了解并发症的存在，从而以养生保健为目的盲目寻求针灸治疗；有老百姓认为中药副作用小，甚至把中药当成保健品，长期大量服用，又拒绝医师检测肝肾功能的要求，导致出现肝肾功能受损而没有及时发现；医师应患者要求，为患者抄方续药，既不审核中药配伍是否合规，也不根据患者当下情况进行辨证调方，并不符合"效不更方"的适用情形。

（三）合规依据

（1）《中医药法》（2016 年）；

（2）《医师法》（2021 年）；

---

① 张津萌，杜琬晴，闫家馨，等．中医就诊者对于中医知识的认知程度与提升策略研究：以国医堂患者调研为例．中医药导报，2018（24）：5 - 9.

（3）《医疗机构管理条例》（2022 年修订）；

（4）《中医诊所备案管理暂行办法》（2017 年）；

（5）《诊所改革试点地区中医（综合）诊所基本标准》（2019 年修订）；

（6）《中医药健康管理服务技术规范》（2013 年）；

（7）《医疗气功管理暂行规定》（2000 年）；

（8）《盲人医疗按摩管理办法》（2009 年）。

（四）合规指引

针对中医特色医疗服务开展过程中存在的合规风险，医疗机构要从制度建设、标准制定、搭建管理架构以及强化监督等方面，建立起一套合规管理体系。

1. 重视资质管理

医疗机构作为我国医疗卫生行业的主要组织形式，其设立、登记、注销等程序受《医疗机构管理条例》的限制，中医医疗机构也不例外。但是，中医诊所为一种常见的中医机构组织形式，《中医药法》（2016 年）对中医诊所的设立进行了改革创新，国家中医药管理局同步出台了《中医诊所备案管理暂行办法》（2017 年），由此产生了目前中医诊所与中医（综合）诊所两个不同的主体形式。

中医诊所与中医（综合）诊所在业务开展范围上存在差异，备案制也仅适用于中医诊所。具体而言，前者是在中医药理论指导下，运用中药和针灸、拔罐、推拿等非药物疗法开展诊疗服务，以及中药调剂、汤剂煎煮等中药药事服务的诊所。后者是以提供中医药门诊诊断和治疗为主的诊所，中医药治疗率不低于 85％即可。

由于中医发展历程与人才培养模式有自己鲜明特点，因此，国家在中医医疗机构与中医医师管理政策中都做出了专门性规定，但是，做出特殊性规定并不等同于放松管理。因此，中医医疗机构在执业中尤其要关注以下内容：

首先，杜绝出现以备案制诊所的名义开展中医（综合）诊所才能开展的业务。《中医诊所备案管理暂行办法》实施前已经存在的诊所，应根据自身实际情况，自主选择举办诊所的管理方式：仅提供该办法规定的中医药服务的，在"医疗机构执业许可证"有效期到期之前，可以按照《医疗机构管理条例》的要求管理，也可以按照备案要求管理（注销原"医疗机构执业许可证"后按该办法规定进行备案）。

其次，提供的服务不符合该办法规定的服务范围或者存在不可控的医疗安全隐患和风险的中医诊所，仍然按照《医疗机构管理条例》的要求实行审批管理，实行审批管理的中医诊所更名为中医（综合）诊所，设置应符合国家卫生健康主管部门和国家中医药管理局印发的《中医（综合）诊所基本标准》。

再次，建立本机构中医（专长）医师台账，主管部门应定期开展监督检查，确保中医（专长）医师在执业活动中只提供中医药服务①，且严格按照注册的范围开展诊疗活动。

最后，除了法律法规外，中华中医药学会、国家标准化管理委员会等制定的中医临床诊疗指南、各项技术操作规范、技术标准等，也为中医特色诊疗技术提供了重要指引。比如为加强中医医疗技术临床应用管理，国家中医药管理局组织遴选、整理了第一批 100 余项成熟规范的中医医疗技术，印发了《中医医疗技术手册》（2013 普及版）；针对医疗机构"三伏贴"管理，可参考《针灸技术操作规范第 9 部分：穴位贴敷》（GB/T 21709.9—2008）和中华中医药学会《中医养生保健技术操作规范（Ⅱ）穴位贴敷》；在中医药健康管理服务中，可供参照的有《中医药健康管理服务技术规范》；在基层针对不同级别医疗卫生机构和中西医人员分层分类推广中，有国家中医药管理局制定的《基层中医药适宜技术手册》作为指引；同时，针对临床诊疗效果的评价，现行的病证诊断疗效标准基本涵盖了中医内、外、妇、儿、骨伤、耳鼻喉、皮肤等科别。

2. 完善对特殊医疗技术开展的审查

对于国家专门规定的限制类现代科学技术方法，中医医师必须按照规定完成培训并考核合格后方可进行临床操作。为避免发生违规，我们需要加强管理。

一方面，医疗机构职能管理部门应及时掌握相应的相关规定，根据本医疗机构的情况，制定文件，规定操作名称、操作范围、培训时间，建立具有可操作性的管理流程；此外，还需做好政策宣传，让医生充分知晓制度与流程，从思想上重视依法实施特殊技术，最终达到有序引导临床开展相关工作，让依法执业能实实在在地落地的目的。

另一方面，医疗机构职能管理部门要加强人员及操作监管。对科室相关技术操作有严格的审批，保证特殊医疗技术从准入到资质全程均处于医疗质量监管之下。

3. 针对中医特色诊疗建立质量控制体系

医务人员作为从事具体医疗活动的主体，其执业资格的取得与变更、执业规则的设立、执业活动中权利与义务等内容都由《医师法》（2021 年）作出明确的规定。中医医生的执业资格及执业规则等在《医师法》（2021 年）以及《中医药法》（2016 年）等法律文

---

① 《中医医术确有专长人员医师资格考核注册管理暂行办法》解读．（2017 - 12 - 20）　［2018 - 09 - 11］. www. natcm. gov. cn/fajiansi/zheng cewen jian/2018 - 03 - 24/2403. html.

件中均有专门性规定。医疗机构在实施中医特色诊疗时，应根据中医药服务的特点，建立相应的质量控制体系，保证人员具备资质，加强医疗风险告知，规避意外的发生，从而更好地为患者提供医疗服务。

第一，对于申请开展中医药服务的医务人员，应根据管理要求完成培训，在具备资格后再临床使用中医药。

第二，对于特殊穴位针刺等高风险操作进行准入管理，设置考核标准，目的是让具备操作能力的人员经考核合格被授予权限后方在临床使用，从而保证医疗安全。

第三，门诊抄方有很多风险，建议医院根据各科疾病的特点，对抄方范围、抄方时限、抄方审核等制定规则，对于非本医疗机构的处方、处方非近期开具的、含有小毒饮片、剂量超过"中国药典"的规定等情况，应着重给予关注。

第四，中医特色治疗同样存在风险，建议对患者加强风险告知，如背部针灸或针刀后的"气胸"、拔罐后的"烫伤"、小针刀后的软组织不适、穴位贴敷或中药膏导致的皮肤过敏等。

第五，通过学历教育方式通过医师职业资格考试，并注册后执业的医师，在其注册范围内执业，并不会限制治疗病症；而通过非学历教育方式取得执业资质的中医师，能够使用的中医药技术方法和具体治疗病症的范围都有严格限定，不得超出考核范围进行注册和执业。

4. 规范开展互联网诊疗

互联网医院可以开展互联网诊疗，互联网医院以实体医疗机构为基础，实体医疗机构需要经过行政许可并登记方可运行互联网医院。首先，医疗机构要获得互联网医院的资质。建议职能部门认真学习管理文件，把政策与管理流程融会贯通并予以落实，这样才能依法依规开展互联网业务。其次，对互联网诊疗的要求要严格执行，包括对医务人员进行政策宣传，让其知道互联网诊疗中自己应该注意的事项，并明确违规行为的类型，防微杜渐；对患者要做好诊疗告知，明确说明互联网诊疗的特点，让患者明明白白看诊。最后，要提供高效优质、便捷的诊后服务，包括收费途径、药品邮寄、诊后服务等。

二、中药合规管理

(一) 导　言

中药是指在中医药理论指导下用于防治疾病的药物，主要包括植物药、动物药和矿物药，其中植物药占大多数，按其加工工艺又可分为中药材、中药饮片和中成药三种商品形式。自《神农百草经》之后，我国出现了诸多本草医药典籍，这些典籍对药材的来源、采摘、炮制、质量的鉴定以及疗效等都有精辟的论述，其中大部分时至今日仍被奉为经典。

随着医学技术的进步和中医药领域的发展，中药在临床实践中发挥着越来越重要的作用，中药疗效的显著性也受到越来越多患者的认可。中药的推广和普及加深了人们对中药的认识并扩大了其应用，但同时也带来了一定的风险。

（二）合规风险提示

1. 中药采购、验收、保管不规范导致药品质量降低

中药产业链长，从选种、种植、加工、炮制、贮藏，直到运输、销售的整个流程涉及的工艺复杂，任何一个环节出现问题都会直接影响中药的质量安全。特别是当中药饮片进入医院时，若医院采购中药饮片未按正常渠道进货，或者医院对药品未按照药品质量标准进行验收，或者将零散包装的中药饮片在配送过程中随意堆放，出现药品挤压、破损、污染、混药等现象，或者中药饮片贮藏保管条件不符合要求，导致药品出现受潮、霉变、虫蛀等现象，则会导致药品质量降低，严重影响用药安全。

2. 违反中药处方使用规定导致患者治疗出现风险

中药处方要注意配伍禁忌。中药配伍禁忌主要指某些药物合用会产生或增强药物毒副作用或者降低、消除药物的疗效，所以临床应当避免这些药物同时出现在同一处方中，如"十八反""十九畏"等是配伍禁忌的核心内容。

除了需要考量中药处方自身的配伍风险之外，还应考虑医生的诊断差异。同一个医生对同一个症状可能会得出不同的结论、开具不同的处方。此外，还要根据特定患者的身体状况审查处方中是否含有禁用、忌用、慎用或者不宜使用的药物，如妊娠禁忌、运动员慎用、证候用药禁忌、服药饮食禁忌等。

3. 毒性中药使用不规范导致用药安全出现风险

中草药的毒性有广义和狭义之分。广义的毒性泛指一切中草药的作用和偏性；狭义的毒性指药物对人体的毒害性，即服用后容易引起的毒副作用。中药毒性的概念与内涵十分复杂，既包含了现代药学意义上的毒理毒性，即使用后容易引起的毒性反应，又包含了古代文献中所称的"毒性"。中药之所以成为中药，区别于普通的天然物质，是因为其具有特殊的偏性，这样的偏性在古代文献中被称为"毒性"。2020年版"中国药典"（一部）收载了83种有毒中药饮片，其中10种被标注为"大毒"，被标注为"有毒""有小毒"的分别为 42 种和 31 种。还有一些未被列入毒性中药名单中的药材，这些药材的毒性还未被人们充分探知，同样具有潜藏的中药毒性风险。

中药种类复杂、品质不一，毒性物质种类多样。中药的毒性除了受药品本身天然的属性影响外，还会受到处方配伍、用药人群等诸多因素的影响。医生的处方中，出于临床治疗的需要，有可能也会包含法定标准中标有"剧毒""大毒"以及现代毒理学证明有明确毒性的中药。不选用合格饮片、依法炮制、对证用药、合理配伍和正确煎煮等，就有可能导致不良反应发生，严重影响用药安全。

4. 未按规定进行中药炮制导致药品疗效出现风险

中药炮制是指对药物在应用或制成各种剂型前，根据医疗、调剂、制剂的需要而进行必要的加工处理的过程，有修治、水制、火制、水火共制等加工方法，目的主要是加强药物效用，减除毒性或副作用，便于贮藏和服用等。在炮制的过程中，饮片切制、火候大小、加热方式、炮制时间、加热温度等都会对中药饮片的质量产生直接影响。炮制"贵在适中，不及则功效难求，太过则气味反失"，若炮制工艺不得当，饮片的药效、用药安全难以保证。

目前，我国中药饮片炮制规范现有质量标准体系包括"中国药典"和各省、区、市地方炮制规范，且地方炮制规范占大多数。不同地方同一品种的炮制方法会存在差异，各类标准之间相互不一致的现象时有存在。

5. 中药调剂质量不达标导致药品服用出现风险

目前在很多医疗机构的临床实践中，传统饮片调配都是人工进行的，存在一定的风险点，例如药品剂量差错、分配剂量不均匀、称量不够准确、剂量不足或超量、遗漏处方饮片、混入非处方饮片、饮片名称品种识别错误，均有可能造成用药安全隐患。

中药调剂复核也是调剂工作中的一个重要环节，复核率应当达到 100%。复核时要认真核对调配好的中药有无多配、漏配、错配或掺杂异物，剂量是否相等，检查药品质量，核对药品名称，有无不合理的药品配伍、用药禁忌，毒性药物有无超量；发药时也要核对患者信息、处方内容等，避免出现差错。

（三）合规依据

（1）《药品管理法》（2019 年修订）；

（2）《医疗用毒性药品管理办法》（1988 年）；

（3）《处方管理办法》（2007 年）；

（4）《医院中药饮片管理规范》（2007 年）；

（5）《中医药法》（2016 年）；

（6）《基本医疗卫生与健康促进法》（2019 年）。

（四）合规指引

1. 加强中药饮片采购环节审核

医疗机构应严格按照《药品管理法》的要求，建立规范的药品采购监督管理制度，药品采购部门定期根据货源情况、库存数量、季节变化等多方面因素，制订合理的采购计划，做到药品不脱销、不积压，不盲目采购导致浪费。对药品供应商的信誉、经营能力、生产资质进行审核，检验药品生产经营许可证、营业执照、GMP 证书或 GSP 证书、供货承诺书等材料，确保供应商具有一定的药品质量保证能力，坚决拒绝不合格的饮片进入医院。

《中医药法》第 21 条规定：国家制定中药材种植养殖、采集、贮存和初加工的技术规范、标准，加强对中药材生产流通全过程的质量监督管理，保障中药材质量安全。

《药品管理法》第 117 条第 2 款规定：生产、销售的中药饮片不符合药品标准，尚不影响安全性、有效性的，责令限期改正，给予警告；可以处 10 万元以上 50 万元以下的罚款。

2. 严格验收中药饮片质量

采购人员应具备对饮片质量优劣的鉴别能力，严格按照药品质量标准对药品进行逐项验收，检查饮片外包装是否完整、有无破损，票据名称与药品实物是否相符，药品炮制规格是否符合要求，药品的生产批号和生产日期是否有效，有无提供药品检验合格证书，药品有无出现霉变、虫蛀、变色、粘连、返潮、泛油等现象，拒绝质量低劣的药品进入医院。

《中医药法》第 31 条规定：医疗机构对其配制的中药制剂的质量负责；委托配制中药制剂的，委托方和受托方对所配制的中药制剂的质量分别承担相应责任。

3. 改善中药饮片贮藏保管条件

医疗机构应不断提高和改善中药饮片的贮藏保管条件。中药饮片进入库房后，应尽量贮藏在阴凉、通风的地方，有条件的医院可以建立环境监测系统，对药品库房环境的温度、湿度、空气质量等参数进行检测，或者在库房安装空调、除湿仪、冰箱冰柜、通风系统等设备，保证库房的环境条件符合中药饮片的贮藏要求。

同时，可以对药品进行分类管理，根据用药部位分类存放，例如：将小品种且质量较轻的品种放在货架上层，将常用品种放在货架中下层；对配伍禁忌品种不可放在同一药斗中，防止窜斗混药；对外形相似的饮片要分开存放，避免发生抓药错误；对鲜类饮片应放在冰箱冷藏保存，即用即取；对含糖量高容易黏附的饮片，要定期清洗药斗。坚持先进先出、发陈出新的原则，对饮片做好定期的养护。

4. 加强对用药处方的审核

医生在开具中药处方时，要严格按照《处方管理办法》和"中国药典"的要求，按照"君、臣、佐、使"的顺序排列，同一处方中避免出现存在"十八反""十九畏"等配伍禁忌的饮片，避免出现严重超出常规用量的饮片。医疗机构可以在系统中对各类药物的用法和用量做出明确的规定，除了标记各类药物的一般用法和剂量外，还要重视对药物最大剂量的提示，明确提出药物的剂量限制和不良反应、注意事项和不能联合使用的药物，对医生进行提醒，以提高药物使用的安全性。此外，药房收到处方进行调剂时，需再次对处方饮片的组成进行审核，当发现"十八反""十九畏"饮片或者超量饮片时，应要求医生本人对处方内容进行签字确认，确保处方使用无误。

《处方管理办法》第 6 条规定，处方书写应当符合下列规则：……（6）西药和中成药可以分别开具处方，也可以开具一张处方，中药饮片应当单独开具处方。……（8）中药饮片处方的书写，一般应当按照"君、臣、佐、使"的顺序排列；将调剂、煎煮的特殊要求注明在药品右上方，并加括号，如布包、先煎、后下等；对饮片的产地、炮制有特殊要求的，应当在药品名称之前写明。

《医院中药饮片管理规范》第 32 条规定：调配含有毒性中药饮片的处方，每次处方剂量不得超过 2 日极量。对处方未注明"生用"的，应给付炮制品。如在审方时对处方有疑问，必须经处方医生重新审定后方可调配。处方保存两年备查。

5. 对用药不良反应进行监测

医疗机构应加强对中药饮片用药不良反应的监测，建立用药不良反应上报系统，鼓励临床医生对发现的可疑不良反应及时进行上报，药学部门在收到不良反应报告后，要与医生进行详细沟通，对可疑的饮片种类和发生药品不良反应的原因进行分析，并定期在全院开展学习和培训，以起到提示作用。尤其要重视毒性中药的合理性，确保用法用量符合要求，对于长期服用中药的患者，要定期检测肝肾功能，及时调整药物的用法和用量，最大限度减少患者用药的不良反应，保障用药安全。

6. 提高中药饮片调剂质量

医疗机构要保证中药饮片调剂质量，严格按照处方剂量进行调剂，对每剂重量误差应当控制在±5%以内。若采用全手工调剂，则调剂员在分剂量时，要加强对饮片重量的复核。此外，将饮片装斗时要避免错斗、串斗，特别是对于小包装中药饮片，要防止出现多药或少药的情况。完成调剂后，复核时应按照处方饮片逐项进行核对，保证药品无误。发药时需再次核对患者姓名、取药凭证和剂数；对贵细饮片要求患者当面点清后再签字，避免流于形式。

《医疗用毒性药品管理办法》第9条第2款规定：调配处方时，必须认真负责，计量准确，按医嘱注明要求，并由配方人员及具有药师以上技术职称的复核人员签名盖章后方可发出。

《医院中药饮片管理规范》第29条规定：中药饮片调剂人员在调配处方时，应当按照《处方管理办法》和中药饮片调剂规程的有关规定进行审方和调剂。对存在"十八反"、"十九畏"、妊娠禁忌、超过常用剂量等可能引起用药安全问题的处方，应当由处方医生确认（"双签字"）或重新开具处方后方可调配。

《医院中药饮片管理规范》第30条规定：中药饮片调配后，必须经复核后方可发出。二级以上医院应当由主管中药师以上专业技术人员负责调剂复核工作，复核率应当达到100%。

《医院中药饮片管理规范》第31条规定：医院应当定期对中药饮片调剂质量进行抽查并记录检查结果。中药饮片调配每剂重量误差应当在±5%以内。

（王　阳　李欣慧　龚志忠）

第十六节　医疗质量合规管理

一、导　言

医疗质量是衡量医务人员诊疗及服务水平的标准。评价医疗质量的常用统计指标有治愈率、死亡率、并发症发生率等评估、诊断、治疗工作质量指标。这些指标为保障患者安全和提高医疗质量管理水平提供了量化依据。保障和提高医疗质量是医疗机构生存与发展永恒的主题。根据《医疗质量管理办法》，医疗质量是指在现有医疗技术水平及能力、条件下，医疗机构及其医务人员在临床诊断和治疗过程中，按照职业道德及诊疗规范要求，给予患者医疗照顾的程度。医疗质量管理是指按照医疗质量形成的规律和有关法律、法规的要求，运用现代科学管理方法，对医疗服务要素、过程和结果进行管理与控制，以实现医疗质量系统改进、持续改进的过程；医疗质量安全核心制度是指医疗机构及其医务人员在诊疗活动中应当严格遵守的相关制度，主要包括首诊负责制度、三级查房制度、会诊制度、分级护理制度、值班和交接班制度、疑难病例讨论制度、急危重患者抢救制度、术前讨论制度、死亡病例讨论制度、查对制度、手术安全核查制度、手术分级管理制度、新技术和新项目准入制度、危急值报告制度、病历管理制度、抗菌药物分级管理制度、临床用血审核制度、信息安全管理制度等；医疗质量管理工具指为实现医疗质量管理目标和持续改进所采用的措施、方法和手段，如全面质量管理（TQC）、质量环（PDCA 循环）、品管圈（QCC）、疾病诊断相关组（DRGs）绩效评价、单病种管理、临床路径管理等。

1989 年、2011 年我国两次启动医院等级评审制度，《医疗质量管理办法》《医疗纠纷预防和处理条例》《医疗质量安全核心制度要点》等一系列重要文件先后发布，自此我国医疗质量安全管理工作进入法制化、规范化的新时代。并且，随着电子病历的应用，医疗质量目标管理在质量控制指标设置、动态监测、预警与评估等方向迈上了新台阶。

2016 年，国家卫生计生委颁布《医疗质量管理办法》，以部门规章形式建立了国家医疗质量管理相关制度，明确了医疗质量管理的责任主体、组织形式、工作机制和重点环节，强化了监督管理和法律责任。2018 年，国家卫生健康委发布《医疗质量安全核心制度要点》，对医疗机构和医务人员提出涉及临床诊疗全流程的相关具体要求，推动医疗质量管理工作步入制度化、法治化管理轨道。

二、合规风险提示

医疗质量管理实务中，因为没有落实《医疗质量管理办法》中列举的 18 项核心制度，（具体可见国家卫生健康委颁布并定期修订的《医疗质量安全核心制度要点释义》），没有遵守相关医疗技术诊疗规范而产生的医疗质量问题较多。鉴于本书医疗技术、病历管理等章节有具体的表述，本节着重从医疗质量管理角度来讨论相关合规风险。

1. 医疗机构未建立和落实医疗质量管理体系

包括未建立医疗质量管理部门或者未指定专/兼职人员负责医疗质量管理工作，二级以上医院各业务科室无医疗质量管理工作小组、未履行管理职责；医疗质量管理体系无层级，质量阶段性现状未把握，质控目标不明确，各层级工作职责和分工不清，质量分析流于形式，科级自控未发挥效能等。当医院存在上述情形时，医疗质量的管理将流于形式，致使医疗安全无法得到保障。根据《医疗质量管理办法》第 44 条第 1 项之规定，卫生健康主管部门还可能责令限期改正；逾期不改的，给予警告，并处 3 万元以下罚款；如果是公立医疗机构，负有责任的主管人员和其他直接责任人员，依法给予处分。

2. 未建立并落实医疗质量管理制度

医疗机构未建立医疗安全与风险管理制度，未制定相关预案；未建立医疗质量（安全）不良事件信息采集、记录和报告相关制度，未开展持续改进。未制定、不落实医疗质量管理相关法律、法规、规章、技术规范，未落实到位导致管理混乱，未制定和未落实培训制度并培训；未开展医疗质量监测、风险预警、质量分析、质量考核、结果评价与反馈，无持续改进；未开展门急诊工作质量考核；未建立医技科室质量管理制度，未开展室内质量控制、室间质量评价工作。根据《医疗质量管理办法》第 44 条第 2 项、第 3 项之规定，卫生健康主管部门可以责令限期改正；逾期不改的，给予警告，并处 3 万元以下罚款；如果是公立医疗机构，负有责任的主管人员和其他直接责任人员，依法给予处分。

3. 未按照规定报送医疗质量相关信息

隐匿不报重大医疗质量安全事件；接受上级行政部门监督检查时，拒绝提供、阻碍调查或隐瞒有关情况。医疗质量（安全）不良事件分为主动署名报告的事件和自愿报告的事件，常见的风险在于制定管理制度时未按照事件严重程度和对患者或医务人员造成的损害后果进行分级，分类不健全，未定期汇总分析与反馈。根据《医疗质量管理办法》第 44 条第 4 项、第 5 项之规定，卫生健康主管部门可以责令限期改正；逾期不改的，给予警告，并处 3 万元以下罚款；如果是公立医疗机构，对负有责任的主管人员和其他直接责任人员，依法给予处分。

三、合规依据

（1）《医疗质量管理办法》（2016 年）。

（2）《医疗纠纷预防和处理条例》（2018 年）。

（3）《三级医院评审标准（2022 年版)》。

四、合规指引

1. 建立完善的医疗质量管理组织体系

根据《医疗质量管理办法》第 9 条、第 10 条、第 11 条、第 12 条对医疗质量管理体系的规定，以及《三级医院评审标准（2022 年版）》及其实施细则（国卫医政发〔2022〕

31 号），医院加强医疗质量管理体系建设，应当从以下几个方面着手：

一是按照院、科两级责任制搭建医院医疗质量管理体系。院级第一责任人为医疗机构主要负责人，科级（含临床、药学、护理、医技等业务部门或科室）第一责任人为本部门或科室的主要负责人。体系建设的内容应覆盖全院、临床诊疗服务全过程、全员，含组织架构、制度规范、部门分工、运行机制等。

二是医疗机构院级层面需设专门的医疗质量管理部门，二级以上的医疗机构（含医院、妇幼保健院、专科疾病防治机构）设医疗质量管理委员会，二级以下或其他医疗机构设医疗质量管理工作小组或专/兼职人员。

三是院级医疗质量管理委员会或工作小组和科级医疗质量管理工作小组分别贯彻落实《医疗质量管理办法》第 11 条、第 12 条规定的职责，同时，"医院评审"要求委员会发挥统筹协调作用，要有明确的体系架构、内容、运行机制、运行记录。

2. 建立全面的医疗质量管理体系

三级综合医院具有组织结构高度复杂、亚专业细分等特点，对医院质量管理提出了高要求，因此，笔者重点针对三级综合医院质量管理四级体系的搭建进行阐述，二级医疗机构可予以参考。一级质控为各科室质控员（如质控医师、质控护师、质控技师，在实行主诊医师负责制的医疗机构，质控医师可被定为主诊医师或主治医师）的自控和互控，按照规章制度、质控标准实时监控，如医疗文书的书写、操作规程的贯彻执行，并提出合理化改进建议。二级质控为质控小组（科主任、护士长、质控骨干等），定期有计划地开展自测自评、质量分析并制订改进方案。三级质控为与医疗质量有关的职能部门，包括医务科、质控科、护理部、医院感染控制科、门诊部、信息科等，负责开展质量监测、检查、反馈、制定质量标准和质控方案等。四级质控为医疗质量管理委员会，负责制定质量管理战略、明确质量方针目标、设计质量管理方案、推进质量管理体系建设、综合评价医疗质量等医疗管理决策，以及评议典型缺陷案例等。

3. 建立完善的医疗质量管理制度

《医疗纠纷预防和处理条例》第 10 条要求医疗机构制定并实施医疗质量安全管理制度，《医疗质量管理办法》第 34 条、第 36 条具体要求医疗机构建立医疗质量（安全）不良事件管理制度、医疗安全与风险管理体系，并不断完善医疗安全管理相关制度和工作机制；第 35 条特别提出针对临床用药、医疗器械需建立不良反应与损害事件监测机制。《医疗纠纷预防和处理条例》《医疗质量管理办法》中对向国家卫生健康主管部门上报有明确要求，对于重大医疗纠纷、医疗质量监测情况等须报告，隐匿不报或未按照规定报送的需承担限期改正、警告、罚款等法律责任。医疗风险防范体系的核心在于依法执业、严格医疗准入管理、突出重点，加强过程质量管理，强化警示教育。对各级医务人员实行准入管理，开展业务培训与考核，定期评定诊疗工作权限。健全各项医疗服务技术应用的准入管理，加强医学伦理审查，开展论证评估。严格落实手术分级管理制度，进行分级手术医师动态评价与授权。突出医疗高风险环节、重点科室、重点人群，实施以环节质量为重点的全程质控模式。建立医疗缺陷分析机制和医疗不良事件管理制度，可采用案例分析、失效模式分析（failure mode and effects analysis，FMEA）等方法进行体系化分析。

4. 建立规范的医疗质量质控标准

《医疗质量管理办法》第5条指出，"医疗质量管理应充分发挥卫生行业组织作用"，因此，部分医疗机构承担了国家级、省市级专业质控中心的任务；第8条要求国家级各专业质控组织在行政部门指导下，除制定全国统一的质控指标（可归总为四类：第一类为机构或中心建设质控标准，如血站质量管理规范；第二类为专业/专科类医疗质量与控制指标，如急诊、麻醉、呼吸内科等专业医疗质量控制指标；第三类为医疗技术类，如肺脏、肝脏、肾脏、心脏大器官或异基因造血干细胞等移植技术临床应用质量控制指标；第四类为其他，如人体器官获取组织质控指标、单病种质量监测信息项），收集、分析、发布医疗质控信息。在开展此项工作过程中，需关注医疗质量数据规范化管理以及确保数据安全。

5. 形成医疗质量管理闭环

医疗质量管理体系的搭建可采用全面质量管理（TQM）、ISO质量管理体系、持续质量改进（CQI）、系统管理（system management）等管理理论和方法。TQM和ISO质量管理体系强调全程、全员、全面质控，核心在于PDCA循环，即发现问题—反馈问题—修正问题—持续改进，如此循环反复，以达到提高医疗质量的目标。CQI是在TQM基础上发展起来，更加注重过程管理、环节质控的一种质量管理理论，强调全员参与，以关注患者需求为导向，追求最佳质量文化氛围的创造与培养，可通过创建院级CQI项目、鼓励科级CQI项目设立、定期举办CQI项目评比等方法来践行该理论，同时，该理论还可用于医院管理层和医务人员个体素质的提高。系统理论认为管理本身是一个相互关联、相互影响的系统，整体医疗、整体护理是其在医院管理实践中的延伸。其在应用过程中，要求将医院作为一个现代质量管理整体，将其中医疗流程的管理、人的管理、药耗的管理、保障系统的管理等可能影响质量的因素均纳入质量管理体系。

（程雪莲 程丽莲 韩 磊）

第十七节　医院诊疗伦理合规管理

一、导　言

汉语中"伦理"有两层含义：一为事物的条理；二为人伦道德之理，指人与人相处的各种道德准则。

西方的"伦理"与"道德"区分并不明确，为含义近似或相同的两个词语。[1] 但中国的伦理学概念与西方的并不完全相同，"伦"字除量词用法外，还有条理、次序、人伦之意。"理"字本意与玉石有关，意为加工玉石，顺着玉石的内在纹理进行雕琢剖析，引申有内在条理、道理之意。"伦理"首次连用，见于《礼记·乐记》："凡音者，生于人心者也；乐者，通伦理者也。"此处"伦理"有事物的条理之意。在汉初，"伦理"一词才被广泛运用，也有人际的条理之意。焦国成教授在《论伦理——伦理概念与伦理学》一文中认为，"伦理"的本义是指人伦关系及其内蕴的条理、道理和规则。伦理是与物理与事理相区别的情理。"发现、认识人伦关系中所蕴含的道理，从古往今来无数个体的情感发用中发现普遍认同的情感，'必推其情至于无撼'，并把这种普遍认同的、无撼的情感作为'中道'或伦理的规则以裁量、规范个体或过或不及的情感，以指导和规范人们的行为，从而达到人伦关系的和顺及人伦秩序的稳定与和谐，就成为一门专门的学问，这就是本义上的'伦理学'"[2]。

焦国成教授对"伦理"的解释，更切合现代国内伦理学的研究。当然，本节意不在探讨伦理或伦理学的概念本源。回顾医学伦理学的发展史不难发现，医学伦理学并非哲学家或者伦理学家在构建伦理学体系的过程中创造出的，而是随着医学技术或者说科学技术的不断发展，为了解决医学中出现的问题而孕育出的。例如，多利羊的诞生引起了关于是否能够克隆自己、代孕"婴儿M"的监护权应该归谁、安乐死能否合法化等问题的讨论。正是由于医学技术的快速发展，对出现的这些问题无法仅仅通过法律规定予以解决，而不得不考虑当时当地的风俗习惯、文化传统、道德规范等种种因素，最终给出一个能被公众所接受的合情合理的最佳解决方式。医学伦理学正是在解决一个接一个医学实践难题的过程中不断发展和完善的。

---

[1]　孙效智. 生命教育的伦理学基础. 教育资料集刊，第 26 辑（2001），28-39.

[2]　焦国成. 论伦理：伦理概念与伦理学. 江西师范大学学报（哲学社会科学版），2011（1）：22-28.

随着医学的不断发展，医学伦理审查涉及的方面更广更深，包括医疗行为、卫生保健、生命科学、医学研究、公共卫生、新技术研发、技术准入、人工智能、数据安全等。越来越多的医院在自身内部也设置了伦理委员会，常见的审查项目包括药物（器械）临床试验、临床研究，人体器官移植，人类辅助生殖技术，人类精子库管理，医疗新技术的准入、应用、研发等。

二、合规风险提示

目前，医疗机构涉及的伦理审查项目主要包括药物（器械）临床试验、临床研究，人体器官移植，人类辅助生殖技术，人类精子库管理，医疗新技术的准入、应用、研发等，应严格按照相关法律规定、伦理审查程序进行审查，避免出现下列违法、违规风险。

（一）未经伦理审查开展药品（医疗器械）临床试验或临床研究

根据《药品管理法》第20条、《医疗器械监督管理条例》第28条、《医疗卫生机构开展研究者发起的临床研究管理办法（试行）》，医疗机构在开展药品（医疗器械）临床试验或临床研究时，应当按照规定进行伦理审查，审查临床试验的目的、用途，审查其是否符合伦理原则、是否向受试者充分告知、是否保障受试者合法权益等。未经伦理审查擅自开展临床试验的，医护人员应承担责令暂停执业活动、吊销执业证书，5年直至终身禁止从事医疗卫生服务或者医学临床研究的行政处罚。医疗机构应依法承担主管部门作出的责令改正或责令停止违法行为、追回财政性资金、没收违法所得和违法采集的人类遗传资源、罚款、撤销相关科学技术活动或诊疗科目等行政处罚，情节严重者，其法定代表人、主要负责人、直接负责的主管人员和其他直接责任人员也有可能受到行政处罚和处分。

除上述行政责任外，医疗机构开展临床试验也属于诊疗行为的范畴，适用《民法典》关于医疗损害责任的法律规定。未进行伦理审查擅自开展临床试验的，根据《民法典》第1222条第1款的规定推定医疗机构具有过错，如造成受试者损害，医疗机构应当承担民事赔偿责任；构成犯罪的，依法追究刑事责任。

（二）未经伦理审查进行人体器官移植

在我国甚至世界范围内，人体器官移植都存在供体短缺的问题。2007年5月1日《人体器官移植条例》正式施行，确立了"人体器官捐献应当遵循自愿、无偿的原则"。2015年1月1日中国人体器官捐献与移植委员会主任委员、中国医院协会人体器官获取组织联盟主席黄洁夫宣布"全面停止使用死囚器官作为移植供体来源"。至此"自愿、无偿捐献"器官成为人体器官移植供体的唯一来源。供体器官严重不足，但器官衰竭的患者数量庞大，这就导致了个别人违法买卖器官并以此"牟利"。

案例： 王某与张某商量后购买手术设备等，从事肾脏买卖及非法移植活动。2015年，王某让周某签订自愿卖肾协议，将周某的肾脏移植到购肾者体内。后周某向法院提起刑事附带民事诉讼，请求损害赔偿。经鉴定，周某的右肾被切除，系七级伤残。法院认为：王某与张某的行为均已构成组织出卖人体器官罪。二人明知缺乏器官移植的相关资质，为牟利仍违法实施器官移植手术，因此对周某的健康造成损害，应当承担赔偿责任。但周某明知该行为违法，为获得报酬而自愿出卖器官，具有一定过错，应自行承担40％的责任。

根据《民法典》第1006、1007条以及《人体器官移植条例》的有关规定，人体器官捐献应当遵循自愿、无偿的原则。禁止以任何形式买卖人体细胞、人体组织、人体器官、遗体。在摘取活体器官前或者尸体器官捐献人死亡前，负责人体器官移植的执业医师应当向所在医疗机构的人体器官移植技术临床应用与伦理委员会提出摘取人体器官的审查申请。未经伦理审查同意摘取人体器官的，对医务人员依法给予处分；情节严重的，由县级以上地方人民政府卫生健康主管部门依照职责分工暂停其6个月以上1年以下执业活动；情节特别严重的，由原发证部门吊销其执业证书。医疗机构未经伦理审查同意作出摘取人体器官的决定，或者胁迫医务人员违反相关规定摘取人体器官的，对负有责任的主管人员和其他直接责任人员依法给予处分；情节严重的，由原登记部门撤销该医疗机构人体器官移植诊疗科目登记，该医疗机构在3年内不得再申请人体器官移植诊疗科目登记。

（三）未经伦理审查开展人体基因编辑

案例： 2018年11月26日，人类历史上首对基因编辑的双胞胎出生。通过基因编辑技术，他们天生就能抵抗艾滋病。而负责这对双胞胎婴儿的基因编辑工作的贺某等人，经法院公开宣判，因共同非法实施以生殖为目的的人类胚胎基因编辑和生殖医疗活动，构成非法行医罪。其中，贺某被判处有期徒刑3年。

目前我国关于基因编辑方面的法律规范体系尚不完善，对人体基因编辑的相关规定散见于《涉及人的生物医学研究伦理审查办法》《人胚胎干细胞研究伦理指导原则》《干细胞临床研究管理办法（试行）》等部门文件。自2021年1月1日起实施的《民法典》第1009条首次在法律层面明确规定了"从事与人体基因、人体胚胎等有关的医学和科研活动，应当遵守法律、行政法规和国家有关规定，不得危害人体健康，不得违背伦理道德，不得损害公共利益"。其目的是使我国与人体基因、人体胚胎等有关的医学和科研活动符合生命伦理规范，保证国际公认的生命伦理准则和我国的相关规定得到尊重、遵守，促进这些活动规范有序发展，确保科研工作者严守伦理和道德的底线。

（四）未经伦理审查同意进行医疗新技术应用

《医疗技术临床应用管理办法》第13条规定，医疗机构拟开展存在重大伦理风险的医疗技术，应当提请本机构伦理委员会审议，必要时可以咨询省级和国家医学伦理专家委员会。未经本机构伦理委员会审查通过的医疗技术，特别是限制类医疗技术，不得应用于临床。

《医疗纠纷预防和处理条例》第11条、46条规定，医疗机构采用医疗新技术的，应当开展技术评估和伦理审查，确保安全有效、符合伦理。医疗机构将未通过技术评估和伦理审查的医疗新技术应用于临床的，由县级以上人民政府卫生健康主管部门没收违法所得，并处5万元以上10万元以下罚款，对直接负责的主管人员和其他直接责任人员给予或者责令给予降低岗位等级或者撤职的处分，对有关医务人员责令暂停6个月以上1年以下执业活动；情节严重的，对直接负责的主管人员和其他直接责任人员给予或者责令给予开除的处分，对有关医务人员由原发证部门吊销执业证书；构成犯罪的，依法追究刑事责任。

（五）未经伦理审查同意开展人类辅助生殖技术

《人类辅助生殖技术管理办法》规定了人类辅助生殖技术的应用应当在医疗机构中进行，以医疗为目的，并符合国家计划生育政策、伦理原则和有关法律规定。实施人类辅助生殖技术应当遵循知情同意原则，并签署知情同意书。涉及伦理问题的，应当提交医学伦理委员会讨论。禁止以任何形式买卖配子、合子、胚胎。医疗机构和医务人员不得实施任何形式的代孕技术。

（六）未经伦理审查同意采集、保存、提供精子

人类精子库是指以治疗不育症以及预防遗传病等为目的，利用超低温冷冻技术，采集、检测、保存和提供精子的机构。《人类精子库管理办法》规定，人类精子库必须设置在医疗机构内；精子的采集和提供应当遵守当事人自愿和符合社会伦理原则；任何单位和个人不得以营利为目的进行精子的采集与提供活动。

三、合规依据

(1)《民法典》(2020年);

(2)《基本医疗卫生与健康促进法》(2019年);

(3)《医师法》(2021年);

(4)《药品管理法》(2019年修订);

(5)《精神卫生法》(2018年修正);

(6)《医疗器械监督管理条例》(2021年修订);

(7)《医疗纠纷预防和处理条例》(2018年);

(8)《人体器官移植条例》(2007年);

(9)《涉及人的生物医学研究伦理审查办法》(2016年);

(10)国家中医药管理局《关于印发〈中医药临床研究伦理审查管理规范〉的通知》(2010年);

(11)《人胚胎干细胞研究伦理指导原则》(2003年);

(12)《卫生部关于修订人类辅助生殖技术与人类精子库相关技术规范、基本标准和伦理原则的通知》(2003年);

(13)国家卫生计生委、国家食品药品监督管理总局、国家中医药管理局《关于印发医疗卫生机构开展临床研究项目管理办法的通知》(2014年);

(14)国家卫生健康委《医疗卫生机构开展研究者发起的临床研究管理办法(试行)》(2021年)。

四、合规指引

医院伦理审查合规,是医院开展部分医疗行为、进行医学或科研研究项目的必经程序,也是保障受试者合法权益的重要措施。医疗机构或医务人员未经伦理审查,违法违规开展医疗行为、进行医学或科研研究项目,应依法承担民事责任和行政责任,严重者,甚至承担刑事责任。医院应加强对伦理审查的监督和管理,规范伦理审查程序,完善伦理审查体系,加强对伦理审查人员的培训工作,规范伦理审查合规行为,在充分保障受试者合法权益的同时,也避免医院或医务人员自身陷入法律风险。

(一)加强医院伦理体系建设,规范伦理审查程序

医院应结合本院的伦理审查工作实践情况,结合伦理审查有关的法律法规和伦理审查

规范，借鉴国内外医院伦理审查的经验，逐渐摸索出适合自身的伦理审查制度和工作流程，并持续完善，提高伦理审查质量。医院应定期开展医务人员医学伦理教育培训，加强医务人员的伦理意识，熟悉并了解伦理相关法律法规和伦理审查的程序；定期开展伦理委员会委员的专题培训工作。在实践中，由于伦理审查人员不重视或对相关伦理知识掌握不充分，伦理审查可能流于形式，不能起到审查的作用。医院应注意加强对伦理审查人员的培训工作，将伦理培训制度化、机制化和常态化。

2022 年 3 月中共中央办公厅、国务院办公厅印发《关于加强科技伦理治理的意见》，对伦理治理体系建设提出了更为明确和具体的要求。医院应进一步建立和完善伦理审查制度，规范伦理审查程序，在此基础上，还应建立和完善伦理风险监测预警机制，跟踪新兴科技发展前沿动态，对科技创新可能带来的规则冲突、社会风险、伦理挑战加强研判、提出对策。

医院应监督并主动查处本单位内部的伦理违规行为，制定相应的制度及调查处理相关规定，对违规行为依法依规严格处理并及时报上级主管部门。

（二）严格遵守伦理审查项目的流程、原则及内容规范

1. 药物和医疗器械临床试验伦理审查

（1）伦理委员会的委员构成。

2003 年版《药物临床试验质量管理规范》第 9 条规定：伦理委员会应有从事医药相关专业人员、非医药专业人员、法律专家及来自其他单位的人员，至少五人组成，并有不同性别的委员。2016 年国家卫生计生委颁布的《涉及人的生物医学研究伦理审查办法》第 9 条规定：伦理委员会的委员应当从生物医学领域和伦理学、法学、社会学等领域的专家和非本机构的社会人士中遴选产生，人数不得少于 7 人，并且应当有不同性别的委员，少数民族地区应当考虑少数民族委员。必要时，伦理委员会可以聘请独立顾问。独立顾问对所审查项目的特定问题提供咨询意见，不参与表决。第 10 条规定：伦理委员会委员任期 5 年，可以连任。伦理委员会设主任委员一人、副主任委员若干人，由伦理委员会委员协商推举产生。伦理委员会委员应当具备相应的伦理审查能力，并定期接受生物医学研究伦理知识及相关法律法规知识培训。

（2）伦理审查原则。

涉及人的生物医学研究应当符合以下伦理原则：

1）知情同意原则。尊重和保障受试者是否参加研究的自主决定权，严格履行知情同意程序，防止使用欺骗、利诱、胁迫等手段使受试者同意参加研究，允许受试者在任何阶

段无条件退出研究。

2）控制风险原则。首先将受试者人身安全、健康权益放在优先地位，其次才是科学和社会利益，研究风险与受益比例应当合理，力求使受试者尽可能避免伤害。

3）免费和补偿原则。应当公平、合理地选择受试者，对受试者参加研究不得收取任何费用，对于受试者在受试过程中支出的合理费用还应当给予适当补偿。

4）保护隐私原则。切实保护受试者的隐私，如实将受试者个人信息的储存、使用及保密措施情况告知受试者，未经授权不得将受试者个人信息向第三方透露。

5）依法赔偿原则。受试者参加研究受到损害时，应当得到及时、免费治疗，并依据法律法规及双方约定得到赔偿。

6）特殊保护原则。对儿童、孕妇、智力低下者、精神障碍患者等特殊人群的受试者，应当予以特别保护。

（3）伦理审查重点内容。

伦理委员会收到申请材料后，应当及时组织伦理审查，并重点审查以下内容：

1）研究者的资格、经验、技术能力等是否符合试验要求。

2）研究方案是否科学，并符合伦理原则的要求。对中医药项目研究方案的审查，还应当考虑其传统实践经验。

3）受试者可能遭受的风险程度与研究预期的受益相比是否在合理范围之内。

4）知情同意书提供的有关信息是否完整易懂，获得知情同意的过程是否合规恰当。

5）是否有对受试者个人信息及相关资料的保密措施。

6）受试者的纳入和排除标准是否恰当、公平。

7）是否向受试者明确告知其应当享有的权益，包括在研究过程中可以随时无理由退出且不受歧视的权利等。

8）受试者参加研究的合理支出是否得到了合理补偿；受试者参加研究受到损害时，给予的治疗和赔偿是否合理、合法。

9）是否有具备资格或者经培训后的研究者负责获取知情同意，并随时接受有关安全问题的咨询。

10）对受试者在研究中可能承受的风险是否有预防和应对措施。

11）研究是否涉及利益冲突。

12）研究是否存在社会舆论风险。

13）需要审查的其他重点内容。

2. 人体器官移植项目伦理审查

（1）伦理委员会委员构成。

《人体器官移植条例》第 11 条第 2 款规定，医疗机构从事人体器官移植，应当有由医学、法学、伦理学等方面专家组成的人体器官移植技术临床应用与伦理委员会，该委员会中从事人体器官移植的医学专家不超过委员人数的 1/4。第 18 条规定，经 2/3 以上委员同意，人体器官移植技术临床应用与伦理委员会方可出具同意摘取人体器官的书面意见。

（2）伦理审查原则。

知情同意原则、尊重原则、效用原则、禁止商业化原则、保密原则和伦理审查原则。

（3）伦理审查重点内容。

供者所在医院的伦理委员会审查人体器官捐献人的捐献意愿是否真实；受者所在医院的伦理委员会审查人体器官的配型和接受人的适应证是否符合伦理原则和人体器官移植技术管理规范、器官来源是否合法。如供者、受者在同一家医院，则还应着重审查器官捐献人的真实意愿以及捐赠过程中的材料是否完整以及合法、合规，有无买卖或者变相买卖人体器官的情形，是否遵守了器官分配与共享系统管理程序。

如为活体器官移植，除重点审查供者的捐献意愿外，还应考虑供者的生命健康权以及保证捐献器官后的生活质量和工作能力不受影响。

3. 人体基因编辑项目伦理审查

我国基因编辑方面的法律规范体系尚不完善，对人体基因编辑的相关规定，散见于《涉及人的生物医学研究伦理审查办法》《人胚胎干细胞研究伦理指导原则》《干细胞临床研究管理办法（试行）》等部门文件。医疗机构伦理委员会应按照《涉及人的生物医学研究伦理审查办法》相关要求，对细胞临床研究项目进行独立伦理审查。

4. 医疗新技术应用项目伦理审查

2015 年 6 月 29 日国家卫生计生委发布《关于取消第三类医疗技术临床应用准入审批有关工作的通知》（国卫医发〔2015〕71 号）。2018 年 8 月 13 日发布的《医疗技术临床应用管理办法》明确规定国家建立医疗技术临床应用负面清单管理制度，对禁止临床应用的医疗技术实施负面清单管理，禁止应用于临床。对限制类技术由"行政审批制"转为实施"备案制"，同时要求医疗技术临床应用应当遵循科学、安全、规范、有效、经济、符合伦理的原则。《医疗纠纷预防和处理条例》第 11 条也规定，采用医疗新技术的，应当开展技术评估和伦理审查，确保安全有效、符合伦理。

因此，医疗机构在开展医疗新技术应用时必须经过伦理委员会论证同意，对拟开展的存在重大伦理风险的医疗技术，应当提请医疗机构伦理委员会审议，必要时可以咨询省级和国家医学伦理专家委员会。具体伦理委员会组成方式、伦理审查原则、审查内容可见《涉及人的生物医学研究伦理审查办法》第二章、第三章、第四章的规定。

5. 人类辅助生殖技术和人类精子库管理伦理审查

2001 年卫生部要求开展人类辅助生殖技术的医疗机构设立生殖医学伦理委员会，对开展人类辅助生殖技术（包括体外受精－胚胎移植及其衍生技术和人工授精）进行伦理审查。2001 年 2 月 20 日，卫生部颁布《人类辅助生殖技术管理办法》《人类精子库管理办法》；同年 5 月 14 日发布《人类辅助生殖技术规范》、《人类精子库基本标准》、《人类精子库技术规范》和《实施人类辅助生殖技术的伦理原则》（卫科教发〔2001〕143 号）。2003 年卫生部发布《关于修订人类辅助生殖技术与人类精子库相关技术规范、基本标准和伦理原则的通知》（卫科教发〔2003〕176 号）。

生殖医学伦理委员会一般由七至十五人组成，一般包括生殖医学、医学伦理学、社会学、心理学、法学、护理学专家和群众代表。委员中各方面代表比例适当，应有来自外单位和不同性别的委员。

（1）人类辅助生殖技术伦理原则。

1）有利于患者原则；2）知情同意原则；3）保护后代原则；4）社会公益原则；5）保密原则；6）严防商业化原则；7）伦理监督原则。

（2）人类精子库伦理原则。

1）有利于供受者原则；2）知情同意的原则；3）保护后代的原则；4）社会公益原则；5）保密原则；6）严防商业化的原则；7）伦理监督的原则。

（三）建立医疗伦理项目清单

随着我国医学伦理学和医疗技术的不断发展，医院伦理审查项目日渐增加，除了常见的药物和医疗器械临床试验项目、人体器官移植、医疗新技术和新项目的应用、人类辅助生殖技术，越来越多的新兴医学伦理问题不断涌现。随着伦理审查项目的不断增加、伦理审查范围的不断拓宽，医院可以通过建立医疗伦理项目清单的方式，进一步明确伦理审查项目，避免出现"漏审"的情形。

（刘欢欢）

第五章

医院公共卫生服务合规管理

概　述

基本公共卫生服务是一项系统民生工程，与各级政府、财政部门、人社部门、卫健部门和辖区所有医疗卫生机构均有关联。实施国家基本公共卫生服务项目是促进基本公共卫生服务逐步均等化的重要内容，是我国公共卫生制度建设的重要组成部分。2009年，卫生部制定了《国家基本公共卫生服务规范》（2009年版），确定了国家基本公共卫生服务工作开展的抓手。后经多年修订和完善，基本公共卫生服务项目不断扩充。2017年，国家卫生计生委印发《国家基本公共卫生服务规范（第三版）》，其包括12项内容，即居民健康档案管理、健康教育、预防接种、0～6岁儿童健康管理、孕产妇健康管理、老年人健康管理、高血压患者健康管理、2型糖尿病患者健康管理、严重精神障碍患者管理、肺结核患者健康管理、中医药健康管理、传染病及突发公共卫生事件报告和处理、卫生计生监督协管。在各服务规范中，分别对国家基本公共卫生服务项目的服务对象、内容、流程、要求、工作指标及服务记录表等作出了规定。

履行公共卫生职责是医院公益性的重要体现，如何应对随着社会经济发展水平、公共卫生服务需要和财政承受能力等因素不断调整的国家基本公共卫生服务项目及规范要求，合法合规地开展医院公共卫生服务，值得深入探讨。

第一节　预防接种合规管理

一、导　言

预防接种是利用人工制备的抗原或抗体通过适宜的途径对机体进行接种，使机体获得对某种传染病的特异免疫力，以提高个体或群体的免疫水平，预防和控制相关传染病的发生和流行，例如，接种卡介苗预防肺结核，种痘预防天花等。《基本医疗卫生与健康促进法》第 21 条规定："国家实行预防接种制度，加强免疫规划工作。"为贯彻预防为主的指导方针，根据传染病疫情监测情况和人群免疫水平，有计划地实施疫苗接种，提高人群免疫力，从而达到控制和消灭某些传染病的目的。

虽然我国古代便已有民间"种痘术"之记载，但现代意义上的预防接种制度建立时间相对较晚，新中国成立之后才逐步形成。公共卫生学界通常将其划分为计划免疫前期、计划免疫时期以及免疫规划时期三个阶段。[①] 若以具体法律制度的形成为基准，则可将其划分为法制化前期与法制化后期。在法制化前期，我国尚未建立统一的预防接种制度，更多的是各地在中央政策指导下有针对性地推进预防接种工作。虽然当时的卫生部在这一时期发布了一系列指导性文件，但是并未形成统一的预防接种法律体系，缺少制度设计上的系统性、层次性。1980 年卫生部发布的《预防接种工作实施办法》是我国预防接种制度法制化的开端。《预防接种工作实施办法》初步形成了我国现行疫苗分类制度、疫苗供应制度、疫苗接种制度以及疫苗损害救济制度的基本框架，虽然不够全面，但已初具总括式的体系化结构，并与随后发布的《预防接种后异常反应和事故的处理试行办法》《关于试行预防接种证制度的通知》《全国计划免疫冷链系统管理办法（试行）》《计划免疫技术管理规程》等规范性文件一起，初步构筑了一个涵盖分类、供应、接种、损害救济等多方面的预防接种法律体系。[②] 于 1989 年颁布并实施的《传染病防治法》正式规定，"国家实行有计划的预防接种制度"。预防接种首次被纳入由全国人大常委会制定的法律之中。这表明我国预防接种制度的法制化不再只是规范性文件层面的横向建构，而开始在纵向的法律层级上发展。

随后，国家不断完善《母婴保健法》《国境卫生检疫法》《未成年人保护法》等相关法律与预防接种制度的横向衔接，并不断制定和完善相关规范性文件。2019 年，《疫苗管理法》颁布，从疫苗的研发、上市、生产、流通、接种，再到异常反应、损害救济等方面，形成更为全面和细化的制度框架。同年《基本医疗卫生法（草案）》将"国家实行预防接种制度，加强免疫规划工作。居民有依法接种免疫规划疫苗的权利和义务"写进医疗卫生领域的"基本法"中，后在《基本医疗卫生与健康促进法》中延续了该规定。至此，我国形成以《基本医疗卫生与健康促进法》为统筹，以《疫苗管理法》与《传染病防治法》为核心，以各行政法规及部门规章为具体内容的兼具系统性和层次性的预防接种法律制度。

---

① 潘锋. 国家免疫规划有效保护广大人民群众健康和生命安全. 中国当代医药，2019（29）：1-6.
② 陈云良. 论公民的疫苗接种义务：兼论《基本医疗卫生与健康促进法》第 21 条的理解与适用. 华东政法大学学报，2021（4）：96-106.

二、合规风险提示

预防接种是保障公共卫生安全的重要措施，然而频发的疫苗事件，引发了民众恐慌，甚至导致接种率锐减，引起了全社会的高度关注。预防接种的风险来源多样，主要包括以下几种。

（一）疑似预防接种异常反应报告处理不及时

根据《预防接种工作规范（2016 年版）》，疑似预防接种异常反应（Adverse Event Following Immunization，AEFI）是指在预防接种后发生的怀疑与预防接种有关的反应或事件。医疗机构、接种单位、疾控机构、药品不良反应监测机构、疫苗生产企业及其执行职务的人员为 AEFI 的责任报告单位和报告人。

责任报告单位和报告人应当在发现 AEFI 后 48 小时内填写 AEFI 个案报告卡，向受种者所在地的县级疾控机构报告。发现怀疑与预防接种有关的死亡、严重残疾、群体性 AEFI、对社会有重大影响的 AEFI 时，在 2 小时内填写 AEFI 个案报告卡或群体性 AEFI 登记表，向受种者所在地的县级疾控机构报告。

针对 AEFI 的处理是：接种人员对较为轻微的全身性一般反应和接种局部的一般反应，可给予一般的处理指导；对接种后现场留观期间出现的急性严重过敏反应等，应立即组织紧急抢救。对于其他较为严重的 AEFI，应建议及时到规范的医疗机构就诊。

（二）接种单位未按工作规范实施接种

此类接种事故是指接种单位违反预防接种工作规范、免疫程序、疫苗使用指导原则、接种方案，给受种者造成损害，如预防接种信息化管理不完善导致出现接种差错。预防接种信息化系统应包含记录和查询接种者信息、对疫苗进行批号效期管理、疫苗溯源系统等，部分基层接种单位信息化系统不完善，如疫苗信息管理系统和接种系统相互独立，接种时疫苗消耗无法自动扣除，增加了接种人员的工作量。人为因素导致的系统记录和信息不准确无法及时得到发现并纠正，接种失误或差错时有发生。

（三）疫苗和冷链管理不规范

此类疫苗质量问题是指疫苗的设计、制造、运输、仓储等环节出现错误，导致疫苗质量不合格。对疫苗必须严格管理，冷藏储运才能保证疫苗效价和接种效果。江苏金湖接种过期疫苗事件中，造成责任事故发生的原因之一就是疫苗管理混乱，不同批号混放，使用中没有遵循近效期先出原则。[①] 疫苗管理中常见的问题包括：一是领用无计划，领取数量超出单位冷藏设备存储容积，导致疫苗摆放不规范。没有按规定严格验收并做好相关记录。二是疫苗未分类码放，疫苗账册不按批号管理，对疫苗有效期未进行有效监测。疫苗使用时不遵循先进先出、近效期先出原则，未严格执行"三查七对"制度，导致接种疫苗批号与登记不相符，甚至错种疫苗，引发接种纠纷。个别接种单位冷链管理还存在诸多问题，如冰箱性能老化、储存温度不稳定、冷链自动温度监测未覆盖所有冰箱、无紧急备用发电机、冰箱温度监测报警却无任何处理记录或手工测温记录不真实等。

（四）预防接种健康教育与宣传不足

随着疫苗可预防的疾病得到有效控制，公众与媒体已经从恐惧传染病本身，转移到高度关注疫苗安全性。一些基层预防接种单位对预防接种健康教育的重要性认识不足，宣传教育容易流于形式，公众对预防接种的科学认知不够，接种前后不懂如何进行配合和观察，增大了接种的风险。随着新媒体、自媒体等传播形式的多元化，疫苗异常反应被放大，公众对疫苗安全问题的质疑有所增加。

三、合规依据

（1）《传染病防治法》（2013 年修正）。
（2）《预防接种工作规范（2016 年版）》。
（3）《疫苗管理法》（2019 年）。
（4）《基本医疗卫生与健康促进法》（2019 年）。

四、合规指引

（一）规范疫苗接种工作

《疫苗管理法》规定，医疗卫生人员实施接种前，应当告知受种者或者其监护人所接种疫苗的品种、作用、禁忌、不良反应以及现场"留观"等注意事项，询问受种者的健康状况以及是否有接种禁忌等情况，并如实记录告知和询问情况。受种者或者其监护人应当如实提供受种者的健康状况和接种禁忌等情况。有接种禁忌不能接种的，医疗卫生人员应

---

① 施晓燕，顾红 . 基层预防接种的安全风险与对策建议 . 江苏卫生事业管理，2019（10）：1354 - 1357.

当向受种者或者其监护人提出医学建议，并如实记录提出医学建议情况。

医疗卫生人员在实施接种前，应当按照预防接种工作规范的要求再次进行"三查七对"，检查受种者健康状况、核查接种禁忌，查对预防接种证，检查疫苗、注射器的外观、批号、有效期，核对受种者的姓名、年龄和疫苗的品名、规格、剂量、接种部位、接种途径，做到受种者、预防接种证和疫苗信息相一致，确认无误后方可实施接种。

医疗卫生人员应当对符合接种条件的受种者实施接种。受种者在现场留观期间出现不良反应的，医疗卫生人员应当按照预防接种工作规范的要求，及时采取救治等措施。

（二）严格冷链管理

冷链管理是指为保障疫苗质量，疫苗从生产企业到接种单位，均在规定的温度条件下储存、运输和使用的全过程；是指由专人负责，规范疫苗从计划、运输、接收、储存、使用登记、报告到过期疫苗处置等的全过程管理。接种单位应严格冷链管理，将储存疫苗的普通冰箱更换成医用冰箱，每个冰箱安装自动温度检测报警系统，并安装实时上传预防接种信息系统。冰箱温度异常时，实时发送报警短信到工作人员手机，工作人员需及时查找原因进行处理并记录，切不可让设备带病运行，同时每天至少记录两次测温情况，两次间隔在 6 小时以上。双休日、节假日需安排专人查看冷链设备，保证设备正常运转。同时，接种单位应按要求做好疫苗接收工作，在每批疫苗出入库时进行登记，保证账物相符。将疫苗按种类、有效期分类按序码放，应建立疫苗效期检查制度，对发现效期短于 60 天的疫苗贴上特殊标志。[①] 接种单位需按月对所有疫苗进行盘库，包括配套注射用水和注射器等，确保疫苗管理安全。

（三）全面做好宣传引导，维护预防接种工作有序开展

接种单位应充分发挥传统媒体和新媒体的平台作用，结合每年 4 月 25 日全国儿童预防接种宣传日，重点宣传预防接种的重要性、安全性、有效性，取得儿童家长的支持与主动配合。卫生健康主管部门要与宣传部门协调合作，并与媒体建立良好的沟通关系，健全预防接种信息发布机制，切实加强舆情监测和正面引导，营造良好的社会氛围。

（四）持续强化完善预防接种信息系统建设

依托互联网、大数据、分布式云平台技术，不断完善疫苗冷链系统，加快疫苗全程追

---

① 杨配英. 疫苗接种不良反应原因及预防对策分析. 中外医学研究，2017（19）：161 - 162.

溯、疫苗管理、儿童接种子系统等信息化建设，提高预防接种信息化管理水平。

(五) 完善疫苗损害补偿机制

我国疫苗损害国家补偿制度主要体现在《药品管理法》《传染病防治法》《疫苗流通和预防接种管理条例》《疫苗管理法》中。

预防接种异常反应，是指合格的疫苗在实施规范接种过程中或者实施规范接种后造成受种者机体组织器官、功能损害，相关各方均无过错的药品不良反应。

《疫苗管理法》第 56 条规定：国家实行预防接种异常反应补偿制度。实施接种过程中或者实施接种后出现受种者死亡、严重残疾、器官组织损伤等损害，属于预防接种异常反应或者不能排除的，应当给予补偿。补偿范围实行目录管理，并根据实际情况进行动态调整。接种免疫规划疫苗所需的补偿费用，由省、自治区、直辖市人民政府财政部门在预防接种经费中安排；接种非免疫规划疫苗所需的补偿费用，由相关疫苗上市许可持有人承担。国家鼓励通过商业保险等多种形式对预防接种异常反应受种者予以补偿。预防接种异常反应补偿应当及时、便民、合理。预防接种异常反应补偿范围、标准、程序由国务院规定，省、自治区、直辖市制定具体实施办法。

在接种疫苗后出现异常反应的事件中，多数被判定为身体损害与疫苗接种无关。2010年，山西疫苗事件中唯一获得立案的家庭，在历经一审、发回重审、二审后以和解告终。2016 年，山东 5.7 亿元非法经营疫苗案以 91 份判决书、137 人获刑和 357 名公职人员被撤职降级告终，相关的疫苗损害国家补偿和民事赔偿案件并未见诸报道。[①] 2018 年的长生生物疫苗事件中，长生生物被行政处罚 91 亿元。对注射了狂犬疫苗的受害者，国家药品监督管理局、国家卫生健康委、中国银保监会、吉林省人民政府会同有关部门推出了《关于发布长春长生公司狂犬病问题疫苗赔偿实施方案的公告》，规定：造成一般残疾的，一次性赔偿 20 万元/人；造成重度残疾或瘫痪的，一次性赔偿 50 万元/人；导致死亡的，一次性赔偿 65 万元/人。上述案例凸显国家补偿制度有待进一步完善。政府为保障和促进公众健康、维护公共卫生安全，大力引导民众接种疫苗，但预防接种并不是零风险行为，不存在零风险的疫苗。这就要求政府必须建立完善、通畅的救济制度，对因接种而受损害者予以补偿或者赔偿。

---

① 向帅．问题疫苗索赔到底有多难．潇湘晨报，2013 - 12 - 25；罗雯．中国疫苗事故索赔：鉴定难、赔偿少．(2020 - 12 - 13) [2021 - 03 - 25]．http://view.163.com/special/reviews/vaccine1223.html#f＝www_news_attr.

（六）加强接种单位规范化建设[①]

卫生健康主管部门根据服务人口、服务范围、流动人口等因素，指定辖区内医疗卫生机构承担预防接种工作。接种单位的房屋硬件须符合要求，配置医用冰箱、计算机、犬伤门诊伤口自动冲洗机等设备，建成规范的数字化门诊。每个接种门诊必须配备执业医师，规范问/询诊筛查工作，增强对接种异常反应的处置能力。同时，应加强基层卫生机构接种人员的力量配置，各岗位相对固定、职责明确。接种门诊适当增加服务频次，合理预约接种时间，使预防接种得到有序开展，减少忙中出错的概率，提高群众满意度。建立科学合理的绩效考核制度，提高基层接种人员收入，调动其工作的主动性和积极性，确保各项措施落实到位，保证预防接种工作的质量。

（陈　伟　刘诗卉）

第二节　传染病疫情报告合规管理

一、导　言

传染病监测是预防和控制传染病的重要举措。传染病疫情报告是公民、责任疫情报告人、医疗卫生机构依法向有关部门及政府，各级政府依法向上级政府报告传染病疫情的行为和制度。传染病疫情报告是为各级政府提供传染病发生、发展信息的重要渠道。

传染病报告应该坚持两个维度。第一，报告行为与制度的价值维度。人民至上，生命至高。传染病疫情一旦失控，就会对民众、社会及国家造成严重的危害。传染病疫情的发现、控制均需民众参与和社会联动。第二，报告行为与制度的时间效率维度。传染病疫情报告行为与制度主要在于速度和尽量真实、全面。个别病例及局部疫情出现时，任何一个报告人所能接触感知的事实都是有限和碎片化的，此时应强调有多少报多少，即知多少掌握多少报多少，应形成动态连续报告，且强调速度，在法定时限内上传疫情信息。法定报告时限是最低要求，网络时代的报告速度应远远快于法定时限。报告速度越快，就能给医疗专业机构的进一步专业分析、预测预警和政府决策及后续重大公共卫生危机应急管理留出越多时间和空间。

---

① 施晓燕，顾红．基层预防接种的安全风险与对策建议．江苏卫生事业管理，2019（10）：1354－1357．

二、合规风险提示

传染病疫情报告是有效遏制疫情发展的重要途径，疫情错报、漏报等存在很大风险，主要有以下几个方面。

1. 传染病疫情数据统计不全面，存在漏报情况

部分医师的传染病报告意识淡薄，对传染病的相关法律法规、诊断标准及报告流程不熟悉。肺结核、病毒性肝炎等传染病报告漏报率和迟报率较高：此二者均为慢性病，病程较长，患者可能多次就医，而当次就诊的主管医师认为在外院或者既往已经上报过，再次上报的意识淡薄，导致漏报率上升。[①]

2. 传染病疫情报告制度的培训不到位，疫情数据上报不及时

首先，门诊、急诊医生，包括临床一线医生工作忙，流动性大，造成问诊不准确，或者门诊日志和报告卡填写不及时、缺失。

其次，部分医院传染病网报专业队伍极不稳定，人数少且兼职者多，工作量大，造成了工作人员无法及时上传传染病疫情数据。

最后，传染病疫情防控上报工作风险和健康教育不到位，医院传染病防治知识培训不足，重视不够。

3. 流行病学调查不彻底，导致数据不全面

在传染病疫情防控期间，需要尽快完成流行病学调查，及时查明可能的感染源，做好对密切接触者的判定和追踪管理，以避免疫情扩散。

4. 医疗机构网络直报队伍建设能力不足

部分医疗机构网络直报工作队伍不稳定，网络直报人员年龄老化、从事专业不对口，少数医疗机构尚未设置专门人员从事传染病网络直报工作。这与医疗机构领导对传染病疫情报告工作不够重视有关，可能会导致传染病疫情数据上报不及时。

三、合规依据

（1）《传染病防治法》（2013 年修正）。

（2）《突发公共卫生事件应急条例》（2011 年修订）。

---

① 陈坚，徐士林，顾淼，阚琳. 三甲医院突发公共卫生事件应急管理的探讨. 中国继续医学教育，2017（30）：18 - 19.

（3）《突发公共卫生事件与传染病疫情监测信息报告管理办法》（2006 年修改）。

（4）《国家突发公共卫生事件相关信息报告管理工作规范（试行）》（2005 年）。

四、合规指引

（一）加强医院对疫情的监测管理

各级各类医疗机构承担责任范围内突发公共卫生事件和传染病疫情监测信息报告任务，具体职责为：

（1）建立突发公共卫生事件和传染病疫情信息监测报告制度，包括报告卡和总登记簿、疫情收报、核对、自查、奖惩。

（2）执行首诊负责制，严格落实门诊工作日志制度以及突发公共卫生事件和疫情报告制度，负责突发公共卫生事件和疫情监测信息报告工作。

（3）建立或指定专门的部门和人员，配备必要的设备，保证突发公共卫生事件和疫情监测信息的网络直接报告。

门诊部、诊所、卫生所（室）等应按照规定时限，以最快通信方式向发病地疾病预防控制机构进行报告，并同时寄送出传染病报告卡。邮寄报告卡片的信封应当印有明显的"突发公共卫生事件或疫情"标志及写明"××疾病预防控制机构收"的字样。

（4）对医生和实习生进行有关突发公共卫生事件和传染病疫情监测信息报告工作的培训。

（5）配合疾病预防控制机构开展流行病学调查和标本采样。

（二）加强传染病疫情报告信息审核

（1）医疗机构传染病报告管理人员须对收到的纸质传染病报告卡或电子病历、电子健康档案系统中抽取的电子传染病报告卡的信息进行错项、漏项、逻辑错误等检查，对有疑问的报告卡必须及时向填卡人核实。

（2）医疗卫生机构发生报告病例诊断变更、已报告病例因该病死亡或填卡错误时，应由该医疗卫生机构及时进行订正报告，并重新填写传染病报告卡或抽取电子传染病报告卡，卡片类别选择订正项，并注明原报告病名。对报告的疑似病例，应及时进行排除或确诊。

（3）医疗卫生机构每天应进行疫情信息网络监控；一旦发现传染病病例异常增加、罕见传染病病例、突发公共卫生事件等相关公共卫生信息，及时向相关部门报告，并为业务科室及时提供传染病疫情信息。

（4）传染病疫情管理人员每日应分别登录系统进行审核确认。

（5）传染病疫情工作人员必须 24 小时保持疫情报告电话通信畅通，节假日将疫情报告电话转接至办公室电话，同时保证 24 小时信号通畅。

（三）规范传染病报告程序、内容及时限

（1）报告程序。传染病报告实行属地化管理、首诊负责制。传染病报告卡由首诊医生或其他执行职务的人员负责填写。现场调查时发现的传染病病例，由属地医疗卫生机构诊断并报告。

（2）报告内容。传染病报告卡统一格式，可采用纸质或电子形式填报，内容完整、准确，填报人签名。纸质报告卡要求用 A4 纸印刷，使用钢笔或签字笔填写，字迹清楚。电子交换文档应当使用符合国家统一认证标准的电子签名和时间戳。传染病报告卡中须填报患者有效证件或居民健康卡、社会保障卡等身份识别号码；患者为学生或幼托儿童时须填报其所在学校/幼托机构全称及班级名称。

（3）报告时限。责任报告单位和责任疫情报告人发现甲类传染病和乙类传染病中的炭疽等按照甲类管理的传染病人或疑似病人时，或发现其他传染病和不明原因疾病暴发时，应于 2 小时内将传染病报告卡通过网络报告。

对其他乙、丙类传染病病人、疑似病人和规定报告的传染病病原携带者，在诊断后应于 24 小时内进行网络报告。

不具备网络直报条件的医疗机构应及时向属地乡镇卫生院、城市社区卫生服务中心或县级疾病预防控制机构报告，并于 24 小时内寄送出传染病报告卡至代报单位。

（四）建立传染病疫情分析工作制度

根据《传染病信息报告管理规范（2015 年版）》之规定，二级及以上医疗机构按季、年进行传染病报告的汇总或分析。当有甲类或按照甲类管理及其他重大传染病疫情报告时，随时做出专题分析和报告。

（五）严格遵守保密制度，防止疫情资料外泄

医疗机构及有关科室和个人应遵照执行《保守国家秘密法》和《中国疾病预防控制信

息系统用户与权限分配管理规程（试行）》有关规定，分配给科室的疫情信息查询账号及密码应指定专人负责管理，并将负责人名单报信息管理科疫情室备案，如发现账户和密码信息泄露，需立即报告疫情室，以便及时采取补救措施，否则后果自负。

根据《传染病防治法》的相关规定，切实履行法律赋予的责任，疫情资料对外公布须按《传染病防治法》有关规定执行，任何人不得随意对外泄露疫情资料，如有违反，将依法追究责任。

（陈　伟　刘诗卉）

第三节　传染病疫情控制合规管理

一、导　言

传染病疫情控制是一个广泛的概念，指在传染病发生后及时采取综合性防疫措施，消除各种传播因素，对病人进行隔离、治疗，以保护易感人群，使疫情不再继续蔓延。在实际操作中，主要包括三个方面：一是识别传染源，即通过流调溯源，尽快找到传染源头和潜在感染者；二是切断传播途径，即采取一定的措施，例如隔离、消毒等，阻断病原体从传染源转移到易感宿主的过程，从而防止疾病的发生；三是保护易感人群，即保护好容易被病原体传播的人群，让其避免接触到病原体。对于医疗机构来说，同样要从识别传染源、切断传播途径及保护易感人群这三个方面来做好医院感染管理工作。

自1986年我国提出医院感染管理以来，该学科发展迅速，日益受到重视。特别是近些年来，医院感染暴发事件时有发生，进一步提升了卫生健康主管部门及医院管理者对医院感染预防与控制工作的关注。1992年5月19日我国成立了中华预防医学会医院感染控制分会。2003年"SARS"暴发后，国家更加意识到传染病控制的重要性，相继颁布了多部法律、法规、规章及标准，包括《传染病防治法》《突发公共卫生事件应急条例》《医院感染管理办法》等，构建了我国的医院感染预防与控制（以下简称感控）体系，通过实施监测、干预、巡查督导、教育和培训等一系列措施，使全国的医院感染现患率从2001年的5.36%下降至2018年的1.98%。[①] 可见，我国传染病控制工作经过30多年的本土化发展，已经建立了符合我国国情的防控体系。

[①]　Zong Z，Wu A，Hu B. Infection control in the era of antimicrobial resistance in China：progress，challenges，and opportunities. Clin-Infect Dis.，2020，71（Suppl. 4）：S. 372 - S. 378.

二、合规风险提示

(一) 医院感控工作制度不健全

我国制定了多部关于医院感控的法律、法规、规章及标准，对感控的各个环节进行了细致的规定，但是在实践中，仍有大部分医院管理层未充分认识感控工作的重要性，且相关制度也有待进一步落实。在现代医院管理中，"重治疗，轻监测"的观念依然根植于感控工作中。医学学科越分越细，专家越来越专，虽然在某种程度上有利于对具体医学问题的深入研究，但也会导致医务人员知识面狭窄、团体协作意识不强等问题，不能很好地与管理工作相结合，甚至出现与现代医学管理观念以及预防思想相悖的理念。[①]

另外，医院感染管理相关制度是感染管理工作进行的航标，是医护人员应当共同遵守的。医院或者科室缺少相应的规章制度，或者规章制度、工作规范、技术流程等未能得到较好的落实，就会造成医院感染管理工作的混乱。

《医院感染管理办法》第34条规定：医疗机构违反本办法规定，未采取预防和控制措施或者发生医院感染未及时采取控制措施，造成医院感染暴发、传染病传播或者其他严重后果的，对负有责任的主管人员和直接责任人员给予降级、撤职、开除的行政处分；情节严重的，依照《传染病防治法》第69条的规定，可以依法吊销有关责任人员的执业证书；构成犯罪的，依法追究刑事责任。第35条规定：医疗机构发生医院感染暴发事件未按本办法规定报告的，由县级以上地方人民政府卫生健康主管部门通报批评；造成严重后果的，对负有责任的主管人员和其他直接责任人员给予降级、撤职、开除的处分。

(二) 机构设置不合理，缺乏专职人员

设置相对独立的医院感染管理机构，才能赋予其相应的功能。人力资源作为机构运行的重要力量，在制度贯彻、监督以及执行中发挥着不可替代的作用，只有人员配置合理，医院感染管理工作才能更好地进行。虽然很多医院响应政策成立了医院感染管理委员会，

---

① 赵玲，孙建秋，杨湘华. 综合医院公共卫生服务发展现状、问题及政策建议. 中国社会医学杂志，2016（5）：427－429.

但大多数医院感染管理科室及其人员，多由保健科长兼职，医院感染管理工作有名无实。[①] 这种现象在基层医疗机构尤为常见。张映华等[②]通过现场访谈调查及问卷调查相结合的方式对某省48所医院133名医院感染管理专职人员进行调查后，发现仅有41.67%的医院有独立的感染管理机构，其余均挂靠于医务处、护理部或其他科室，如公共卫生科、预防保健科。这种机构配置方式既不利于对医院感染的监测，也不利于感染管理工作的开展。医院感染管理队伍专业、年龄、职称结构还有待进一步改善。从事医院感染管理工作者多为中年人，在某种程度上会造成未来人员的脱节，专职人员更倾向于向经济发达的地区流动，不利于人才流出地的医院感染管理工作的开展，会严重影响医院的感染管理工作。

（三）医务人员防护不到位

部分医务人员对感染防控缺乏足够的认识，缺少医院感染预防与控制意识，不能有效执行标准预防等措施。培训时，一方面，医疗机构组织的专业培训不到位，要求不高；另一方面，部分医护人员缺乏有关职业防护、手卫生、消毒隔离及规范使用抗生素等的知识，使医院的感染控制质量受到了直接的影响。个别医务人员重治疗、轻预防或对医院感染管理工作缺乏认识，在医院感染监测和控制等环节存在严重疏漏。

（四）医护人员操作不规范

1. 不合理使用抗菌药物

部分医师不能正确把握临床用药指征，采用广谱抗菌药物，不了解患者的过敏史，给患者带来严重的身心损害。有研究表明[③]，抗菌药物的不合理使用（如给药时间过长、给药浓度过高、滴速过快、剂量不当等）与泌尿系统、心血管系统不良反应的发生呈正相关。

2. 侵入性操作违规

医疗技术不断进步，插管、手术等操作技术日渐成熟，广泛用于临床，同时不可避免地提高了医院感染率。侵入性操作的种类以及时间长短均会影响发生医院感染的可能性。

---

① 雷俊香. 基层医院感染管理现状调查. 实用护理杂志，2003（14）：66.
② 张映华，张浩军，金凤玲，等. 甘肃省医院感染管理专职人员现状调查. 中华医院感染学杂志，2013（14）：3448-3449.
③ 吴铁松，吴丽霞，谢展雄. 抗菌药物不合理用药致不良反应发生的相关因素分析与干预策略. 抗感染药学，2016（6）：1286-1289.

莫蔚农[①]在探讨新生儿重症监护病房（NICU）侵入性操作与医院感染的相关性时指出，未使用、使用 1 种、使用 2 种及以上侵入性操作的医院感染发生率分别为 0.57％、5.83％、8.78％，医院感染发生率随着侵入性操作种类的增加呈现递增的趋势。多项研究表明，留置尿管、肠内营养治疗、机械通气、中心静脉置管，会增加医院感染发生的可能性，且这一可能性随应用时间的加长而上升。

3．医护人员手卫生依从性较差

医护人员与患者的接触最为紧密，其对手卫生认识程度的高低，对医院感控工作的开展具有重要的意义。目前，在部分医疗机构，仍然存在手卫生意识不足的现象，严重影响了医院感染管理工作的进行。尤其是对于基层医疗机构来说，部分医院甚至连基本的手卫生设备都不齐全，极易引发医院感染事故。

（五）医院建筑及设施布局不合理

医院是一个人流量较大的地方，来往的人不仅包括医生、护士和患者，还有前往探望的家属，环境复杂，易于滋生和繁殖病菌，并可能会造成交叉感染。建筑相对密闭、科室设置及基础设施摆放不合理均会提高医院感染的发生率。例如，医院隔离诊室、隔离单间的设计，若未能建立起有效的隔离屏障，则极易增加传染机会；同时，重点科室如手术室、ICU 等均存在不同程度的空间、设备不足的现象，废弃医疗垃圾得不到及时有效的分类处理，病菌附着在基础设施表面，增加了患者的接触机会。

三、合规依据

（1）《传染病防治法》（2013 年修正）。

（2）《医院感染管理办法》（2006 年）。

（3）《医疗废物管理条例》（2011 年修订）。

（4）《医疗机构传染病预检分诊管理办法》（2005 年）。

（5）《医院感染预防与控制评价规范》（2000 年）。

（6）《国家卫生计生委办公厅关于做好 2014 年抗菌药物临床应用管理工作的通知》（2014 年）。

---

① 莫蔚农．新生儿重症监护病房侵入性操作与医院感染的相关研究．中华医院感染学杂志，2011（18）：3820－3822.

（7）《病区医院感染管理规范》（2017年）。

（8）《抗菌药物临床应用管理办法》（2012年）。

四、合规指引

（一）完善相关制度

为保障医院感染管理工作的顺利进行，需要建立健全科学有效的规章制度，包括消毒灭菌与隔离、医疗废物管理、医务人员职业卫生防护、医院感染病例与医院感染暴发的监测以及手卫生依从性等，使全体医务人员、管理人员和整个操作流程等有章可循。

（二）加强监督检查，配备专职人员

建立医院感染监测机制，配备医院感染管理专职人员，加强监督检查，积极吸取医院感染案例的教训，促进医院感染管理工作的规范化。医院感染管理工作人员应当具备医院感染预防与控制工作的专业知识，并能够承担医院感染管理和业务技术工作。医院应建立专业人才培养制度，通过继续教育、专业培训的形式，加强专业人员的知识储备，优化其知识结构，强化其责任意识，同时引进高学历人才参与医院感染管理工作，形成一支兼具管理能力和业务能力的感染管理队伍。

（三）提高医务人员工作素质，积极开展相关教育

医务人员应当掌握与本职工作相关的医院感染预防与控制方面的知识，落实医院感染管理规章制度、工作规范和要求。工勤人员应当掌握有关预防和控制医院感染的基础卫生学和消毒隔离知识，并在工作中正确运用。

（四）合理使用抗菌药物

抗菌药物的使用对医务人员提出了更高的要求，医务人员在使用抗菌药物前应了解患者的病史，尽量减少抗菌药物的预防性应用，并严格控制其使用，根据药敏试验结果选用合理、有效的抗菌药物，以减少耐药菌株的产生；应给予患者更多人性化的关怀，而不能在帮助患者进行药物选择时，只考虑从中获取利益。

（五）加强制度建设，提高医护人员手卫生依从性

手卫生是预防和控制医院感染最有效的措施之一，被全球各医疗机构积极推行，正确

的洗手方式可以有效消灭大部分的细菌。医务人员应严格遵循"洗手六步法"进行消毒和灭菌。同时，医疗机构应定期对医务人员进行手卫生知识的培训和检查，帮助其树立手卫生意识。

（六）严格医院感染管理要求，合理规划医院布局建设

策划是医院医疗流程及管理过程的重要环节。首先，医院建设在初期就应根据医院学科分布进行医疗工艺流程的整体设计。其次，应严格落实医院感控要求，结合学科建设规范进行重点科室的布局设计。例如，检验科微生物实验室、PCR 实验室等的设计中更加关注其独立缓冲区、不同的导流方向，空调正负压的设定及整个流线与装饰材料的采用等问题。再次，在医院建设管理方面，医院可招聘专业的医院建设管理人才，避免在建设过程中出现"边设计、边施工、边拆改"的现象。最后，对于 ICU、产房、发热门诊、预检分诊等重点点位应严格合理布局，符合医院感控要求。

（陈 伟 赵 双）

第四节　消毒隔离合规管理

一、导 言

医院是救治患者的特殊场所，需确保各环节的安全，但在实际工作中消毒隔离等工作不合规极有可能引发院内感染，甚至会对患者及医护人员的生命安全造成威胁。[1] 所以，各医疗机构一定要重视消毒隔离管理工作，以控制医院感染的发生。

医源性感染仍是威胁病人安全的主要因素之一，全球每年有数以亿计的患者在接受医疗服务时发生感染。对医源性感染的控制方面的进步首先表现在消毒和灭菌方面取得突破。由消毒灭菌工作失误导致的医院感染事件在国内屡见报道，造成了严重后果，教训十分深刻。我国是医院感染率较高的国家之一。随着医疗技术的不断发展，大量介入性诊断、治疗技术普遍应用于临床，放疗、化疗以及抗菌药物广泛应用，加之疾病谱的变化和人口老龄化程度提高，医源性感染的传染源、传染途径和易感人群发生了很大改变，也使医院消毒灭菌管理工作面临着更大的挑战。[2]

---

① 成燕，杨薇，侯章梅. 持续质量改进与医院感染率的分析. 重庆医学，2016（25）：3596-3597.
② 马怡怡. 上海市某区公立医院消毒管理现状及对策研究. 上海：复旦大学，2009.

二、合规风险提示

（一）消毒隔离不规范

消毒隔离意识不强主要表现在两方面：首先，医院的消毒隔离意识不强。在基层医疗机构的设计布局中，常常将治疗室、感染区以及清洁区混在一起，未对其进行明确设置，从而导致消毒隔离工作难以开展。其次，相关医疗人员在进行操作时，消毒隔离意识不强。如医护人员在进行无菌操作的时候，无菌观念以及手部卫生意识都较为薄弱，导致在实际进行无菌操作的时候，消毒隔离措施不到位的现象屡见不鲜。[1]另外，部分医护人员在进行无菌操作时，没有严格执行无菌操作的各项流程，导致出现一系列问题。

（二）消毒隔离措施落实不到位

一些基层医疗机构对无菌物品的消毒措施或管理措施不到位。例如，对无菌持物钳需进行干燥后保存，但部分医疗机构在对其进行消毒的时候，仍然使用低效的消毒液对其进行消毒，并将多把持物钳放在一个无菌桶中，导致消毒不到位。部分基层医疗机构未对无菌物品进行专柜存放，周期性的消毒工作落实不到位。对酒精以及碘伏容器，未做到密封保存；对氧气湿化瓶也未做到按照一定的要求对其进行消毒以及干燥。[2]目前存在紫外线消毒工作开展不够的情况。由于紫外线的辐照强度小、杀菌距离远等原因，紫外线消毒工作不彻底、消毒效果不佳。

（三）一次性产品的保存和处理不规范

医疗机构会使用到大量的一次性医疗产品，但部分医疗机构对一次性医疗产品的使用、保存都不符合要求。例如，应该将一次性医疗产品放置在干燥且通风的地方，及时检查一次性医疗用品的有效期。另外，当一次性医疗用品用完后，还需要对其进行分类处理，但部分基层医疗机构在使用完一次性医疗产品后，将医疗垃圾与生活垃圾混合放置，未按照《医疗废物管理条例》的要求分类收集。[3]

① 赵文英，吴碧君，陈培玉，吴崇庆，邱玉峰，郑飞燕．基层医疗卫生机构消毒管理质量调查．浙江预防医学，2015（5）：504－505，508．
② 李振虎，魏春红，张玉明．银川市某区医疗机构医院感染管理现状调查．中国消毒学杂志，2016（1）：45-47．
③ 王丁，孙矯琴．基层医疗机构消毒隔离工作中存在的问题及防范措施．法制博览，2016（26）：192．

（四）消毒供应中心工作不规范

医疗消毒供应中心承担着医疗机构中可重复使用的诊疗器械、器具、洁净手术衣、手术盖单等物品的清洗、消毒、灭菌以及无菌物品供应等工作，并开展处理过程的质量控制，出具监测和检测结果，实现全程可追溯，保证质量。目前，消毒供应中心存在的问题包括操作人员技能不熟练、污染物品处置不当、物品交接核对不清等。因此，医疗机构应进一步加强管理和培训，优化工作流程，从而解决上述问题。[①]

三、合规依据

（1）《传染病防治法》（2013 年修正）；

（2）《医院隔离技术规范》（2009 年）；

（3）《医疗机构消毒技术规范》（2012 年）；

（4）《医院消毒卫生标准》（2012 年）；

（5）《消毒管理办法》（2017 年修订）。

四、合规指引

（一）加强消毒管理制度建设

医疗卫生机构应当建立消毒管理组织，制定消毒管理制度，包括危险性物品的消毒灭菌、环境和清洁用品的消毒、购入消毒产品的进货检查验收等。医疗卫生机构应执行国家有关规范、标准和规定，定期开展消毒与灭菌效果检测工作；在管理层面，应将各项工作职责定岗定人，强化工作人员的责任意识；保证消毒隔离工作区的设备和防护物资充足，定期进行消毒设备的维护工作。

（二）加强医护人员的消毒隔离意识

医护人员的消毒隔离意识不强，会导致实际工作中消毒隔离工作落实不到位。医疗卫生机构需强化医护人员的消毒隔离意识，并对新上岗医护人员进行消毒隔离知识培训，减

---

① 梁小梅. 医院消毒供应中心消毒隔离工作存在问题及对策. 齐鲁护理杂志，2012（9）：118-119.

少实际操作过程中不规范消毒隔离的情况的出现。[①]

（三）规范收集和处理医疗废物

医疗废物是导致医院出现感染的重要影响因素。一般来说，在进行治疗时，使用过的一次性医疗物品、棉球、纱布等都属于医疗废物。若不严格管理医疗废物，则易导致医院内交叉感染的出现，甚至导致外部环境的污染。因此，医疗卫生机构应设置专人管理，规范医疗废物的收集与管理。例如，对感染性医疗废物应按照要求将其放置在设有一定警示标志的袋子中，而对手术中所用到的倒排、玻璃以及针尖等，则应该放置在利器盒中。[②]

（四）加强门诊分区管理

由于医院门诊部门的特殊性，功能区域需分人群就诊，例如保健门诊与疾病门诊分开，儿童门诊与成人门诊分开。各个区域和通道应该设置醒目且清晰易懂的告示牌或地面标识，以便医护人员和患者辨识，并且保证该区域内人员单进单出。各个区域之间严格按照防控标准按时进行清洁、消毒。具体要求如下：第一，应该合理划分隔离区域，不能过大或过小，一定要满足医院服务范围内的疑似者就地隔离甚至紧急情况下的应对需求；第二，在隔离区域必须打印张贴隔离标识，严格管控进出，人员不能随意进入，更不能随意离开；第三，隔离病房应为单人单间隔离，若隔离留观人员年龄尚小，需要陪同人员，则应监督陪同人员时刻佩戴口罩，并且不能随意离开隔离区域，严禁外人与隔离区域的人相互接触和探视；第四，若解除隔离或转出，则需要对疑似者待过的地方进行彻底消毒，将使用过的用具用专用垃圾袋打包并粘贴病毒标签，警示是医疗垃圾；第五，应该在隔离区域建立消毒记录，包括空气、地面、物体表面及使用过的医疗用品等的消毒方式及持续时间，对医疗废物及污染衣物的处理等，并由实施消毒的人员和记录者签名，注明记录时间。

（陈　伟　董艳艳）

---

① 范晓婷，孙华昌，孟庆慧. 基层医疗机构医院感染控制问题及干预措施. 中华医院感染学杂志，2014（17）：4385-4387.

② 王丁，孙燏琴. 基层医疗机构消毒隔离工作中存在的问题及防范措施. 法制博览，2016（26）：192.

第五节　医疗废物合规管理

一、导　言

医疗废物是一种危害人类健康和影响环境质量的特殊污染源。医疗废物中可能含有大量的致病菌、病毒、放射性物质及化学毒物等，具有极强的传染性、生物病毒性和腐蚀性，若处置不当，则极易对土壤、水体、大气造成污染，进而直接或间接危害人体健康。医疗废物携带病菌的数量巨大、种类繁多，具有空间传染性、急性传染性和潜伏传染性等特征，危害性极大。[①] 因此，必须加大医疗废物处理与处置力度。

医疗废物管理工作是医院管理工作的重要组成部分，是医院可持续发展的重要保证，也是医疗卫生机构管理者不可忽视的重要工作。因此，研究和解决新形势下医疗废物管理工作中出现的新情况和新问题，对做好医院环境保护工作具有较强的现实意义。[②]

二、合规风险提示

（一）医疗废物管理组织及相关制度落实不到位

目前，医疗废物管理相关的法律法规和规范性文件主要包括《固体废物污染环境防治法》、《医疗废物管理条例》以及《医疗废物管理行政处罚办法》等。相关法律法规明确规定县级以上各级人民政府卫生和环保主管部门分别对医疗废物收集、运送、贮存、处置活动中的疾病防治工作和环境污染防治工作实施统一监督管理。但在实际操作中，两部门存在职能重复的现象，既造成了行政资源的浪费，又容易引起医院行政人员的厌烦情绪，不利于管理工作的开展。[③]

（二）医疗废物管理监管不到位

按照法律规定，应委托医疗机构集中处置医疗废物，处置单位应当在污染物排放处安装监控装置，并确保监控 24 小时处于正常运行状态。目前，在部分地区由于监管人力不

---

① 李华，徐剑，潘民强，等．我国医疗废物的处理技术与处置现状．河北北方学院学报，2008（3）：72-74.

② 葛扣喜，徐旭东．浅谈新形势下医院废水及医疗废物管理现状及对策．中国卫生事业管理，2003（12）：724-725.

③ 祝妍华，徐安安．浅谈医疗废物处理存在问题及对策．广东化工，2014（7）：160，168.

足、缺乏对医疗废物处理全过程的监控措施等，部分不法医疗废物处置单位将收集的医疗废物不经处理直接倒卖给无资质的单位或者个人，最终被直接排放入环境。2013 年 5 月，广东省普宁市人民医院涉嫌非法买卖医疗垃圾，不法商贩与医院部分工作人员相互勾结，先后将 10 多吨的医疗废物当作玻璃和塑料进行买卖，使之成为威胁公众身体健康的重要隐患，也对环境造成了不可估量的污染。[①]

（三）缺乏科学、有效的处理技术

医疗废物与其他废物有本质的不同，它既能污染环境，又是疾病的感染来源。但是，我国目前垃圾处理技术尚需改进。例如，目前多是采取碾硬或剪切的方法处理透析管线，费时费力，且许多一次性医疗用品是聚丙烯、聚乙烯等化学合成制品，充分燃烧有困难。对医疗废物的处理主要以焚烧为主，不但焚烧所产生的废气污染环境，而且造成能源的极大浪费。部分焚烧炉管理人员和操作人员未经过严格的岗前培训，管理和操作不规范，导致部分医疗废物因燃烧不正常而产生黑烟和恶臭，产生严重的二次污染。

三、合规依据

（1）《固体废物污染环境防治法》（2020 年修订）；

（2）《医疗废物管理条例》（2011 年修订）；

（3）《医疗废物分类目录（2021 年版）》；

（4）《医疗废物管理行政处罚办法》（2010 年修正）；

（5）《医疗卫生机构医疗废物管理办法》（2003 年）；

（6）《医疗机构水污染物排放标准》（2006 年）；

（7）《医疗废物处理处置污染控制标准》（2020 年）。

四、合规指引

（一）明确医疗废物分类目录，促进医疗废物科学分类

根据《医疗废物分类目录（2021 年版）》的相关规定，医疗废物的分类收集应当根据其特性和处置方式进行，并与当地医疗废物处置的方式相衔接。在保证医疗安全的情况

---

① 周强，文浩．"剧毒垃圾"为何交易红火？：普宁医疗废物案件追踪．（2013 - 05 - 30）［2021 - 09 - 01］．http：// news．southcn．com/g/2013 - 05/30/content _ 70015380．htm．

下，鼓励医疗卫生机构逐步减少使用含汞血压计和体温计，鼓励使用可复用的医疗器械、器具和用品替代一次性医疗器械、器具和用品，以实现源头减量。

2004 年，国家环保总局发布的《医疗废物集中焚烧处置工程建设技术要求（试行）》明确规定，手术或尸检后能辨认的人体组织、器官及死胎宜送火葬场焚烧处理。化学性废物主要包括各类液态的化学剂和消毒剂，病理科、内镜中心的诊疗活动均会产生大量的废弃液，签约专业机构进行处置的医院较少，多数医疗机构交由医疗废物处置单位处置或将其直接倒入下水道排放，一般的医疗废物处置单位并不具备处置化学性废物的资质和能力，而排入下水道会导致排污管道腐蚀，发生渗漏，造成土壤及水体的化学性污染。[①] 此外，在 2005 年《关于明确医疗废物分类有关问题的通知》明确未被污染的一次性输液瓶（袋）不属于医疗废物，不必按照医疗废物进行管理，但仍有部分医疗机构将其作为医疗废物处置。

除此之外，针对《医疗废物分类目录（2021 年版）》中未涉及的医疗废物处理情况，医院应有针对性地建立相关制度，保证医疗废物被妥善处理。

（二）完善并落实医疗废物管理机制

医疗卫生机构应该充分重视医疗废物的管理工作，加大资金投入，健全和完善管理机制。首先，应该将医疗废物的处理作为一项政府民生工程，以区级为单位，建立综合性的医疗废物处理中心，并将其运营管理资金纳入地方财政预算的范围，由卫生健康主管部门或者环境保护主管部门进行管理，确保辖区内医疗废物得到无害化处理，以满足国家相关规定的要求。其次，政府应从辖区的实际情况出发，设立相应的废物收集站和中转站，同时加大资金与人力扶持力度，由指定的医疗服务机构进行管理。在中转站，应该购置专用的中转车，对各个医疗机构产生的医疗废物进行集中收集，运送到具备相关资质的医疗废物处理机构进行处理。[②]

（三）运用信息化手段提高监管效率

由于医疗废物非法流失具有隐蔽性，建议充分利用信息化手段结合现场执法，打击"漏网之鱼"。首先，产生医疗废物的单位将医疗废物收集包装后暂存在单位内部的危废贮

---

① 魏诗晴，涂敏，赖晓全，等．我国各类医疗机构部分医疗废物分类处置现状．中国感染控制杂志，2021（9）：782 - 787．

② 夏丽丽．探析我国医疗废物处置现状、问题及管理策略．科技展望，2016（10）：186．

存处，并在暂存处安装在线监控装置；其次，由有资质的医疗废物处理单位定期到各医疗废物产生单位收集，利用射频识别技术①，给已包装好的医疗废物制作标签，医疗机构和行政部门可以共同通过这个标签获取并跟踪医疗废物的相关信息，同时利用 GPS 定位技术跟踪医疗废物运输车辆；最后，在医疗废物处理单位的处理设施上安装在线监控装置对医疗废物的处理进行实时监控。所有监控及跟踪信息与行政执法部门的信息监控平台联网，实现 24 小时实时监控，可从根本上杜绝随意倾倒、偷卖医疗废物等违法现象。②

（陈　伟　张　梦　董艳艳）

第六节　病原微生物实验室生物安全合规管理

一、导　言

随着医疗技术和生物科技的飞速发展，生物安全问题已经成为影响我国乃至全球的重要问题。危险生物因子可经由实验室人员暴露，并通过实验室人员逐步向外扩散，造成各种生物危害。生物安全管理是针对上述内容提出各种防治手段，防止实验室人员感染，避免因感染因子外泄而使周围环境受到影响。③ 近年来，各国的微生物安全意识不断提高，国际上提出了生物安全管理的概念，即单位和个人为防止病原体和病毒丢失、失窃、转移或滥用而采取的有效的安全措施。生物安全管理可避免因微生物资源不当使用而使公共卫生安全受到威胁。④

党的十八大以来，党中央把加强生物安全建设摆上更加突出的位置。2019 年，我国启动了生物安全立法工作。2021 年 4 月 15 日《生物安全法》正式施行。2021 年 9 月 29 日，习近平总书记在中央政治局第三十三次集体学习时发表重要讲话，要求加强国内病原微生物实验室生物安全管理，严格执行有关标准规范，严格管理实验样本、实验动物、实验活动废弃物。⑤

病原微生物实验室生物安全管理是医疗机构医院感染管理的重点内容。2004 年 11 月 5 日国务院第 69 次常务会议正式通过《病原微生物实验室生物安全管理条例》，以法规的

① 卫华.医疗废物管理：走向绿色世界.中国医疗器械信息，2011（8）：48.
② 祝妍华，徐安安.浅谈医疗废物处理存在问题及对策.广东化工，2014（7）：160，168.
③ 徐丹，陈玉凤，栾明春.病原微生物实验室生物安全管理探讨.中外健康文摘，2013（36）：37.
④ 罗成旺，卢金星.病原微生物实验室生物安全管理工作进展与对策.中华流行病学杂志，2016（12）：36-37.
⑤ 刘华，王维，江定丰，等.安徽省动物病原微生物实验室生物安全管理.中国动物检疫，2022（5）：61-65.

形式规定了医疗机构在防范病原微生物传染上的责任和义务。2018年3月19日，为进一步加强病原微生物实验室生物安全管理，国务院对《病原微生物实验室生物安全管理条例》进行了修订。当前，我国正处于生物安全实验室快速建设和发展阶段，随着国家对传染病研究和预防控制工作的更加重视，全国各地大量的生物安全实验室陆续建成并投入使用。大量的病原微生物研究工作和疾病控制工作将在生物安全实验室内进行，如果没有系统全面的实验室生物安全风险管理方法，就将难以从根本上确保实验室生物安全。[1] 卫生行政机关的多项举措、法律法规的相继推出，推动了防护意识的增强和防护水平的提高，病原微生物实验室生物安全管理发展迅速，日益受到重视。

二、合规风险提示

（一）未经批准建立实验室，违反法律规定

医疗机构建立病原微生物实验室应当向市级卫生健康主管部门报备，但相关疾控中心在检查时发现，存在病原微生物实验室并没有按照惯例向市级卫生健康主管部门报备的情况，市级卫生健康主管部门也没有对病原微生物实验室的备案工作进行巡查。[2]

（二）实验室设置不合理，可能导致病原微生物传播

医疗机构的很多实验室仍然是根据自身检测项目设置的，并未对实验室的布局进行合理设计及购置相关仪器，而是根据当下需要检测的微生物种类确定需要采购的仪器类型；缺乏生物安全级别概念，无法按照生物安全级别建设实验室[3]，也无法完成相关备案工作；许多实验室检验人员未遵循新的法规和技术要求进行操作，不注重个人防护工作，使实验室感控工作无法进一步落实。

（三）管理制度不健全，造成院内感染的风险

相关调查研究发现，医疗机构在组织制度的建立和实施方面较为薄弱。大多数医疗机构实验室的生物安全管理主要依赖医院的感染管理制度，但医院的感染管理制度普遍不完

① 刘麒，白玉光，徐娜，等．基层卫生行政部门规范实验室生物安全管理模式探讨．中国医药科学，2022（4）：182-185．
② 陈德明．高校生物实验室的环保与安全管理研究．文艺生活·文艺理论，2015（6）：261．
③ 张晓曦，曾照丽，王晨．如何做好基层病原微生物实验室生物安全管理．中国卫生检验杂志，2016（9）：1116．

善，不具有针对性，因此难以有效控制感染。疾控中心的优势在于能够配备专用的采样包，配置对应的设备和整体防护设施；其他医疗机构对个人防护内容的重视程度较低，工作人员未穿戴完整的防护服，而采样记录也存在欠缺现象。部分医疗机构缺乏对实验室的生物安全管理自查工作，存在未设置生物安全柜等检测记录的情况。

（四）样本的存储与处理不当，容易造成污染

个别医疗机构的实验室存在样本试剂混放的现象，如梅毒、乙型肝炎阳性血液样本与待检测样本混合放置，并且未对冰箱进行防护设置，而是放入普通冰箱中；实习人员可以随意进出，也能打开冰箱；此外，多数实验室废弃的样本以及相关培养液处理方法较为简单，甚至直接被放入废弃袋中，按医疗废弃物进行处理，有的通过简单的消毒处理，很少能够遵循消毒、灭菌程序认真处理。

三、合规依据

（1）《实验室　生物安全通用要求》（2008 年）；
（2）《病原微生物实验室生物安全管理条例》（2018 年修正）。

四、合规指引

（一）强化设备管理，完善管理制度

为保障医院感染管理工作的顺利进行，需要建立健全科学有效的规章制度，包括人员管理、设施设备管理、菌（毒）种及感染性样本的管理、消毒灭菌管理、废物处置管理、实验应急预案和意外事故处置、上报管理等内容。

病原微生物实验室安全管理过程中要严格按照实验对象、生物危害评估结果、研究内容、设备特征等制定完善的操作规范，并且在实验过程中严格落实执行。实验室管理负责人每年对管理制度进行更新与评审，以保证规定的时效性与实用性，令管理制度的覆盖范围扩大，比如工作人员的管理、出入管理、设备设施的管理等。只有不断完善落实相关制度，才能保障病原微生物实验室正常运作。

①　姚丽，高鹏. 病原微生物实验室生物安全管理探讨. 中国卫生检验杂志，2017（4）：720-721
②　李薇，刘成侠，张伟琴. 病原微生物实验室生物安全管理探讨. 中国病原生物学杂志，2017（12）：957-958.
③　刘来福. 病原微生物实验室生物安全管理和操作指南. 北京：中国标准出版社，2016：99-100
④　谷宇佳，杨广英，彭璐，等. 病原微生物实验室生物安全管理对策研究. 农场经济管理，2021（6）：52-53.

（二）加强安全管理组织，保护生物安全

病原微生物实验室管理者要确保实验室生物安全管理工作所需要的资源，包括人力、财力、物力等，且根据实际情况制定能够保证生物安全的管理目标，持续优化改进策略，与此同时，制定科学合理的激励制度，保证生物安全管理体系能够高效运转。由于生物安全管理内容繁多、环节流程复杂、部分职能交叉，病原微生物实验室生物安全管理可以按照分级负责的制度开展。实验室成立生物安全管理委员会，主要负责开展生物安全管理和监督，明确各个部门的具体职责。实验室生物安全管理委员会负责人是生物安全具体管理工作的第一负责人。此外，还需设立实验室生物安全专业负责人，主要针对实验室技术规范、操作流程等进行检查，监督生物安全管理制度的执行情况。将生物安全管理制度融入实验室管理中，明确不同岗位管理人员的主体职责，有助于实验室生物安全的日常监督与内部管理，有利于第一时间发现问题、解决问题，提高实验室生物安全管理的有效性。[①]

（三）加强安全培训，严格处理废弃物品

要保证病原微生物实验室的安全运作需要做到以下几点：一是加强相关工作人员的安全培训。如果工作人员安全意识不强，就很容易导致设备损坏，所以在实验室的安全管理中，对工作人员的安全培训至关重要，要不断提升工作人员各方面的素质。二是要严格处理废弃物品，实验室根据不同地区所规定的有关废弃物的处理方法执行，比如将一些弃用的标本或材料统一收纳进专门的容器中，将实验工具放进专门的收纳盒中，将具有挥发性的化学物质交由专业的处理机构处理，将一切处理行为记录在案。[②]

（四）加强菌种管理，完善备案工作

病原微生物实验室的主要实验材料大多数属于细菌，而大部分的细菌对于长期接触的相关工作人员而言有一定的感染风险。因此，应加强对菌种、病毒样本的安全管理工作，完善管理制度，确保专人负责菌种的收集、存储和转运流程。首先，实验室应当重视加强菌种的管理，不断完善菌种管理条例。比如对菌种分批次单独容器存放且对使用情况进行登记，对保管菌种的工作人员也要进行相应的专业培训，要求其学习管理储存办法。在菌

① 谷宇佳，杨广英，彭璐，等．病原微生物实验室生物安全管理对策研究．农场经济管理，2021（6）：52-53.
② 高原．病原微生物实验室的安全技术管理：评《医学与生物学实验室安全技术管理（第2版）》．中国安全科学学报，2018（4）：187.

种的采购审批以及运输方面也要重视，避免发生运输中泄漏等问题。[①] 其次，在备案方面也要不断完善。在备案的工作中，政府与医疗机构等应相互配合，完善病原微生物实验室有关备案工作。这不仅对病原微生物实验室的良性运作十分有利，而且会使今后相应医疗机构对病原微生物实验室的管控与检查更加清晰。

（五）做好内务管理，完善管理细节

实验室管理部门需要保证各项实验设备的安全性以及个体的防护措施，实验室设备需要配置明显的状态标识，按照消毒与未消毒进行区别，定期对实验室进行整体消毒处理。病原微生物实验室生物安全管理要严格针对实验室操作人员进行不同等级的安全防护管理，与实验不相关的物品、设备严禁在实验室出现，与实验无关的行为均要明令禁止。在实验过程中需要去除各种可能会影响实验操作以及可能会造成危险的佩戴物。不论是否佩戴手套，只要接触了感染性材料就需要第一时间清洁手部，并且在清洁过程中使用感应水龙头。病原微生物实验室中废气、废水、废物的排放要严格按照相关规定执行，交由专业机构进行安全处理。要分类有序摆放废弃物品，同时防护尖锐物品。病原微生物实验室应配备齐全的生物安全柜等设备，设立洗眼设备，且安装应急喷淋设备，以保证实验安全。[②]

（六）引入科学技术措施，减少样本运输安全隐患

无论是实验室标本样品的外部运输还是内部运送都存在较大安全隐患，运送工具简单单一，缺乏智能化与报警功能，管理理念落后，无法做到生物样本运输信息实时监控和数据历史追溯。不少负责人和操作人员抱着随意的心态对实验室样本进行运输操作和管理，其中也有不少人缺乏生物样本运输安全意识和相关知识，导致实际操作和管理过程中存在漏洞。[③] 为了全面落实病原微生物实验室标本样品的安全运输，作为第三方的医学检验机构应强化生物样本运输安全新理念、新知识，建设和引入更先进的智能化生物样本运输安全管理平台，采取一系列科学技术措施来保障样本运输与操作安全，同时亟须对相关人员进行生物样本运输安全常识和专业知识培训，使之增强防范意识、熟悉工作流程，做到防

---

① 刘池，易燕．病原微生物实验室生物安全管理．饮食保健，2018（36）：263．
② 谷宇佳，杨广英，彭璐，等．病原微生物实验室生物安全管理对策研究．农场经济管理，2021（6）：52-53．
③ 王邵鑫，李汉超，秦晓东，等．病原微生物实验室生物样本运输安全现状调研及其对策．卫生监督与服务，2017（4）：16-19．

患于未然。[①]

（七）建立病原微生物实验室生物安全管理体系

病原微生物实验室的微生物安全与菌种的管理、保存密切相关。菌种的管理是保证实验室微生物安全的基础，应根据实验室级别对菌种进行保存和管理，并且要涵盖实验室所涉及的所有微生物种类。实验室菌种管理是每一位实验室人员的职责，应将实验室主任作为第一责任人，并实施法人制，将菌种管理以及存储工作落实到个人，一旦出现意外可追究其个人责任，使个人的菌种管理意识得到增强，避免出现不良事件。[②]

（八）加强对病原微生物实验室工作人员的安全培训

病原微生物实验室的工作人员出入前均需要进行安全培训，考核通过后方能上岗。培训内容主要包括实验室生物安全管理制度、实验室相关技术、操作规范、设备安全以及个人防护等，确保所有工作人员熟练掌握以上内容；另外，实验室工作人员需要在培训中了解安全手册的内容，认识到实验过程中的危险，对工作中可能出现的意外事件应做到心中有数，若出现紧急情况或意外情况应及时进行处理，做到沉着应对。实验管理部门应做好微生物安全对外交流与学习工作，将先进的安全管理理念引入工作中，增强每一位实验室工作人员的安全意识。

（陈　伟　邵莫童）

---

① 张建华，熊林平．病原微生物实验室生物安全管理现况．解放军医院管理杂志，2018（9）：858－860.

② 王小利，杨怡姝，沈思嗣，等．加强高校生物实验室的生物安全建设．实验室研究与探索，2013（3）：243－245.

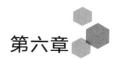

第六章

医院运营合规管理

概　述

运营管理是医院高质量发展的重要环节和保障，同时也是针对医院内部运营各环节进行的设计、计划、组织、实施、控制和评价等管理活动的总称，是对医院人、财、物、技术等核心资源进行科学配置、精细管理和有效使用的一系列管理手段和方法。[①] 高质量高效率的运营管理对于提升医院的医疗技术和管理水平有着积极推动作用，也是促进医院良性发展的重要举措。而运营管理的合规性是所有运营管理工作最重要的前置条件之一。

本章拟对医院决策管理、经济活动管理（包括财务管理和采购管理）、对外合作管理、合同管理、信息安全管理、捐赠管理以及医院安全管理等方面的合规性进行详细阐述，通过提示相关风险，并提出相关规避风险的指引措施，为相关从业人员提供参考借鉴，同时为持续提升医院的运营管理能力奠定稳定基础，助力医院建设和不断向好发展。

第一节　医院决策合规管理

一、导　言

所谓依法决策，是在国家依法治国框架下衍生而来的，要求按照法治思维和法治方式进行合规、合理和民主的决策。习近平总书记曾在讲话中指出"依法"的重要性："要更加自觉地运用法治思维和法治方式来深化改革、推动发展、化解矛盾、维护稳定，依法治理经济，依法协调和处理各种利益问题，避免埋钉子、留尾巴。"[②]

纵观历史，"依法""法治"思维的萌芽，自 1919 年新文化运动起应运而生，但在当

---

① 张翠华．加强公立医院运营管理的思考与实践．质量与市场，2022（24）：193-195.
② 习近平．在党的十八届五中全会第二次全体会议上的讲话（节选）．求是，2016（1）.

时历史背景下，制度基础、经济状况、意识形态相对落后，导致仅仅依靠民主和法治的理念不能改变旧时代下中国的困境。1978 年党的十一届三中全会明确了社会主义法治建设的目标，并提出了十六字方针"有法可依、有法必依、执法必严、违法必究"。随后，1997 年党的十五大更明确提出了"依法治国，建设社会主义法治国家"的目标。这显示了我们党对执政规律和治国理政的深刻认识。1999 年九届全国人大二次会议一致通过，正式把"……实行依法治国，建设社会主义法治国家"写入《中华人民共和国宪法》，使其从党的意志上升为国家意志，具有了法律效力。2002 年党的十六大提出"把坚持党的领导、人民当家作主和依法治国有机统一起来"。这是我们党作为执政党，在依法执政的层面，将依法治国方略推进了一大步，在我国民主法制史上是一个里程碑。2007 年党的十七大提出"依法治国是社会主义民主政治的基本要求"，并从坚持科学立法、民主立法，加强宪法和法律实施，推进依法行政、完善司法等方面做出了一系列明确部署。自党的十八大以来，以习近平同志为核心的党中央，从坚持和发展中国特色社会主义全局出发，立足中国发展实际，带领全国人民进行中国特色社会主义法治建设，从国家宏观布局的高度提出了全面依法治国这一重要战略部署。[1] 自此，我国进入了被按下"快进键"后的依法治国新时代。

在此时代背景下，医院积极响应贯彻国家的各项政策方针，依法治院是现代医院健康有序发展的重要保障和管理方式。依法治院是依法决策的前提和基础，依法决策是依法治院的重要体现。依法决策要求医院不断建章立制，在实践中完善制度管理体系，遵守法定程序，履行法定责任。实际上，依法治院过程中要做出依法决策的主体是医院的各级领导干部以及各个科室部门的负责人，法律法规要求领导干部及负责人要在法定范围内履行职责。这不仅包括完成职责范围内的实际工作，更重要的是，还包括针对重大事项、重大问题、重大改革等的决策。

二、合规风险提示

党中央、国务院高度重视科学民主依法决策。2019 年 4 月 20 日，国务院总理李克强签署国务院令，公布《重大行政决策程序暂行条例》（自 2019 年 9 月 1 日起施行）。《重大行政决策程序暂行条例》第 7 条明确规定：作出重大行政决策应当遵循依法决策原则，严

---

① 刘田原. 依法治国的历史演进、理论依据及新时代面向：基于党的十九大深化依法治国实践的学习领会. 实事求是，2018（1）：91-95.

格遵守法定权限，依法履行法定程序，保证决策内容符合法律、法规和规章等规定。

（一）未履行"三重一大"决策规定

案例： 某医院院长违反院内"三重一大"集体决策制度，在未经院领导班子集体研究、未经医院党委书记同意的情况下，擅自与某厂家私自签订涉及金额庞大的购买医疗设备的合作协议。经投诉举报，医院迅速查清事实，中止违纪行为，并给予院长党内警告处分。

分析： 该医院院长在遇到大额资金使用的情况时，视纪律与制度为无物，违反"三重一大"制度，不向组织请示报告，未经集体讨论就擅自作出决定。"三重一大"决策制度，是把党的领导融入依法治院的一项基本制度，是"把方向、管大局、抓落实"的具体体现，也是医院落实依法治国要求的重要体现。《重大行政决策程序暂行条例》第39条规定：决策承办单位或者承担决策有关工作的单位未按照本条例规定履行决策程序或者履行决策程序时失职渎职、弄虚作假的，由决策机关责令改正，对负有责任的领导人员和直接责任人员依法追究责任。

（二）未履行"三重一大"决策内容

案例： 某医院在二期扩容工程建设过程中，其设备采购事项经医院"三重一大"集体决策后，未按照国家相关规定进行公开招标、投标，致使部分设备出现质量问题，导致工程不能如期竣工运营。

分析： 在此案例中，医院自行采购设备的行为，虽然经过了医院的集体研究决策，但其决策行为是违反法律法规的。《招标投标法》第49条规定：必须进行招标的项目而不招标的，将必须进行招标的项目化整为零或者以其他任何方式规避招标的，责令限期改正，可以处项目合同金额千分之五以上千分之十以下的罚款。

（三）未严格履行重大决策的程序及遵守法定权限

许多医院集体决策时存在"一言堂"的现象，决策"三重一大"事项，只由某位或某几位领导"拍板"决定；或者出席人数不足，未设置列席旁听人员或设置列席旁听人员但其不能自由发表意见；等等。上述情形均属于未严格遵守法定权限，其最终的决策是有管理漏洞和执行风险的。依据《重大行政决策程序暂行条例》的规定，一旦查实此类案件，对负有责任的领导人员和直接责任人员将依法追究责任。

（四）采取不正当手段通过决策程序

案例：某医院新建医疗大楼项目，按规定应公开进行招标，但该医院院长已串通好建筑商 A，并为该项目量身定制了一套只有建筑商 A 才有资格参加投标的相关规定，最终该建筑商 A 如愿中标。该工程项目在建设过程中，由于监理单位严重失职，工程质量存在严重问题，经群众举报后，被主管部门叫停，并责令拆除重建，造成直接经济损失 500 多万元。

分析：在此案例中，如未发生建筑工程质量安全问题，无非就是违规招标的问题，性质相对较轻；但若发生质量安全事故，造成了大额财政资金损失和恶劣的社会影响，性质是相对严重的。

三、合规依据

（1）《重大行政决策程序暂行条例》（2019 年）；

（2）《监察法》（2018 年）；

（3）《中国共产党纪律处分条例》（2018 年修订）；

（4）《事业单位工作人员处分暂行规定》（2012 年）；

（5）《基本医疗卫生与健康促进法》（2019 年）；

（6）《招标投标法》（2017 年修正）；

（7）《政府采购法》（2014 年修正）。

四、合规指引

（一）严格执行重大决策规范

《重大决策程序暂行条例》第 39 条规定：决策承办单位或者承担决策有关工作的单位未按照本条例规定履行决策程序或者履行决策程序时失职渎职、弄虚作假的，对负有责任的领导人员和直接责任人员依法追究责任。《监察法》第 45 条规定：（1）对有职务违法行为但情节较轻的公职人员，按照管理权限，直接或者委托有关机关、人员，进行谈话提醒、批评教育、责令检查，或者予以诫勉；（2）对违法的公职人员依照法定程序作出警告、记过、记大过、降级、撤职、开除等政务处分决定。《中国共产党纪律处分条例》第 70 条规定，违反民主集中制原则，有下列行为之一的，给予警告或者严重警告处分；情节严重的，给予撤销党内职务或者留党察看处分：……（3）故意规避集体决策，决定重大事项、重要干部任免、重要项目安排和大额资金使用……《招标投标法》第 49 条规定：必须进行招标的项目而不招标的，将必须进行招标的项目化整为零或者以其他任何方式规避招标的，责令限期改正，可以处项目合同金额千分之五以上千分之十以下的罚款；对全部或者部分使用国有资金的项目，可以暂停项目执行或者暂停资金拨付；对单位直接负责的主管人员和其他直接责任人员依法给予处分。对于公立医院，《事业单位工作人员处分暂行规定》第 7 条至第 22 条规定，违反相关规定，可能面临警告或者记过处分；情节较重的，给予降低岗位等级或者撤职处分；情节严重的，给予开除处分。

（二）建立医院管理制度

医院要做到依法决策，不仅需要遵守相关法律法规的规定，还应在医院内部建立健全相关管理制度，结合本院实际情况及发展方向，制定相关规定，遵照相应的流程，并监督决策的各环节、各方面，保证决策的合法合规。

（三）实施重大决策的流程和内容

1. 建章立制，加强制度体系构建

医院落实依法决策制度，需制定院内决策制度，涉及重大决策事项、重要人事任免事项、重大项目安排事项以及大额资金使用事项时，应建立"三重一大"决策制度，这是进一步完善落实民主集中制的制度保障，同时可为加强医院党政领导班子决策事项的风险防控和监督管理提供支撑，从而实现领导班子决策的科学化、民主化和规范化。

2. 严格工作流程，规范提议程序

制定"三重一大"执行的流程，报请"三重一大"事项议题，应由党政领导班子成员提出。党政领导班子成员按照分工与职责带领相关部门，在充分征求意见、评估决策风险的基础上提出，必要时应与其他班子成员进行适当形式的酝酿，提出上会研究的建议，报请院领导班子主要负责人审定。

3. 排查廉政风险，落实防控措施

围绕提请党委会决策的"三重一大"事项，应先开展廉政风险评估工作，由医院各相关部门、各责任人按照廉政风险防范管理工作要求，对照查找每个容易产生腐败行为的风险点，依据风险发生概率及损失程度确定风险等级，并针对决策、执行过程和监督、检查、考核等关键环节，健全完善决策"三重一大"事项的风险防控措施。

4. 公开权力运行, 扩大民主范围

除依法应当保密的事项外, 医院应将"三重一大"事项的决策、执行情况安排相关部门在一定范围内予以公开, 扩大民主范围, 让权力在阳光下运行。

5. 实施监督检查, 严格责任追究

医院相关部门及责任人应对决策"三重一大"事项的全过程进行监督, 对风险防范中发现的漏洞和问题, 及时提出意见和建议。对拒不执行或擅自改变集体决策以及执行决策不力或错误执行并造成严重损失的, 要依据《中国共产党纪律处分条例》《事业单位工作人员处分暂行规定》及医院内部相关规定等, 依法追究责任。

6. 加强学习宣贯, 深化依法决策

医院相关部门及负责人应组织开展法治宣传教育学习, 通过讲座、案例警示等方式, 使医院职工了解熟知相关法律规定, 加强法治学习, 增强法治意识, 使依法决策深入人心, 将依法决策贯穿医院各项工作的各个环节, 将法治思维融入决策工作中, 助力医院管理工作向精细化、规范化、法治化发展。

（王　婧　杨　超）

第二节　财务合规管理

一、导　言

《2022 年中国卫生健康统计年鉴》显示, 截至 2021 年年底我国公立医院总数 11 804 个, 占全国医院总数的 32.28％; 公立医院床位 5 207 727 张, 占全国床位总数的 70.24％; 公立医院卫生技术人员 8 353 725 人, 占全国卫生技术人员总数的 74.36％。《全国医疗卫生服务体系规划纲要 (2015—2020 年)》指出, 公立医院是我国医疗服务体系的主体, 承担着基本医疗服务提供、急危重症和疑难病症诊疗、医疗卫生机构人才培养、医学科研、医疗教学、法定和政府指定的公共卫生服务、突发事件紧急医疗救援、援外、国防卫生动员、支农、支边和支援社区等任务。本节所谓之财务合规管理是指公立医院财务合规管理。

公立医院属于事业单位,《事业单位财务规则》(财政部令第 108 号) 第 4 条规定, 事业单位财务管理的主要任务是: 合理编制单位预算, 严格预算执行, 完整、准确编制单位决算报告和财务报告, 真实反映单位预算执行情况、财务状况和运行情况; 依法组织收

入，努力节约支出；建立健全财务制度，加强经济核算，全面实施绩效管理，提高资金使用效益；加强资产管理，合理配置和有效利用资产，防止资产流失；加强对单位经济活动的财务控制和监督，防范财务风险。

二、合规风险提示

公立医院财务管理风险主要涉及会计机构、会计人员、会计档案、会计核算、预算管理、收支管理、资产管理、合同管理等方面。

（一）违反会计管理制度

（1）财务活动未由财务部门统一管理。A医院营养食堂为医院自管食堂，设立会计出纳，独立建账，收入支出均通过名为"A医院营养食堂"银行账户，营养食堂与医院的账户相互分离，医院报表不含营养食堂的收入支出。这不符合《事业单位财务规则》第5条的规定："事业单位的财务活动在单位负责人的领导下，由单位财务部门统一管理。"

（2）未按照国家规定的会计制度进行会计核算。A医院在2021年度将盘盈的药品金额3.56万元计入其他收入，不符合《政府会计制度——行政事业单位会计科目和报表》（财会〔2017〕25号）的规定："按照规定报经批准后处理时，对于盘盈的流动资产，借记本科目①，贷记'单位管理费用'〔事业单位〕或'业务活动费用'〔行政单位〕科目。"应当将盘盈库存物品金额，报经批准后冲减单位管理费用。

（二）违反预算管理制度

根据《公立医院内部控制管理办法》（国卫财务发〔2020〕31号），预算管理方面的风险有：在预算编制过程中医院内部各部门之间沟通协调不充分；预算编制不符合本单位战略目标和年度工作计划；预算编制未与资产配置相结合、与具体工作不相对应；未按照批复的额度和开支范围执行预算，进度不合理，存在无预算、超预算支出等问题；决算编报不真实、完整、准确、及时等。

案例：A医院未成立全面预算管理委员会，无预算审议部门，年度预算由医院党委会讨论通过。这不符合《公立医院全面预算管理制度实施办法》（国卫财务发〔2020〕30号）第7条的规定（医院应当建立健全预算管理组织机构，建立由全面预算管理委员会、

---

① 指待处理财产损溢。

全面预算管理办公室、预算归口管理部门和预算科室组成的全面预算管理组织体系……）和第 23 条的规定（医院年度部门预算和财务预算报告应当提交全面预算管理委员会审议，医院决策机构通过后按照要求报同级业务主管部门）。应当按照规定设立全面预算管理委员会，并在医院"三重一大"制度中明确医院决策机构。

（三）不符合收支管理规定

根据《公立医院内部控制管理办法》（国卫财务发〔2020〕31 号），收支管理方面的风险有：收入来源不合法合规，不符合价格和收费管理相关规定，未实现归口管理，未按照规定及时提供有关凭据，未按照规定保管和使用印章和票据等；发生支出事项时未按照规定程序审核审批，未审核各类凭据的真实性、合法性，存在使用虚假票据套取资金的情形等。

（1）无预算支出。A 医院一笔会议费开支 6 000 元，不在预算中，不符合《公立医院全面预算管理制度实施办法》（国卫财务发〔2020〕30 号）第 3 条的规定："本办法所称全面预算管理，是指医院对所有经济活动实行全面管理，全部纳入预算管理范围。包含两方面内容：一是业务主管部门对医院预算和财务实行全面管理，医院作为预算单位，所有收支全部纳入预算范围……"

（2）未严格按照文件规定的内涵范围向患者提供诊疗服务。项目内涵编码为 FAC04707 的"葛塞尔发育诊断量表测评"内涵中规定本项目是用于评估 4 周至 3 个月婴儿智力发展水平。监管部门通过抽查在 A 医院做过"葛塞尔发育诊断量表测评"的患者病历，发现存在对超年龄限制患者提供此服务的情形，如：1）2021 年 8 月 27 日，就诊卡号为 12744×××005 的患者年龄为 4 个月零 25 天；2）2021 年 7 月 9 日，医保卡号为 1269××××335S 的患者年龄为 7 个月零 15 天；3）2021 年 8 月 27 日，医保卡号为 12568×××00S 的患者年龄为 1 岁。以上病历诊疗项目均超过"葛塞尔发育诊断量表测评"对年龄的限制，每例收费 170 元，不符合《关于规范调整病理等医疗服务价格项目的通知》（京医保发〔2018〕1 号）中对项目内涵编码为 FAC04707 的"葛塞尔发育诊断量表测评"的内涵范围："用于评估 4 周至 3 个月婴儿智力发展水平"。

（3）违规接受药品、耗材供应商折扣结算。A 医院某耗材市价 1 万元，由于 A 医院在业内影响力大，供应商给 A 医院的结算价格打 9 折。这不符合国家耗材零加成的政策，应在耗材结算价格打折的同时调减患者支付的耗材费。

（4）违规接受捐赠。A 医院接受 B 公司捐赠的一台医疗设备，将该设备用于临床医疗检查，A 医院按照每例检查费用 50％的比例付给 B 公司。这不符合《卫生计生单位接受公益事业捐赠管理办法（试行）》（国卫财务发〔2015〕77 号）第 6 条的规定："卫生计生单位不得接受以下捐赠：……（二）涉及商业营利性活动……"

（5）未对捐赠的物资及时办理入账手续。A 医院对接受捐赠的物资估值 11.30 万元，未办理入库手续，未纳入财务部门集中统一管理，未将接受捐赠物资的价值计入捐赠收入。这不符合《卫生计生单位接受公益事业捐赠管理办法（试行）》（国卫财务发〔2015〕77 号）第 28 条的规定："受赠单位财务部门应当及时按照书面捐赠协议对捐赠财产进行逐项核对、入账。"

（6）医院未制定制度规定每年进行捐赠信息公开的时间和方式，并按制度执行。截至 2022 年 5 月底，A 医院尚未向社会公开上一年度接受捐赠款物和使用管理情况。这不符合《卫生计生单位接受公益事业捐赠管理办法（试行）》（国卫财务发〔2015〕77 号）第 43 条的规定："受赠单位应当在单位门户网站或当地主要新闻媒体等向社会公开受赠信息。"

（7）未在定点机构办理集采。A 医院在中石化办理单位加油卡为院内所属车辆服务，未办理政府集中采购加油卡。这不符合《中央预算单位政府集中采购目录及标准（2020 年版）》（国办发〔2019〕55 号）关于服务类中的车辆维修保养及加油服务，京内单位必须按规定委托集中采购机构代理采购的规定。

（8）出差人员未按规定等级乘坐交通工具。A 医院员工张某从北京到南京出差，乘坐飞机公务舱，财务部门为其报销全部票款。这不符合《中央和国家机关差旅费管理办法》（财行〔2013〕531 号）第 7 条的规定："出差人员应当按规定等级乘坐交通工具。除部级及相当职务人员外的其他人员应乘坐飞机经济舱。未按规定等级乘坐交通工具的，超支部分由个人自理。"

（四）违反资产管理规定处置资产

根据《公立医院内部控制管理办法》（国卫财务发〔2020〕31 号），应当关注的资产管理方面的风险有：未实现资产归口管理并明确使用责任；未定期对资产进行清查盘点，未对账实不符的情况及时处理；未按照规定处置资产等。

（1）未及时更正资产管理系统中的错误资产信息，每年未定期进行账物信息核对。A 医院一辆五座小轿车资产卡片中登记的车辆识别码与机动车行驶证不一致，一台电脑在资产卡片中登记的生产厂家及规格型号与实际不一致。这不符合《国家卫生计生委预算管理单位国有资产使用管理办法》（国卫财务发〔2015〕85 号）第 10 条规定的"……（三）完善资产日常管理工作，做好资产的账卡管理、清查登记、统计报告及监督检查工作。完善国有资产信息化建设，完整及时登记资产变动信息，实行动态管理"。

（2）未定期盘点，对丢失或毁损的资产未及时进行处理。A医院在资产抽盘中发现，以下资产未被盘到：幻灯机（资产编码：20130001119），使用部门为内科办公室。这不符合《事业单位国有资产管理暂行办法》（财政部令第100号）第20条规定的"事业单位应当建立健全资产购置、验收、保管、使用等内部管理制度。事业单位应当对实物资产进行定期清查，做到账账、账卡、账实相符"。

（3）未按照规定进行资本化，未将资产进行增值处理。A医院某个病房楼的修缮工程合同金额为400万元，累计支付200万元，改造后用途将发生变化，会计处理全部费用化。这不符合《政府会计准则第3号——固定资产》第10条规定的"在原有固定资产基础上进行改建、扩建、修缮后的固定资产，其成本按照原固定资产账面价值加上改建、扩建、修缮发生的支出，再扣除固定资产被替换部分的账面价值后的金额确定"。

（4）资产处置未严格按照规定的审批流程审批后再进行账务处理。北京A医院一台大型设备，原值2000万元，已使用15年，已提完折旧，设备有故障，无法正常使用，维修费高昂，使用科室提出报废申请，资产管理部门综合评估后决定报废该设备，在资产管理系统中做报废处置，并将纸质版报废申请材料报财务处，财务处根据资产管理部门的系统和纸质版报废申请材料进行账务处理。这不符合《中央行政事业单位国有资产处置管理办法》（财资〔2021〕127号）第9条规定的"各部门及中央管理企业所属行政事业单位（含垂直管理机构和派出机构，各部门机关本级和机关服务中心除外）处置单位价值或者批量价值（账面原值，下同）1500万元以上（含1500万元）的国有资产，应当经各部门审核同意后报财政部当地监管局审核，审核通过后由各部门报财政部审批；处置单位价值或者批量价值1500万元以下的国有资产，由各部门自行审批。"A医院的该大型设备原值2000万元，报废须由医院领导班子集体决策，报国家卫生健康委审核同意后，报财政部××监管局审核，审核通过后报财政部审批，财政部出具同意报废的审批意见后，A医院资产管理部门方可进行报废处置操作，财务处再进行账务处理。

（五）不符合合同管理规定

根据《公立医院内部控制管理办法》（国卫财务发〔2020〕31号），应当关注的合同管理方面的风险有：未实现合同归口管理；未建立并执行合同签订的审核机制；未明确应当签订合同的经济活动范围和条件；未有效监控合同履行情况，未建立合同纠纷协调机制；未制定合同管理内部规定，并按规定执行等。A 医院与中国家具总公司签订购买办公家具的合同，合同金额为 40 万元。合同由 A 医院采购中心负责人签字，并加盖采购中心部门章。这不符合《A 医院合同管理办法》第 7 条规定的"以医院名义对外签订的合同必须加盖医院公章及双方法定代表人（或法定代表人授权的代理人）签章方为有效"。该合同应由法定代表人签字，并加盖医院公章。

三、合规依据

（1）《个人所得税法》（2018 年修正）；

（2）《会计法》（2017 年修正）；

（3）《征收教育费附加的暂行规定》（2011 年修订）；

（4）《档案法》（2020 年修订）；

（5）《总会计师条例》（2011 年修正）；

（6）《税收征收管理法》（2015 年修正）；

（7）《增值税暂行条例》（2017 年修订）；

（8）《发票管理办法》（2023 年修订）；

（9）《个人所得税法实施条例》（2018 年修订）；

（10）《预算法》（2018 年修正）；

（11）《票据法》（2004 年修正）；

（12）《预算法实施条例》（2020 年修订）；

（13）《票据管理实施办法》（2011 年修订）；

（14）《档案法实施办法》（2017 年修订）；

（15）《违反行政事业性收费和罚没收入收支两条线管理规定行政处分暂行规定》（2000 年）；

（16）《税收征收管理法实施细则》（2016 年修订）；

（17）《企业所得税法》（2018 年修正）；

（18）《企业所得税法实施条例》（2019 年修正）；

（19）《车船税法》（2019 年修正）；

（20）《车船税法实施条例》（2019 年修正）；

（21）《环境保护税法》（2018 年修正）；

（22）《环境保护税法实施条例》（2017 年）；

（23）《车辆购置税法》（2018 年）；

（24）《民法典》（2020 年）；

（25）《保障中小企业款项支付条例》（2020 年）；

（26）《契税法》（2020 年）；

（27）《城市维护建设税法》（2020 年）；

（28）《行政事业性国有资产管理条例》（2021 年）；

（29）《印花税法》（2021 年）；

（30）《中央级事业单位国有资产使用管理暂行办法》（财教〔2009〕192 号）；

（31）《国家外专局财政部关于调整中长期出国（境）培训人员费用开支标准的通知》（外专发〔2012〕126 号）；

（32）《因公临时出国经费管理办法》（财行〔2013〕516 号）；

（33）《中央和国家机关差旅费管理办法》（财行〔2013〕531 号）；

（34）《政府会计准则——基本准则》（2015 年财政部令第 78 号）；

（35）《会计档案管理办法》（2015 年财政部、国家档案局令第 79 号）；

（36）《关于印发卫生计生单位接受公益事业捐赠管理办法（试行）的通知》（国卫财务发〔2015〕77 号）；

（37）《政府会计准则第 1 号——存货》；

（38）《政府会计准则第 2 号——投资》；

（39）《政府会计准则第 3 号——固定资产》；

（40）《政府会计准则第 4 号——无形资产》（财会〔2016〕12 号）；

（41）《中央和国家机关会议费管理办法》（财行〔2016〕214 号，部分失效）；

（42）《中央和国家机关培训费管理办法》（财行〔2016〕540 号）；

（43）《〈政府会计准则第 3 号——固定资产〉应用指南》（财会〔2017〕4 号）；

（44）《政府会计准则第 5 号——公共基础设施》（财会〔2017〕11 号）；

（45）《政府会计准则第 6 号——政府储备物资》（财会〔2017〕23 号）；

（46）《政府会计制度——行政事业单位会计科目和报表》（财会〔2017〕25 号）；

（47）《关于稳步推进财政电子票据管理改革的试点方案》（财综〔2017〕32 号）；

（48）《关于进一步完善财政票据核销管理制度的通知》（财综〔2017〕36 号）；

（49）《关于进一步明确非营利性医疗机构申领医疗收费票据有关问题的通知》（财综〔2017〕67 号）；

（50）《国家科技重大专项（民口）资金管理办法》（财科教〔2017〕74号）；

（51）《财政部外交部关于调整因公临时出国住宿费标准等有关事项的通知》（财行〔2017〕434号）；

（52）《关于印发医院执行〈政府会计制度——行政事业单位会计科目和报表〉的补充规定和衔接规定的通知》（财会〔2018〕24号）；

（53）《政府会计准则第7号——会计调整》（财会〔2018〕28号）；

（54）《政府会计准则第8号——负债》（财会〔2018〕31号）；

（55）《政府会计准则第9号——财务报表编制和列报》（财会〔2018〕37号）；

（56）《关于统一全国财政电子票据式样和财政机打票据式样的通知》（财综〔2018〕72号）；

（57）《中央行政事业单位国有资产配置管理办法》（财资〔2018〕98号）；

（58）《事业单位国有资产管理暂行办法》（财政部令第100号）；

（59）《政府会计准则制度解释第1号》（财会〔2019〕13号）；

（60）《政府会计准则第10号——政府和社会资本合作项目合同》（财会〔2019〕23号）；

（61）《政府会计准则制度解释第2号》（财会〔2019〕24号）；

（62）《事业单位成本核算基本指引》（财会〔2019〕25号）；

（63）《关于全面推行医疗收费电子票据管理改革的通知》（财综〔2019〕29号）；

（64）《关于印发医疗机构内部价格行为管理规定的通知》（国卫财务发〔2019〕64号）；

（65）《中央财政预算执行动态监控管理办法》（财库〔2020〕3号）；

（66）《关于规范电子会计凭证报销入账归档的通知》（财会〔2020〕6号）；

（67）《政府会计准则制度解释第3号》（财会〔2020〕15号）；

（68）《〈政府会计准则第10号——政府和社会资本合作项目合同〉应用指南》（财会〔2020〕19号）；

（69）《公立医院全面预算管理制度实施办法》（国卫财务发〔2020〕30号）；

（70）《关于印发公立医院内部控制管理办法的通知》（国卫财务发〔2020〕31号）；

（71）《事业单位财务规则》（财政部令第108号）；

（72）《公立医院成本核算规范》（国卫财务发〔2021〕4号）；

（73）《卫生健康领域全面实施预算绩效管理实施方案》（国卫财务发〔2021〕14号）；

（74）《事业单位成本核算具体指引——公立医院》（财会〔2021〕26号）；

（75）《政府会计准则制度解释第4号》（财会〔2021〕33号）；

（76）《中央行政事业单位国有资产处置管理办法》（财资〔2021〕127 号）；

（77）《国家自然科学基金资助项目资金管理办法》（财教〔2021〕177 号）；

（78）《国家重点研发计划资金管理办法》（财教〔2021〕178 号）；

（79）《关于修订 2022 年政府收支分类科目的通知》（财预〔2022〕40 号）。

四、合规指引

医院财务管理人员须全面学习、理解、熟悉、掌握财务管理法律法规和政策规定，密切关注法律法规和政策动向，增强合规意识，严格执行法律法规和政策的规定。

（一）建立财务会计制度

按照国家规定要求，医院应按照会计机构、会计人员、会计档案、会计核算分别制定医院财务管理制度。

（1）聘任专职有资质的会计人员担任单位会计机构负责人（会计主管人员）的，应当具备会计师以上专业技术职务资格或者从事会计工作三年以上经历。

（2）医院作为事业单位，对各项经济业务事项须按照国家统一的会计制度进行会计核算，医院的财务活动在医院负责人的领导下由医院财务部门统一管理。

（3）建立管理制度。应当建立会计人员管理制度、财务信息安全管理制度、会计档案管理制度、内部控制管理制度、银行账户管理制度、现金管理制度、备用金管理制度、收费票据丢失补办制度、收退费制度等，实时跟踪国家最新制度规定，并及时更新。公立医院会计核算按照医院财务制度、政府会计准则、政府会计制度等相关规定执行。

（4）财务工作的合规。会计人员的工作岗位一般有部门负责人、出纳、资金管理、预算管理、固定资产核算、存货核算、成本核算、薪酬核算、收入核算、科教核算、科教预决算、税务管理、总账报表、稽核、财务信息管理、档案管理、票据管理、银医对账、医保对账等。这些岗位可以一人一岗或一人多岗，但是出纳人员不得兼管稽核、会计档案保管及收入、费用、债权债务账目的登记工作。应有计划地进行岗位轮换，会计人员轮岗应办理交接手续，由其上级主管人员负责监交。

会计工作的一般流程如下：业务部门提交业务申请，归口部门负责审批，会计审核资料是否齐全和是否符合财务规定，符合大额资金标准的由医院领导班子集体决策，出纳提交付款指令，财务负责人或其他人员复核指令，稽核会计稽核以上流程的所有资料是否完整合规，归档。

（二）预算管理合规指引

《公立医院内部控制管理办法》（国卫财务发〔2020〕31 号）规定：

（1）建立健全预算管理制度，涵盖预算编制、审批、执行、调整、决算和绩效评价等内容。

（2）明确预算管理委员会、预算牵头部门、预算归口管理部门和预算执行部门的职责，分级设立预算业务审批权限，履行审批程序，重大事项需要集体决策。

（3）合理设置预算业务关键岗位，配备关键岗位人员，明确岗位的职责权限，确保经济业务活动的预算编制与预算审批，预算审批与预算执行，预算执行与预算考核，决算编制与审核，决算审核与审批，财务报告的编制、审核与审批等不相容岗位相互分离。

（4）建立预算编制、审批、执行、调整、决算的分析考核工作流程及业务规范，加强对预算论证、编制、审批、下达、执行等关键环节的管控。

（5）强化对医疗、教学、科研、预防、基本建设等活动的预算约束，使预算管理贯穿医院业务活动全过程。强化预算绩效管理，建立"预算编制有目标、预算执行有监控、预算完成有评价、评价结果有反馈、反馈结果有应用"的全过程预算绩效管理机制。

（三）医院收支管理合规指引

（1）建立医院收支管理制度。建立健全收入、支出业务管理制度。收入管理制度应当涵盖价格确定、价格执行、票据管理、款项收缴、收入核算等内容；支出管理制度应当涵盖预算与计划、支出范围与标准确定、审批权限与审批流程、支出核算等内容。

（2）医院收入、支出业务活动应当实行归口管理。明确各类收入的归口管理部门及职责，各项收入必须纳入医院统一核算，统一管理，严禁设立账外账；支出业务应当实行分类管理，明确各类业务事项的归口管理部门及职责；设立收入、支出业务的分类审批权限，履行审批程序，重大经济活动及大额资金支付须经集体决策。

（3）合理设置收入、支出业务关键岗位，配备关键岗位人员，明确其职责权限，确保医疗服务价格的确认和执行、收入款项的收取与会计核算、支出事项申请与审批、支出事项审批与付款、付款审批与付款执行、业务经办与会计核算等不相容岗位相互分离。

（4）规范收入管理、票据管理、支出管理、公务卡管理等业务工作流程，加强对医疗服务价格管理、医疗收费、退费、结算、票据、支出业务审核、款项支付等重点环节的控制。

（5）医院应当依法规范各类收入。严格执行诊疗规范、价格政策和医保政策，定期核查医疗行为规范及物价收费的相符性；定期核查收入合同的履行情况；加强票据管理，建立票据台账，专人管理。

（6）医院应当严格支出管理。明确经济活动各项支出标准和范围，规范报销流程，加强支出审核和支付控制；实行国库集中支付的，应当按照财政管理制度有关规定执行。

（7）医院应当建立债务管理制度。实行事前论证和集体决策，定期与债权人核对债务余额；医院应当严格控制债务规模，防范风险。

（8）医院应当加强成本管理，推进成本核算，开展成本分析，真实反映医院成本状况；加强成本管控，优化资源配置，夯实绩效管理基础，提升单位内部管理水平。

（9）建立接受捐赠管理制度。根据上级文件，医院可以接受如下捐赠：用于医疗机构患者医疗救治费用减免；用于公众健康等公共卫生服务和健康教育；用于卫生健康工作人员培训和培养；用于卫生健康领域学术活动；用于卫生健康领域科学研究；用于卫生健康机构公共设施设备建设；用于其他卫生健康公益性非营利活动。

医院不得接受以下捐赠：不符合国家法律法规的规定；涉及商业营利性活动；涉嫌不正当竞争和商业贿赂；与本单位采购物品（服务）挂钩；附有与捐赠事项相关的经济利益、知识产权、科研成果、行业数据及信息等权利和主张；不符合国家有关质量、环保等标准和要求的物资；附带政治目的及其他意识形态倾向；损害公共利益和其他公民的合法权益；任何方式的索要、摊派或者变相摊派；承担政府监督执法任务机构，不得接受与监督执法工作有利害关系的捐赠。

规范接受捐赠流程：医院设立捐赠小组并指定牵头部门，捐赠方直接或通过其他科室联系牵头部门表达捐赠意向，牵头部门召集管理小组进行评估，提交医院领导班子集体审议，草拟协议，根据捐赠资金物资类别和用途归口不同部门管理，归口部门到财务部门办理入账手续，按用途使用资金或发放物资，捐赠档案归档，捐赠公示。

（四）医院资产管理合规指引

（1）建立健全资产管理制度，涵盖资产购置、保管、使用、核算和处置等内容。资产业务的种类包括货币资金、存货、固定资产、无形资产、对外投资、在建工程等。完善所属企业的监管制度。

（2）医院资产应当实行归口管理，明确归口管理部门和职责，明确资产配置、使用和处置国有资产的审批权限，履行审批程序。资产处置流程一般为：使用部门提出处置申请，资产管理部门核实资产状况和资产历史信息并提出处置意见，医院领导班子集体决议，卫生健康主管部门和财政部门备案或审批，接收批复文件，资产管理部门在资产系统中核销，财务部门根据以上流程材料在资产管理部门核销当月进行账务处理。

（3）合理设置各类资产管理业务关键岗位，明确岗位职责及权限，确保增减资产执行与审批、资产保管与登记、资产实物管理与会计记录、资产保管与清查等不相容岗位相互分离。

（4）建立流动资产、非流动资产和对外投资等各类资产工作流程及业务规范，加强各类资产核查盘点、债权和对外投资项目跟踪管理等重点环节的控制。

（5）医院应当加强流动资产管理。加强银行账户管理、货币资金核查；定期分析、及时清理应收及预付款项；合理确定存货的库存，加快资金周转，定期盘点。

（6）医院应当加强房屋、设备、无形资产等非流动资产管理。严禁举债建设；按规定配置大型医用设备并开展使用评价，推进资产共享共用，提高资产使用效率；依法依规出租出借处置资产；建立健全"三账一卡"制度，做到账账相符、账卡相符、账实相符，定期盘点清查。

（7）医院应当加强对外投资管理。对外投资应当进行可行性论证，按照规定报送相关主管及财政部门审核审批；加强项目和投资管理，开展投资效益分析并建立责任追究制度。

（8）医院所办企业应当根据《企业内部控制基本规范》《企业内部控制应用指引》《企业内部控制评价指引》等企业内部控制规范性文件的要求全面开展内部控制规范建设。

（五）医院合同管理合规指引

（1）医院应当建立健全合同管理制度，建立合同业务决策机制、工作机制、审核机制、监督机制、纠纷协调机制。

（2）明确合同归口管理部门及其职责权限，明确合同承办业务部门、财务部门、审计部门、法律部门、采购部门、院长办公室等内部相关部门在合同管理中的职责权限。

（3）合理设置合同管理岗位，明确岗位职责权限以及合同授权审批和签署权限，确保合同签订与合同审批、合同签订与付款审批、合同执行与付款审批、合同签订与合同用章保管等不相容岗位相互分离。

（4）优化合同前期准备、合同订立、合同执行、合同后续管理的工作流程、业务规范，建立沟通配合机制，实现合同管理与预算管理、收支管理、采购管理相结合。

（5）合同审批流程根据各单位实际情况设定，一般为：业务部门与外部单位协商业务流程和细节并草拟合同，归口管理部门审批，财务部门审核财务相关条款，审计部门审计合同的合法合规和完整性，法务部门复核合同所有条款和业务风险，院级领导审批，党院办盖公章，将合同归档。

（李敬伟　张荣荣）

第三节　采购合规管理

一、导　言

采购是公立医院经济管理活动的重要业务之一。经统计，纳入国家卫生健康主管部门预算管理的三级甲等综合医院政府采购年度支出金额普遍达到 10 亿元以上，个别医院超过 50 亿元。① 采购对象小到低值耗材，大到大型医疗设备甚至是建设工程。高效、合规的采购活动对医院高质量发展有着不可或缺的支持性作用。

近年来，面对人民群众日益增长的医疗卫生需求以及高质量发展管理要求，公立医院在加大采购数量、金额的同时，也在努力加强采购合规管理，提高采购质量和效率。由于行业特殊性，公立医院采购具有采购品目多、采购金额大、采购方式和渠道丰富、采购对象技术含量高等特点，这对医院采购管理工作提出了挑战。

目前，针对公立医院采购业务的监管较为严格且全面，各类制度文件层次分明，法律法规、部门规章、规范性文件多达数十部，既有《政府采购法》等针对采购整体管理的大而全的法律，也有诸如《政府采购需求管理办法》（财库〔2021〕22 号）等针对采购具体环节的小而细的文件。2020 年 6 月，国家卫生健康委印发《关于进一步规范和加强政府采购管理工作的通知》（国卫财务函〔2020〕250 号），提出了十方面具体要求，并在全国范围内开展政府采购监管三年专项行动。采购业务合规管理愈加成为公立医院亟须关注的重点问题。

---

① 国家卫生健康委 2020 年度部门决算。

二、合规风险提示

（一）采购程序违规

1. 未按照预算管理规定采购

（1）未按要求编制预算。公立医院未将采购支出纳入部门预算管理，未编制采购预算和计划，采购预算编制不真实、不科学、不合理；采购预算未经医院"三重一大"集体讨论决策，未按预算管理权限和程序执行上报审批、批复下达。

（2）预算执行不合规。公立医院未按照批复的采购预算数量、金额执行，无预算或者超预算采购；采购金额、数量发生变化时未经预算调剂流程调剂采购预算，或调剂流程不合规。

2. 不符合采购需求管理要求

（1）政策落实不到位。公立医院政府采购需求未落实国家有关节约能源、保护环境、扶持不发达地区和少数民族地区、促进中小企业发展等政策目标，未优先采购本国货物、工程和服务。

（2）需求不符合规定。公立医院政府采购需求未按照部门预算或工程项目概预算编制，不符合国家标准、行业标准、地方标准等强制性标准规范以及预算、资产和财务相关规定。

（3）未开展需求调查。公立医院未对下列项目开展需求调查：1）1 000万元以上的货物、服务，3 000万元以上的工程采购项目；2）涉及公共利益、社会关注度较高的；3）技术复杂、专业性较强的项目。

（4）妨碍公平竞争。公立医院以下列方式妨碍供应商公平竞争：1）就同一采购项目向供应商提供有差别的项目信息；2）设定的资格、技术、商务条件与采购项目的具体特点和实际需要不相适应或者与合同履行无关；3）采购需求中的技术、服务等要求指向特定供应商、特定产品；4）以特定行政区域或者特定行业的业绩、奖项作为加分条件或者中标、成交条件；5）对供应商采取不同的资格审查或者评审标准；6）限定或者指定特定的专利、商标、品牌或者供应商；7）非法限定供应商的所有制形式、组织形式或者所在地；8）通过入围方式设置备选库、名录库、资格库作为参与政府采购活动的资格条件；9）要求供应商在政府采购活动前进行不必要的登记、注册，或者要求设立分支机构；10）设置或者变相设置供应商规模、成立年限等门槛等。

（5）采购意向未公开。公立医院采购按项目实施的集中采购目录以内或者采购限额标准以上的货物、工程、服务未公开采购意向，公开时间晚于采购活动开始前30日。

3. 违反国家规定的采购方式

（1）未执行集中采购。公立医院采购纳入集中采购目录的货物、工程或服务，未委托集中采购机构实行集中采购。

（2）规避公开招标。公立医院将应当以公开招标方式采购的货物或服务化整为零或者以其他方式规避公开招标采购；在未经监督管理部门批准的情况下采用公开招标以外的方式采购。

（3）未经批准采购。公立医院未经上级部门批准采购进口产品，配置甲、乙类大型医用设备；未经批准变更政府采购方式。

4. 采购过程不合规

（1）采购文件内容不合规。公立医院未按照采购预算和采购需求编制采购文件，违反规定设置最低限价；采购文件中规定资格条件和评审因素对供应商实行差别待遇或者歧视待遇，未规定或者未以醒目的方式表明不允许偏离的实质性要求和条件，分值设置未量化或者与评审因素的量化指标不对应。

（2）评审方式不当。公立医院采用招标投标方式采购，招标文件未按照适用条件采取最低评标价法或者综合评分法；采用综合评分法时，价格分值比重低于标准。

（3）采购文件售价超标。公立医院采购文件售价过高，未按照弥补制作、邮寄成本的原则确定采购文件售价，将采购金额作为确定采购文件售价的依据；资格预审文件未免费提供。

（4）招标文件未进行专家论证。公立医院未组织专家组开展招标文件复核论证，专家组未达到5人以上单数、包括1名法律专家的要求。

5. 采购评审不合规

（1）保证金收取不合规。公立医院要求供应商缴纳保证金的，未采取非现金形式收取，保证金数额超过采购项目预算的2%，未按照要求在规定期限内退还保证金。

（2）供应商数量不符合要求。公立医院采用招标投标方式采购的，当资格预审申请人少于3家、投标供应商少于3家、资格审查后合格供应商少于3家时，未按照规定重新组织招标或者报财政部门批准后采用其他采购方式采购。采用竞争性谈判、询价或者竞争性磋商方式采购的，邀请的符合相应资格条件的供应商少于3家，且未经财政部门批准。

（3）未按照规定废标。公立医院采用招标投标方式采购的，未在下列情况出现时及时废标：1) 符合专业条件的供应商或者对招标文件做实质响应的供应商不足 3 家；2) 出现影响采购公正的违法、违规行为；3) 投标人的报价均超过了采购预算，采购人不能支付；4) 因重大变故，采购任务取消。

（4）评审小组未满足要求。公立医院采用招标投标方式采购的，评标委员会人数未达5 人或者非单数，评审专家人数少于成员总数的三分之二；采购金额在 1 000 万元以上、技术复杂或者社会影响较大的，人数未达 7 人或者非单数。采用竞争性谈判、询价或者竞争性磋商方式采购的，谈判小组、询价小组或者磋商小组未达 3 人或者非单数，评审专家人数少于成员总数的三分之二；达到公开招标数额标准的货物或者服务、达到招标规模标准的工程采购项目，小组人数未达 5 人或者非单数。

（5）评审过程不合规。公立医院采用招标投标方式采购的，开标时间与提交投标文件截止时间不一致，开标地点非招标文件预先确定的地点；评标委员会违反规定参与开标活动，未按照招标文件确定的标准和方法对投标文件进行评审和比较；开标、评标未全程录音录像。采用竞争性谈判、竞争性磋商方式采购的，未集中与单一供应商分别进行谈判。

（6）中标或成交结果确定不合规。公立医院采用招标投标方式采购的，未按照最大限度满足评价标准，或者满足实质性要求且投标价格最低的条件确定中标供应商。采用竞争性谈判、询价方式采购的，未在作出实质性响应的供应商中按照最后报价由低到高的顺序确定成交供应商。采用竞争性磋商方式采购的，未按照评审得分由高到低的顺序确定成交供应商。

（7）未在规定时间和渠道公开采购信息。公立医院未按照规定时间和渠道发出采购公告、提供采购文件、公示中标或成交结果、发出中标或成交通知书。

6. 采购合同不合规、履约验收不规范

（1）采购合同内容不完整。公立医院政府采购合同缺少部分合同要素，涉及知识产权归属、处理的，未约定归属和处理方式。

（2）采购合同签订不及时。公立医院未在中标或成交通知书发出之日起 30 日内签订采购合同，未在签订之日起 7 个工作日内向监督管理部门备案合同副本。

（3）补充合同金额超限。公立医院在原合同基础上签订补充合同的采购金额超过原合同金额的 10%。

（4）履约保证金收取不合规。公立医院未按照要求采取非现金方式收取履约保证金，履约保证金数额超过合同金额的 10%。

（5）履约验收不规范。公立医院未组织采购部门、使用部门和供应商共同参与验收，未出具并签署验收书，验收结果未与资金支付、履约保证金返还挂钩。

7. 采购当事人不合规

（1）利益相关人员参与采购活动。公立医院采购人员及相关人员与供应商存在利害关系，但未回避：1）参加采购活动前3年内与供应商存在劳动关系；2）参加采购活动前3年内担任供应商的董事、监事；3）参加采购活动前3年内是供应商的控股股东或者实际控制人；4）与供应商的法定代表人或者负责人有夫妻、直系血亲、三代以内旁系血亲或者近姻亲关系等。

（2）供应商不具备相关资质。参与公立医院采购活动的供应商有下列情形：1）不具有独立承担民事责任的能力；2）缺少良好的商业信誉和健全的财务会计制度；3）缺少履行合同所必需的设备和专业技术能力；4）未依法缴纳税收和社会保障资金；5）参加政府采购活动前三年内，在经营活动中存在重大违法记录。

（3）串通投标。公立医院有下列串通投标情形：1）在开标前开启投标文件并将有关信息泄露给其他投标人；2）直接或者间接向投标人泄露标底、评标委员会成员等信息；3）明示或者暗示投标人压低或者抬高投标报价；4）授意投标人撤换、修改投标文件；5）明示或者暗示投标人为特定投标人中标提供方便。

（4）关联供应商参与同一项目。单位负责人为同一人或者存在直接控股、管理关系的不同供应商，未按规定避免参加同一合同项下的政府采购活动。除单一来源采购项目外，为采购项目提供整体设计、规范编制或者项目管理、监理、检测等服务的供应商，未按规定避免参加该采购项目的其他采购活动。

（二）采购内容违规

1. 违反规定采购特殊产品

（1）违规采购进口产品。公立医院所需产品可以在境内以合理商业条件获取，仍采购进口产品。

（2）未按计划配置大型医用设备。公立医院采购甲、乙类大型医用设备不符合卫生健康主管部门的配置计划。

2. 采购标的不合格、不合约

（1）采购标的不符合标准。公立医院验收后发现，采购标的不符合国家相关标准、行业标准、地方标准，无法满足强制性要求，无法通过监督管理部门检查、验收。

（2）采购标的未达到合同要求。公立医院采购标的未达到合同约定需满足的质量、安全、技术规格、物理特性等，无法实现采购目的。

（三）内部控制不健全

1. 内部职责未落实

（1）未实施归口管理。公立医院未明确采购归口管理部门，未明确编制采购预算、确定采购需求、组织采购活动、履约验收、处理质疑投诉、组织培训等职责分工。

（2）内部监督不到位。公立医院内部审计、纪检监察监督机制未发挥有效作用，欠缺监督方式、手段。

2. 岗位设置不合理

（1）不相容岗位未分离。公立医院未明确岗位风险和职责，采购需求制定与内部审核、采购文件编制与复核、合同签订与验收等岗位未分开设置。

（2）未实行多人参与和定期轮岗。公立医院评审现场组织、单一来源采购项目议价、合同签订、履约验收等相关业务未实现 2 人以上共同办理，采购相关岗位未定期轮岗或轮岗周期过长。

3. 授权决策未完善

（1）未划分职责权限。公立医院未分层分级设置采购相关职责范围和权限，未采取书面方式明确授权内容。

（2）集体决策制度不健全。公立医院采购相关事项集体研究决策不充分，缺少调研、分析。

三、合规依据

（1）《政府采购法》（2014 年修正）；

（2）《政府采购法实施条例》（2015 年）；

（3）《招标投标法》（2017 年修正）；

（4）《招标投标法实施条例》（2019 年修订）；

（5）《中央单位政府集中采购管理实施办法》的通知（财库〔2007〕3 号）；

（6）《政府采购进口产品管理办法》（财库〔2007〕119 号）；

（7）《关于进一步规范政府采购评审工作有关问题的通知》（财库〔2012〕69 号）；

（8）《政府采购非招标采购方式管理办法》（财政部令第 74 号）；

（9）《机电产品国际招标投标实施办法（试行）》（商务部令 2014 年第 1 号）；

（10）《关于推进和完善服务项目政府采购有关问题的通知》（财库〔2014〕37号）；

（11）《政府采购竞争性磋商采购方式管理暂行办法》（财库〔2014〕214号）；

（12）《关于中央预算单位申请单一来源采购方式审核前公示有关事项的通知》（财办库〔2015〕8号）；

（13）《中央预算单位变更政府采购方式审批管理办法》（财库〔2015〕36号）；

（14）《财政部关于做好政府采购信息公开工作的通知》（财库〔2015〕135号）；

（15）《关于加强政府采购活动内部控制管理的指导意见》（财库〔2016〕99号）；

（16）《关于进一步加强政府采购需求和履约验收管理的指导意见》（财库〔2016〕205号）；

（17）《政府采购评审专家管理办法》（财库〔2016〕198号）；

（18）《关于进一步做好政府采购信息公开工作有关事项的通知》（财库〔2017〕86号）；

（19）《政府采购货物和服务招标投标管理办法》（2017年修订）；

（20）《政府采购质疑和投诉办法》（财政部令第94号）；

（21）《政府采购代理机构管理暂行办法》（财库〔2018〕2号）；

（22）《关于印发政府采购管理暂行办法的通知》（国卫财务发〔2018〕17号）；

（23）《关于印发大型医用设备配置与使用管理办法（试行）的通知》（国卫规划发〔2018〕12号）；

（24）《关于促进政府采购公平竞争优化营商环境的通知》（财库〔2019〕38号）；

（25）《政府采购信息发布管理办法》（财政部令第101号）；

（26）《中央预算单位政府集中采购目录及标准（2020年版）》；

（27）《中央国家机关政府集中采购目录实施方案（2020年版）》；

（28）《关于开展政府采购意向公开工作的通知》（财库〔2020〕10号）；

（29）《政府采购促进中小企业发展管理办法》（财库〔2020〕46号）；

（30）《政府采购需求管理办法》（财库〔2021〕22号）。

四、合规指引

医院采购部门人员须全面学习、理解、熟悉、掌握采购相关法律法规和政策的规定，密切关注法律法规和政策的动向，增强合规意识，严格执行法律法规和政策的规定。

（一）完善医院采购制度体系

（1）明确采购归口管理部门。医院应当明确内部采购工作的归口管理部门，具体负责本单位政府采购执行管理。

（2）制定采购业务相关制度。归口管理部门应当牵头建立本单位政府采购管理制度，明确集中采购目录外以及限额下货物、服务、工程采购业务的相关具体要求。持续建设包含"三重一大"议事决策制度、代理机构管理制度、质疑投诉制度、内控管理制度等在内的采购业务主体和支持保障制度体系。明确本单位相关部门在政府采购工作中的职责与分工，建立政府采购与预算、财务（资金）、资产、使用等业务机构或岗位之间沟通协调的工作机制，共同做好编制政府采购预算和实施计划、确定采购需求、组织采购活动、履约验收、答复询问质疑、配合投诉处理及监督检查等工作。

采购归口管理部门须关注最新制定、修订的法律法规、政策文件，结合最新要求及时制修订院内管理制度，并组织开展医院和部门层面的学习培训。

（二）规范采购流程环节

严格采购预算编报和调整、采购需求管理、采购文件编制和论证、采购评审、合同签订和履约等流程。明确预算执行、评审因素确定、合同签订、信息公开等容易产生合规问题的重要节点，采取信息化控制、多人复核等有效控制手段，严格按照规定流程、内容、形式、期限等执行。

（1）做好采购预算管理。公立医院使用被纳入部门预算管理的资金开展的政府采购活动，无论资金来源，均应当执行政府采购规定。公立医院应当根据预算管理级次确定集中采购项目范围和政府采购限额标准。在部门预算管理中将政府采购项目及资金预算列出，严格按照批复的预算进行采购，不得无预算或者超预算采购。采购金额、数量发生变化，确需调整的，按照预算调剂流程报批后执行。

（2）落实不实行差别待遇或歧视待遇政策要求。公立医院应当发挥采购业务对实现节约能源、保护环境、扶持不发达地区和少数民族地区、促进中小企业发展等政策目标的助力作用，重点在预算安排、评审因素确定等方面对中小企业发展予以支持，严禁通过设置不合理条款对供应商实行差别待遇或歧视待遇，不得妨碍公平竞争。按照项目金额、重要性开展需求调查，需要考虑适宜的项目应当由中小企业提供，或者由小微企业提供。

（3）按照要求选择适当采购方式。公立医院政府采购应当结合项目金额情况，主要采用公开招标方式，不得以化整为零或者其他任何方式规避公开招标。根据项目具体情况，符合情形的，可以采用邀请招标、竞争性谈判、单一来源采购、询价和竞争性磋商方式采购。

（4）关注采购文件编制工作。组织专家组对招标文件开展复核论证，严禁在采购文件中设立排他性、指向性技术参数和指标，严禁设置不合理和歧视性准入条件以排斥潜在供应商参与政府采购活动。

（5）遵循规定程序开展评审。关注现场评审过程、评审小组人员组成结构和数量、评审方式、供应商数量、履约保证金数额等是否符合制度要求，严格按照规定进行资格预审、资格审查，对照采购文件要求进行项目评审，根据规定的评审方法确定中标或成交供应商，遵守采购项目公告、公示等时间要求。

（6）做好政府采购合同管理。公立医院应当在中标或成交通知书发出之日起30日内签订采购合同，采购合同要素齐全，符合《民法典》中关于合同签订的基本要求，采购合同中关键条款与采购文件约定的事项保持一致。后续履约执行符合合同约定，验收规范，按照约定时间进度支付合同款项。

（三）严格内控管理

（1）强化单位负责人主体责任，强化采购相关人员的责任意识，明确医院内主管领导、部门负责人、采购业务经办人三级责任追究制度。

（2）明确不同级别的决策权限和责任归属，按照分级授权的决策模式，建立内部授权管理体系，健全采购事项集体研究、集体决策机制，明确采购、资产、财务、审计等各相关部门的具体职责和界限。

（3）严格实施不相容岗位分离和重点岗位轮岗，对于人手不足造成的不相容岗位未分离或轮岗作用不大的，可以采用专项审计加以控制。

（4）定期开展合规风险评估，及时发现业务控制缺陷和重点变化，结合最新监管要求和业务变化情况，调整合规管理控制措施，加强关键环节控制，确保采购业务流程规范运行。

（四）构建监督体系

构建医院内部的三线监督体系，形成由多部门、多层次构成的内部监督体系，有效预防采购风险，纠正采购活动中发现的问题。

第一线是采购部门。采购业务经办人员仔细检查核对相关材料的真实性、准确性，在采购过程中及时发现不合规情况；采购部门复核人员和负责人重点对采购活动的内容进行实质性审查复核，纠正发现的问题，对重大问题还应当集体讨论决定。

第二线是财务部门和法务部门。财务部门审核采购合同价款支付进度和支付条件，重点检查支付材料的真实性、完整性；作为预算管理部门，还应当对采购预算编制、执行、调整、决算等进行审查。法务部门关注采购合同条款的合法合规性，检查是否存在矛盾冲突、是否不符合医院利益，提供法律意见。

第三线是审计部门和纪检监察部门。审计部门将日常监督与重点监督相结合，检查各类采购事项的流程合规性，针对金额较大、性质特殊的采购事项开展重点检查，延伸至履约验收、后期效益等方面；纪检监察部门开展采购相关人员廉政风险监督，督促重点岗位定期轮岗，及时处理举报投诉事项。

（李敬伟　龙翔凌）

第四节　医院对外合作合规管理

一、导　言

我国人口众多，医疗资源分布不均衡、结构不尽合理，各地区、各层级、各类型的医疗卫生机构医疗技术和服务水平差异较大，在一定程度上影响了医疗服务的公平和效率。为了提高医疗卫生服务水平、优化医疗资源配置、满足老百姓的就医需求，我国政府一直在不断探索、创新，逐渐开辟出一条符合国情的医疗卫生体制改革道路，医疗机构对外合作也随之丰富、加深。

2000 年国务院发布《关于城镇医药卫生体制改革的指导意见》，鼓励各类医疗卫生机构合作合并，并将医疗卫生机构分为非营利性的和营利性的两类进行管理。2009 年 3 月，中共中央、国务院发布《关于深化医药卫生体制改革的意见》，提出：坚持非营利性医疗卫生机构为主体、营利性医疗卫生机构为补充，公立医疗卫生机构为主导、非公立医疗卫生机构共同发展的办医原则。积极促进非公立医疗卫生机构发展，投资主体多元化，鼓励社会资本依法兴办非营利性医疗卫生机构，打开医疗卫生机构对外合作新格局。

2020 年 6 月 1 日《基本医疗卫生与健康促进法》实施，明确提出：国家鼓励政府举办的医疗卫生机构与社会力量合作举办非营利性医疗卫生机构；鼓励和引导社会力量依法举办医疗卫生机构；支持和规范社会办医疗卫生机构与政府办医疗卫生机构在医疗业务、学科建设、人才培养等方面建立协作关系，将医疗卫生机构对外合作推向更广阔的天地。

二、合规风险提示

医疗卫生机构对外合作的模式多种多样，当下较为常见的包括 PPP、托管、科室共建、特许经营、技术合作、医联体、与互联网公司合作等。概括来讲，医疗卫生机构对外合作可以被归纳为合作创办医院、合作经营管理、技术或项目上的合作，以及构建医联体。不论医疗卫生机构采取哪种形式的对外合作，都应当避免出现如下违规风险。

（一）医疗卫生机构对外出租、承包医疗科室

实践中，存在医疗卫生机构以合作经营的名义变相出租、承包科室的现象。

案例：患者魏某因患恶性肿瘤，接受某医院提供的治疗后死亡。其所就诊的科室，正是由该医院出租给"个人医院"。该事件发生后，国家卫生计生委于 2016 年 5 月 4 日召开"关于规范医疗卫生机构科室管理和医疗技术管理工作的电视电话会议"。该会议要求，医疗卫生机构必须依法执业，禁止出租或变相出租科室等违法违规行为。

根据《基本医疗卫生与健康促进法》第 100 条的规定，医疗卫生机构对外出租承包科室的，由县级以上人民政府卫生健康主管部门责令改正，没收违法所得，并处违法所得 2 倍以上 10 倍以下的罚款，违法所得不足 1 万元的，按 1 万元计算；对直接负责的主管人员和其他直接责任人员依法给予处分。

（二）政府办医疗卫生机构与社会资本合作举办营利性医疗卫生机构

政府鼓励公立医疗卫生机构与社会资本合作，但这并不意味着公立医疗卫生机构可以改变其公益性的本质，与社会资本合作举办营利性医疗卫生机构。

案例：某地 A 公立医院多次转介患者到一家民营的 B 医院去看病。当地卫生健康主管部门经调查发现，B 医院系 A 医院与 C 公司合作举办的营利性医疗卫生机构，A 医院持有 B 医院的股份，A 医院参与 B 医院的设置，遂认定 A 医院是 B 医院的实际管理方，利用公立医疗资源谋利，并责成 A 医院立即终止和社会资本的合作关系，立即从 B 医院撤股或清算注销 B 医院。

（三）非营利性医疗卫生机构向出资人、举办者分配或者变相分配收益

非营利性医疗卫生机构是指为社会公众利益服务而设立和运营的医疗卫生机构。它不以营利为目的，其运营的结余不向举办人进行分配，只能用于弥补医疗服务成本以及自身

的发展。

案例：某个人出资举办一所非营利性专科性医疗卫生机构，性质为民办非企业。该医院自行运转。该医院每年向该出资人还款数十万元，称：因为投资人出资了，故偿还其投资款。这种还款行为实际上就是变相的分红行为。非营利性医疗卫生机构属于社会所有，投资就是奉献，不存在收回投资款的问题。

2010年国务院办公厅发文《关于进一步鼓励和引导社会资本举办医疗机构的意见》，指出：对于违反经营目的、收支结余用于分红或变相分红的非营利性医疗卫生机构，卫生行政部门责令限期改正；情节严重的，责令停产停业，并依法追究法律责任。

（四）公立医疗卫生机构与其他组织设立非独立法人资格的医疗卫生机构

案例：甲公立医院和具有独立影像医疗资质的乙公司签署合作协议成立影像中心。双方约定：按照影像中心流水分红，甲医院承担本院员工的基本工资和"五险一金"；乙公司承担甲医院人员的绩效工资，影像中心耗材由乙公司承担。本案中乙公司拥有设备所有权，以设备使用权出资；双方约定共建影像中心，并依据收入流水分成。甲医院与乙公司合作成立的是非独立法人资格的医疗卫生机构，甲医院涉嫌变相出借"医疗卫生机构执业许可证"。

根据《基本医疗卫生与健康促进法》第99条，出租、出借医疗机构执业许可证的，由县级以上人民政府卫生健康主管部门责令改正，没收违法所得，并处违法所得5倍以上15倍以下的罚款，违法所得不足1万元的，按1万元计算；情节严重的，吊销"医疗机构执业许可证"。

（五）非营利性医疗卫生机构接受社会捐赠资助违规

案例：某厂家向医院捐赠设备，该设备需要购买耗材，该型号耗材只有该捐赠厂家能生产。医院想要使用该设备必须采购该厂家生产的耗材，或者厂家向医院提供该设备，允许医院长期免费使用，但约定必须从该厂家采购耗材。

非营利性医疗卫生机构接受社会捐赠资助与采购服务挂钩的，在表面上是资助，实则是变相买卖，规避招标，违反了《招标投标法》第49条的规定：必须进行招标的项目而不招标的，将必须进行招标的项目化整为零或者以其他任何方式规避招标的，责令限期改正，可以处项目合同金额千分之五以上千分之十以下的罚款；对全部或者部分使用国有资金的项目，可以暂停项目执行或者暂停资金拨付；对单位直接负责的主管人员和其他直接责任人员依法给予处分。

案例：某社会人士向某医院捐赠一批物资，双方签订了捐赠协议并约定了该批物资的使用范围。后医院在未征得捐赠人同意的情况下，擅自改变物资用途。

医疗卫生机构未经捐赠方同意，超出捐赠协议范围使用捐赠物资的，根据《公益事业捐赠法》第28条，由县级以上人民政府有关部门责令改正，给予警告。拒不改正的，经征求捐赠人的意见，由县级以上人民政府将捐赠财产交由与其宗旨相同或者相似的公益性社会团体或者公益性非营利的事业单位管理。

（六）公立医疗卫生机构参与融资租赁

实践中公立医疗卫生机构参与融资租赁具有较大风险，是否合规也存在一定争议。

案例：多家公立医疗卫生机构与"远程视界"签订合作协议，约定："远程视界"为医院提供设备、专家支持和科室运营；融资公司出资，委托"远程视界"采购设备，再出租给医院；医院支付租金，到期后设备归医院所有。如医院项目经营所得不足以支付租金，由"远程视界"担保支付。

当医院效益不好，每月25%的收入远不够偿还设备的租金时，"远程视界"则开始拆东墙补西墙，最终欠债越来越多。"远程视界"无偿还能力后，医院作为承租方有义务给融资公司交付剩余租金。有媒体报道称，上百家医院身陷合同纠纷官司后，仅有一家医院的设备到齐。2019年7月前后，这些医院先后在一审中败诉。法院判决的主要依据是，早在签订融资租赁合同时，一些医院同时签订了"收货确认书"以及"验收报告"。有多家医院的负责人则称：他们实际上没有收到设备。当时签字，以为只是走一个流程。这也是租赁公司放款条件之一，必须一块签，否则项目不能继续。

事件发生后，多家参与合作的县级医院无力偿还千万元租金，还有部分被起诉的医院的银行账户被司法冻结，医院无法正常开展日常运营。

"远程视界"案牵涉400多家医院，医院欠设备租赁公司的租金约30亿元。"远程视界"的崩盘也给医院盲目参与融资租赁业务敲响了一记警钟。

（七）医联体中可能存在的违规现象

为实现区域内的医疗资源整合，医联体通常由一个三级医院牵头，与二级医院、社区医院等共同组成。就其管理模式而言，分为紧密型和松散型两种。紧密型医联体对所有医疗卫生机构的人、财、物实行统筹管理，形成一个利益共同体和责任共同体，但涉及产权重组、体制机制改革等问题，操作较难，成本较大。松散型医联体是一种以松散式或契约式的模式，以技术、人才、设备等资源共享的方式开展合作经营、共同发展。其组织结构松散，内部各成员之间各自为政，隶属关系不明确，容易出现违规行为，比如：医联体合作协议、章程流于形式，权责利约定不明，出了问题时很可能层层推诿；双向转诊通道不畅通；药品、耗材管理混乱——药品由牵头医院统一采购，再转卖给各成员医院等。

三、合规依据

（1）《基本医疗卫生与健康促进法》（2019 年）；

（2）《公益事业捐赠法》（1999 年）；

（3）《招标投标法》（2017 年修订）；

（4）《招标投标法实施条例》（2019 年修订）；

（5）《医疗机构管理条例》（2022 年修订）；

（6）《医疗机构管理条例实施细则》（2017 年修订）；

（7）《医疗联合体管理办法（试行）》（国卫医发〔2020〕13 号）；

（8）《关于促进社会办医持续健康规范发展的意见》（国卫医发〔2019〕42 号）；

（9）《关于支持社会力量提供多层次多样化医疗服务的意见》（国办发〔2017〕44 号）；

（10）《关于推进医疗联合体建设和发展的指导意见》（国办发〔2017〕32 号）；

（11）《关于促进金融租赁行业健康发展的指导意见》（国办发〔2015〕69 号）；

（12）《卫生计生单位接受公益事业捐赠管理办法（试行）》（2015 年）；

（13）《关于全面推开县级公立医院综合改革的实施意见》（国办发〔2015〕33 号）；

（14）《医院财务制度》（财社〔2010〕306 号）。

四、合规指引

（一）建立对外合作合规管理制度体系

医疗卫生机构可以参照国资委出台的《中央企业合规管理指引（试行）》，建立医疗卫生机构对外合作合规管理制度体系，制定相应制度、落实合规管理、防控合规风险；以医疗卫生机构的经营管理人员为主要对象，开展制度制定、风险识别、合规审查、风险应对、责任追究、考核评价、合规培训等有组织、有计划的管理活动；在建立健全内部合规管理制度的基础上，设立专门的合规审查监管部门，保障医疗卫生机构对外合作合规的有效落实。

1. 建立风险评估制度

风险评估是科学决策的基础，应当建立风险评估制度，对合作项目，包括建立医院、科室合作、医联体、融资租赁等项目的可行性和发展进行评估，从源头治理风险，事先评估未来发展和可能风险，形成合理的决策。

2. 建立集体合议制度

集体合议制度能够解决个人决策的局限性和单一性问题，通过集思广益，充分发挥集体智慧。在医院内部应由医院领导班子讨论合议，并且征求职能处室的意见，以提高决策的科学性和公正性，确保决策的合理性和可行性。

3. 建立法律审核制度

为了防范医院运行中的法律风险，提升管理水平，促进依法治院，必须对重大合作项目、签订协议等全过程进行合法有效控制。法律审核制度必须贯穿于全过程，真正实现从源头上防范风险。

4. 建立多元化监督制度

在合作项目执行过程中始终坚持多元化的监督，以责任处室、财务部门、审计部门、上级领导、党委纪委等为主体，动态、实时监督合作项目的推进情况，项目、设备的竣工验收情况，完成后的评价反馈情况等，以提高项目管理的专业性和项目实施的有效性。

（二）遵守国家法律法规，严格遵守"五不得"

《基本医疗卫生与健康促进法》《医疗机构管理条例》《医疗机构管理条例实施细则》等法律，为医疗卫生机构的对外合作画下了红线，医疗卫生机构必须遵守法律规定，严守"五不得"。

1. 政府资金、捐赠资产举办或者参与举办的医疗卫生机构不得设立营利性医疗卫生机构

公立医院不得设立营利性医疗卫生机构。公立医院以"三产公司"名义开办营利性医疗卫生机构的模式也是被禁止的。公立医院也不能开设药店，无论是以医院名义，还是以工会名义，只要是营利性的，都是不允许的。

2. 医疗卫生机构不得对外出租、承包医疗科室

《卫生部关于对非法采供血液和单采血浆、非法行医专项整治工作中有关法律适用问题的批复》将"科室承包"概念界定为：医疗卫生机构将科室或房屋承包、出租给非本医疗卫生机构人员或者其他机构并以本医疗卫生机构名义开展诊疗活动。医院可以整体托管，但是科室不能单独托管，否则属于出租、承包科室。医疗卫生机构必须依法执业，禁止出租或变相出租科室等违法违规行为。

3. 非营利性医疗卫生机构不得向出资人、举办者分配或者变相分配收益

非营利医疗卫生机构的收益只能用于医疗卫生机构的再建设，不得作为利润分给出资人。在签订合作协议时应格外注意，不能包含对分成的约定。

4. 政府办医疗卫生机构不得与其他组织出资设立非独立法人资格的医疗卫生机构

公立医疗卫生机构和公司、社会团体等其他组织合作成立非独立法人资格的医疗卫生机构的，将按照出借营业执照论处。

5. 政府办医疗卫生机构不得与社会资本合作举办营利性医疗卫生机构

政府举办的医疗卫生机构具有公益性，是由政府出资设置，并承担举办、监督、管理、运行责任的医疗卫生机构，属于非营利性医疗机构，故其不得与社会资本合作举办营利性医疗卫生机构。

（三）在法律红线内开办医疗卫生机构、开展技术合作

政府举办的医疗卫生机构是政府为保障广大人民群众健康权作出的重要制度安排，是社会主义制度优越性的具体体现。政府举办的医疗卫生机构属于非营利性医疗机构，必须坚持公益性质，坚持贯彻习近平总书记关于"坚持基本医疗卫生事业的公益性"的要求。[①]

公立医疗卫生机构要对外合作创办医疗卫生机构时，只能开办非营利性的医疗卫生机构，且需要经过卫生行政部门审批，依法取得"医疗卫生机构执业许可证"，并到民政、税务等相关部门依法办理登记。关于具体准入流程详见本书第二章"医院准入合规管理"。在《基本医疗卫生与健康促进法》实施之前，已经设立营利性医疗卫生机构的，应当退股或转让。开办了非营利性医疗卫生机构的，收益只能用于医疗机构再建设，不能向投资方、举办方分配或变相分配。

公立医疗卫生机构可以与营利性、非营利性医疗卫生机构开展技术合作：双方签署人员合作协议、互派技术人员；双方对所派人员独立管理，接收人员或技术合作成果的一方

---

① 习近平看望参加政协会议的医药卫生界教育界委员．（2021－03－06）[2023－11－23]．jhsjk.people.cn/article/32044476.

向履行义务的一方支付人员劳务费、技术合作费等合理回报，但不能约定利润分成。

（四）医疗卫生机构进行设备融资租赁应注意的事项

医疗卫生机构参与融资租赁的，首先，应当进行项目评估及对医疗卫生机构自身做出评估，即要综合医疗卫生机构自身实力，并考虑政策和市场的变化，制定较为合理的目标，评估可能获得的收益。其次，应当对融资租赁公司的资质进行审核。依现行法律等规范性文件，租赁公司从事相关医疗设备经营活动的，要同时具备融资租赁牌照和"医疗器械经营企业许可证"。再次，在设备质量审核环节要严格把关医疗设备的许可证、合格证、准入证，保证购买的医疗设备质量合格、运行正常。最后，在合同中约定设备款由医疗卫生机构直接向厂家支付。

（五）医联体建立健全行之有效的医联体章程

医联体分为紧密型和松散型两种形式。紧密型医联体内部应该按照统一的规章制度一体管理，从上到下都要执行本医联体的规章制度。松散型医联体内部各自都是独立法人，各自管理，彼此之间的联系不甚紧密，存在医联体内信息互认、会诊、转诊、药品耗材采购等各自为政、分工不明确的问题，容易出现违规操作，故其应制定行之有效的医联体章程，规定牵头医院与其他成员医院的责任、权利和义务，明确各成员医院的功能定位，建立利益共享机制。具体做法参见《医疗联合体管理办法（试行）》等政策文件，在法律框架下合规进行，避免风险。

（郑雪倩　岳　靓）

第五节　合同合规管理

一、导　言

根据《民法典》第 464 条，合同是民事主体之间设立、变更、终止民事法律关系的协议。从合同的起源看，合同制度产生于商品交易，马克思在《评阿·瓦格纳的"政治经济学教科书"》中论述道："……先有交易，后来才由交易发展为法制。我在分析商品流通时就指出，还在不发达的物物交换情况下，参加交换的个人就已经默认彼此是平等的个人，是他们用来交换的财物的所有者；他们还在彼此提供自己的财物，相互进行交易的时候，就已经做到这一点了。这种通过交换和在交换中才产生的实际关系，后来获得了契约这样的法的形式……"① 我国原始社会末即产生了商品交换，在黄帝、尧、舜时就有了书面"合同"，"后世圣人易之以书契"这句话中的"书契"就有书面合同的含义，后来在不同时期均有不同形式的"合同"，例如《老子》和《礼记》中均提到的刻契：《老子》载"圣人执左契，而不责于人"，《礼记》曰"献粟者执右契"。合同亦有判书、书契、契卷等不同称谓：《周礼·秋官》载"凡有责者，有判书以治，则听"，《周礼·天官》载"六日听取予以书契"，《荀子》载"合符节、别契券者，所以为信也"。《唐律疏议》和《宋刑统》又将合同称作"和同"等。合同一词，在我国古代便有，最早是独立的词语，也并非指现今所谓之合同，多表示志同道合或者一致，例如在《商君书》中"是父兄、昆弟、知识、婚姻、合同者，皆曰：务之所加，存战而已矣"所提及之合同即指志同道合之人，而《史记》载"上下合同，可以长久"指一致的意思。② 对于契约③意义上的合同，"张传玺认为，魏晋以后的合同是由汉代判书形式的'书契'发展演变而来，基本特征是'两支契上都写有全部契文又在两契并合处大书一个'同'字，使两支契上各带有半个'同'字……后来又发展为大书'合同'二字，使每支契上各带有'合同'二字之半。合同契之名由此得来"④。

伴随市场经济的发展及现代医院管理体系的不断完善，医院作为独立法人，除了为患者提供医疗服务之外，还需要独立对外开展各种经济往来活动及对外合作活动。合同是医院对外业务具备法律效力的重要文本，是医院内部控制及外部审计的重要依据，更是医院风险管理及防范的重要体现。

根据 2010 年《卫生部关于进一步加强经济合同管理工作的通知》的要求，医院应当建立健全经济合同管理制度，建立经济合同事前控制制度，审核经济合同的重点内容，加强经济合同执行过程的监管，完善经济合同的归口管理，建立责任追究制度。此后 2015 年财政部《关于全面推进行政事业单位内部控制建设的指导意见》和 2020 年国家卫生健康委《关于印发公立医院内部控制管理办法的通知》，也从内控的角度提出了医院合同管理的具体的要求。2016 年《关于推行法律顾问制度和公职律师公司律师制度的意见》出

---

① 马克思恩格斯全集：第 19 卷. 北京：人民出版社，1965：422 - 423.
② 何山. 合同的起源. 中国工商管理研究，1996（10）.
③ 俞江、陈云朝在《论清代合同的类型——基于徽州合同文书的实证分析》（《法学》2014 年第 6 期）中提道，"'契约'一词实为日本法律名词，在清末翻译日本政治、法律著作时被传入中国，此后逐渐成为日常生活用词。在清末西方法通过日本传入以前，人们一般只会单独使用'契'或者'约'，很少将二字连用"。
④ 俞江，陈云朝. 论清代合同的类型：基于徽州合同文书的实证分析. 法学，2014（6）.

台，强调了法律顾问制度的重要性，并提出了合同管理要引入法律顾问审核制度的强制性要求。2017年轰动全国的"远程视界"案中，千家医院的百亿元资产不翼而飞，皆因在合同签订前未充分评估法律风险、拟定的合同存在诸多不利于医院的条款、合同履行过程中缺乏法律风险防范意识，从而为医院的合同管理敲响了警钟。伴随医院运营体量的迅速增长，如何建立医院合同的全生命周期管理流程、如何预防合同签订与执行中的法律风险，都值得医院管理者加强学习。

二、合规风险提示

医院合同管理不仅是依法治院的重要内容，而且是内部控制及审计规范的重点领域。在合同签订前、履行中、纠纷发生后的各个环节均存在合规风险。医院运营过程中，涉及的合同种类多样，不同种类的合同存在的合规风险点也有不同。为方便医院管理者全面理解合同风险，我们按照合同管理阶段将合同风险归纳为合同立项评估风险、合同主体风险、合同内容风险、合同履行风险。如未有效防范合同风险，医院就将可能面临民事法律责任、行政责任，医院管理者甚至面临刑事责任。

（一）合同签订前未谨慎评估可行性

案例： 某县医院院长周某私自授意财务科长，向某建筑公司出借财政性资金2 000万元用于周转，但周某随意以医院名义与建筑公司签订借款协议后直接履行。后由于该建筑公司经营效益不佳，原定借期6个月的借款，三年后仍无法收回，在审计查出该问题后，经多次催款无效，遂向法院起诉，进入司法程序。在此案例中，周某作为医院法定代表人未经决策流程私自同意出借大额财政性资金，造成大额财政资金的潜在损失，对事件负有直接责任，审计机关提出"诫勉谈话"的问责建议，并建议当地纪委对周某给予党纪处分。

签订合同前，首先应当对往来业务进行充分评估。如果往来业务涉及重大决策、重要人事任免、重大项目安排和大额度资金运作，未经过医院决策会集体决策而签订合同，可能存在任性用权、规避监督之嫌，根据《中国共产党纪律处分条例》《关于实行党政领导干部问责的暂行规定》等，视情节追究直接责任人直至领导班子主要负责人的责任。违反民主集中制原则的，可以给予警告或者严重警告处分；情节严重的，给予撤销党内职务或者留党察看处分。

合同签订前应当对合同内容及合同相对方进行充分调研、谨慎评估，合作内容如果存在违反法律、行政法规的强制性规定或违背公序良俗等情形，均可能导致签订的合同无效。此外，若对合同往来过程中可能遇到的情况没有预判，合同的约定可能片面或狭隘，则对于合同履行过程中出现的突发不利情况，将无法做到及时有效应对，从而造成医院经济损失或经营风险等。

（二）非制式合同未经法律人员审核

案例：某三级公立医院接到某公司医疗合作意向，接洽后认为引入社会资本共同建设投入较薄弱的科室利于长远发展，在未经法律人员评估合作模式合法性并审核合作协议的情况下，便签署了该公司提供的合作协议文本并盖章。在 2005 年国家卫生行政部门开展的"院中院"非法行医专项检查中，查出该次合作中医院涉嫌存在将科室出租或变相出租给公司的行为。其所在省卫生行政部门依法对该医院作出责令立即终止出租科室、没收非法所得 38.6 万元、罚款 4 000 元的行政处罚，对上述公司作出责令停止执业活动、没收非法所得 246.6 万元、没收医疗器械、罚款 8 000 元的行政处罚，对该院前任院长、党委副书记给予行政记过处分，对负有领导责任的现任院长给予行政警告处分。

根据中共中央办公厅、国务院办公厅《关于推行法律顾问制度和公职律师公司律师制度的意见》，党政机关需积极推行党政机关法律顾问制度，其中法律顾问的职责包括参与合作项目的洽谈，协助起草、修改重要的法律文书或者以党政机关为一方当事人的重大合同；同时，法律人员审核合同的要素包括合法性、合规性、合理性、规范性审核，涉及法律法规问题，流程、权限及内容合规问题，是否符合交易目的、行业准则和一般性规则等合理性问题，以及结构是否清晰、合同条款是否完备、整体思维是否严谨、表达是否精准、编排和版面是否合理等规范性问题；审核的范围包括合同目的、合同内容、合同流程等各方面，以保障合同合法合规、双方权利义务清晰明确，从而达成交易目的、实现利益最大化、规避风险和避免争议。

实践中，有的医院法治意识缺乏，法律人员空缺或者管理不到位，未将法律审核作为合同签订前的重要环节，或者虽然设置了该流程却未严格落实或重视，导致出现重要合同未经法律人员审核的情况，或者使法律审核流于形式。上述情况可能引发下述问题：第一，流程不规范易导致人员操作不规范，滋生权力腐败，造成管理混乱，最后影响医院利益；第二，合同存在潜在的法律风险，可能引发争议，导致医院处于不利地位，甚至造成不必要的损失承担不必要的责任；第三，未实现医院利益最大化，导致国有资产或可得利益的损失等。

（三）备忘录、意向协议、框架协议随意签订

案例： 某医院与 A 公司谈判进行对外合作，A 公司在谈判过程中提出签订框架协议确定合作意向才能向母公司申请更多资源。该医院管理部门凭经验认为框架协议仅为合作意向不具备法律约束力，因此未严格审核协议内容即用印。事后医院因战略规划问题不再与 A 公司合作，A 公司以签订框架协议后为合作进行了相应的准备工作及资金投入为由起诉医院承担违约责任。经法院判决，该医院存在缔约过失责任，赔偿 A 公司十余万元前期投入经费。

部分医院管理实务中存在误区，仅凭"备忘录""意向协议"等合同文本名称便断定其不具备法律约束力，从而放松管理、随意签订。医院认为命名为备忘录、意向协议、框架协议的文本均是阶段性、临时性、不具备法律效力的，因此缺乏风险敏感性，忽略立项、评估及文本的合法性审查。实际上，只要约定的内容确立了实质上的权利、义务，实质上的合同关系就成立了，守约方可以据此追究违约方的违约责任。即使合同未约定具体权利义务，也可能存在法律上的缔约过失责任，当事人可以基于对合作意向的信赖为合同履行做出准备或者放弃其他合作机会，这些均可能成为追究缔约过失责任的依据。

（四）合同审查与招标文件审核缺乏一致性

实践中，有的医院重视合同文本审核而忽视对招标文件的审核。根据《招标投标法》的相关规定，招标人和中标人应当自中标通知书发出之日起 30 日内，按照招标文件和中标人的投标文件订立书面合同。招标人和中标人不得再行订立背离合同实质性内容的其他协议。由此可见，达到公开招标限额的合同实质性条款不应当背离招标文件与投标文件，招标文件为要约邀请，投标文件为要约，中标通知书为承诺，三者共同构成合同，如果忽视对招标文件的审核，就可能对正式合同签订造成无法修正的影响。招标人与中标人不按照招标文件和投标文件订立合同的，或者招标人、中标人订立背离合同实质性内容的协议的，责令改正；可以处中标项目金额千分之五以上千分之十以下的罚款。

（五）科室或个人未经授权对外签订合同

有的医院合同管理制度不健全，医院的科室及医师个人、内部职能部门及管理者个人未经授权对外以医院的名义签订合同，可能构成法律上的无权代理，导致合同效力待定。《民法典》第 171 条规定："行为人没有代理权、超越代理权或者代理权终止后，仍然实施代理行为，未经被代理人追认的，对被代理人不发生效力。""行为人实施的行为未被追认

的，善意相对人有权请求行为人履行债务或者就其受到的损害请求行为人赔偿。"即便如捐赠协议等医院纯获益的合同，科室、部门或个人也不得擅自代表医院做出决策签订合同，亦不能以科室或个人名义接收捐赠。科室或个人随意以医院名义签订捐赠协议也可能违反行业作风建设的要求。国家卫生健康委、国家医疗保障局、国家中医药管理局联合印发的《医疗机构工作人员廉洁从业九项准则》规定："严禁医疗机构工作人员以个人名义，或者假借单位名义接受利益相关者的捐赠资助，并据此区别对待患者。"

（六）合同签订时间晚于合同实际履行时间

合同签订时间晚于合同实际履行时间俗称倒签合同，是指合作双方在合同签订生效之前已经开始实际履行，而在合同履行过程中或在合同履行完毕后补签合同的现象。倒签合同不仅与医院内控制度中关于风险防范的目标相背，而且也不符合医院管理制度的要求，同时还存在较大的法律风险和经营管理风险。在合同签订前履行，双方权利义务不清，合同不确定性较大，发生纠纷时难以取证，合同的事前控制作用无法体现。对于医院内部管理而言，倒签合同无疑会扰乱合同管理秩序，造成事实履行早于合同签订，合同签订时间、生效时间、验收时间、付款时间存在逻辑混乱，不利于医院合同管理，易导致履行偏差，存在内控风险。

（七）合同履行过程中的证据未被有效保存

案例：某医院委托软件开发公司开发 ICU 监护系统。然而超过约定的开发期限后，该公司所开发的系统仍然不符合科室实际使用需求。该医院与软件开发公司多次召开协调会议，但并未留存会议记录，该医院的信息管理部门在软件开发公司的催促下在收货单及验收单上签了字。开发时限已逾期一年 ICU 监护系统仍然未投入使用，医院却收到一纸诉状，要求支付系统开发款。法院经过审理，查明公司开发的模块已经符合合同约定，医院的验收标准在合同中约定得不明确，且医院已经签署收货单及验收单，因此法院认定公司已经完成合同义务，要求医院支付合同款项。

在实践中，较多医院未设置统一的合同归口管理部门，导致合同的立项、审核、履行、监督等职责均由不同的内部职能部门承担，合同履行部门及监督部门法律意识不强，证据意识薄弱，导致合同异常证据及跟催履行证据均未能被妥善保存，纠纷发生后证据不充分或不能提交证据，导致医院在纠纷处理中处于被动地位。部分医院对合同约定内容不重视，合同履行过程中收货、验收、付款标准未与合同约定保持一致，急于在收货单、验收单、付款同意书、缴费确认单上签字，导致事后发现合同履行瑕疵时无法维护自身合法权益。

三、合规依据

(1)《中国共产党章程》（2022 年修改）；

(2)《中国共产党党内监督条例》（2016 年修订）；

(3)《中共中央关于加强对"一把手"和领导班子监督的意见》（2021 年）；

(4)《国务院办公厅关于建立现代医院管理制度的指导意见》（2017 年）；

(5) 国家卫生健康委《大型医院巡查工作方案（2019－2022 年度）》（国卫办医函〔2019〕837 号）；

(6) 卫生部《关于加强公立医疗机构廉洁风险防控的指导意见》（卫办发〔2012〕61 号）；

(7)《卫生计生单位接受公益事业捐赠管理办法（试行）》（国卫财务发〔2015〕77 号）；

(8)《北京市市属医院医疗合作管理办法》（2021 年）；

(9)《民法典》（2020 年）；

(10)《全国医院工作条例》（1982 年）。

四、合规指引

（一）建立合同管理制度

医院应当参照财政部《行政事业单位内部控制规范（试行）》的规定及卫生部《医疗机构财务会计内部控制规定（试行）》的精神，规范医院合同管理，维护医院合法权益，根据《民法典》、司法解释及相关法律规定，结合医院实际情况建立并完善合同管理制度，从事前风险防范、事中风险控制及事后风险补救的角度规范部门职责及流程管理。合同管理是指包括合同立项、审核、签订、归档、履行、监督、变更、终止等环节的全过程、全方位管理。合同管理制度的主要任务是健全合同管理体系，加强内部控制和全过程监督，维护医院合法权益，保障医院涉合同事务依法依规健康发展。

医院按照"统一领导，分类授权，归口管理、兼顾效率"的原则建立合同管理体制。可以明确不同种类合同的归口管理部门作为合同的立项及发起审核部门，进行合同立项资料及合同文本与磋商意向是否一致的初步审核。建议有条件的医院设立法律事务部门，作为全院合同的归口管理部门，引进法律专业人员，建立合同文本的合规审核流程，充分发挥发起部门、业务相关部门、财务部门、审计部门、法务部门的联合审核作用。发起部门就合同立项情况进行审查；业务相关部门对质量条款、技术要求、拟开展事项可行性等内容进行技术审核；财务部门就预算、收付条款进行经济审查；审计部门就送审材料是否齐全、所提供的资料及文件的实质性进行审查；法务部门就违约责任、争议管辖等实质性条款是否合法、完整、明确具体，文字表达是否无歧义进行审核，并在确定合同签订前审查流程完整性基础上报法定代表人或授权人审批。在合同签订前，医院对于"三重一大"事项应当经过领导班子集体讨论决定，对特定事项有立项评估要求时，也应当经过决策会讨论或者民主决策流程，对于专业性项目方案应当请专业委员会予以论证或者组织多部门参与预评估，以确保合同项目符合法律规定、具备可行性、符合法定的立项流程。

（二）制定合同审查风险清单

医院合同审核部门应当及时关注新的法律法规及政策规范的要求，在合同签订前加强立项及条款审核，在合同履行中加强监督以规避合同风险。职能部门熟悉医院各部门工作职责，对于专业性较强的合同条款应发挥职能部门的专业知识优势，健全会审机制。对于签订频率较高且框架较为固定的合同可以统一标准修订制式合同范本。加强对业务部门及合同发起部门的培训，制定医院合同自查清单，强化合同审核的规范性及流程性，避免因合同条款参差或审核人变更而合同审查效果不一。本节拟定了合同审查风险清单供医院管理者参考（见表6-1）。

表6-1　合同审查风险清单

合同阶段	审查内容	审查重点
合同立项阶段	合同前合法性审核	（1）确定合同类型、法律关系及合同效力； （2）项目合法合规性； （3）合同签订前是否需要履行报批及备案手续
	合同可行性	（1）拟签订合同的项目需要的人力、物资、经费等资源是否确实可以支出或提供，是否符合预算； （2）签订合同是否可以达到合同目的； （3）相关的政策或市场变动可能及其风险
	是否符合决策程序	（1）合作项目是否应当经过"三重一大"决策流程； （2）拟签订合同的项目是否符合院内决策流程、经过院内有权限审批的部门或院领导核准，专业性较强的项目是否经过相关专业委员会讨论或业务部门联合讨论

续表

合同阶段	审查内容	审查重点
合同文本审核阶段	合同标题	合同标题是否符合合同的性质和目的。一份合同标题与合同的主要条款不一致，特别是合同主要条款约定不明的情况下，会对合同双方法律关系的认定产生重大影响
	合同主体	（1）名称是否与营业执照一致，核对签章、查询国家企业信用信息公示系统等； （2）判断对方是否具有民事主体资格，尤其是法律法规对主体有特殊限制的合同，例如特殊资质及特许经营合同； （3）核对对方的授权文件，明确对方是否有权代表或代理签约
	权利义务条款	（1）合法合规性，包括标的合法、履约方式合法、付款进度与合同履行进度是否一致等。 （2）对合同项目环节及步骤细化，对合同履行过程尽可能全面预判，对涉及收货、验收、付款的条款进行充分条件限制。若是有名合同，则对照《民法典》要求对应交易环节，完善合同条款；若是无名合同，则需要充分运用实践经验对合同过程进行设想完善
	违约责任	（1）违约责任条款的设定，一般要对应对方的合同义务，即一个义务、一个行为设置一个违约责任。 （2）违约责任的承担方式要明确，如果是支付违约金，则要明确具体的计算方式，可以是固定的金额，或者以合同标的总额或应付款项为基础计算的一定比例。 （3）注意违约金不宜过高，不超过实际损失的30％。 （4）建议结合违约责任合理设置合同解除条款。当然，也可以另外在专门条款中，约定合同的解除条件
	争议解决	争议的解决方式主要包括诉讼和仲裁，需要衡平当事人的需求，按方便当事人及节约应诉成本的原则进行审核
	送达条款	（1）明确需送达的事项、联系地址、联系人； （2）约定各送达方式的基本信息、回复时间、逾期回复的后果等
	不可抗力条款	不可抗力条款需要关注构成不可抗力的情形，尽量采取列举和概括相结合的约定。同时，注意不可抗力发生后，限制损失扩大和责任承担的约定要明确具体
	生效条款	除法律法规对特殊的合同规定了生效条件外，当事人可以自由约定合同的生效条件。如无特殊情况，合同在各方签署后生效。但如果交易的启动有特殊要求，则需要审核合同的生效条款是否符合要求，确定是否需要调整
	其他条款	视合同情况约定保密条款、知识产权保护条款、成果转化条款等

续表

合同阶段	审查内容	审查重点
意向协议、备忘录、框架协议	法律责任条款	如果进行了实质性权利义务的约定，或者明确医院人力、设备、物资、资金等资源投入条款，则建议在意向协议、备忘录、框架协议中明确约定：本意向协议/备忘录/框架协议仅作为双方合作磋商的初步记录，双方不以本意向协议/备忘录/框架协议追究对方法律责任。双方在具体合作方案确定后应当签订具体合作协议。在具体协议签订前，基于本意向协议/备忘录/框架协议双方所做的准备工作等前期成本投入，由投入方各自承担

（三）建立合同信息管理系统

鼓励有条件的医疗机构探索建立合同管理信息系统，结合医院实际建立全生命周期合同管理系统，不将合同纳入系统管理就无法审核及用印。对合同依原则分类并连续编号，将合同立项、审核意见、合同用印文本、合同履行进度均纳入系统管控，建立完善详细的合同管理信息档案，使在内部控制及外部审计查核时均有据可查，提高合同管理效率，使合同统计及进度追踪更加便捷，从而实现合同到期提醒、合同供应商履约分析、合同异常及时发现，形成医院合同管理的完善体系。

（四）将合同管理体系纳入医院法务管理体系

国家卫生健康委办公厅印发的《关于进一步加强医疗卫生事业单位法治建设的通知（试行）》规定，医院作为独立的事业单位法人主体，更应增强法律意识，通过自身法律部门或聘请外部专业法律顾问，规避或减少经营过程中的相关讼争，有效防范相应的法律风险。医院应当建立合法性审核制度，应当就重大决策事项、重大项目安排、大额度资金使用事项、内部管理制度、合同等是否符合法律法规和国家政策等进行合法性审核，或由法律顾问出具合法性审核意见。未经合法性审核的事项、文件、合同不得提交会议讨论、审议，不得发布实施或签署。医院应当充分将法律顾问制度运用于合同管理，就重大合同审核、合同纠纷及时介入、依法维权事项与法律顾问保持密切的业务沟通，请法律顾问及时提供法律协助以规避合规风险。

（五）规范合同内容，建立制式合同库

根据《民法典》第 470 条，合同的内容由当事人约定，一般包括下列条款：（1）当事人的姓名或者名称和住所；（2）标的；（3）数量；（4）质量；（5）价款或者报酬；（6）履

行期限、地点和方式；（7）违约责任；（8）解决争议的方法。当事人可以参照各类合同的示范文本订立合同。

为提高合同审核效率、有效规避法律风险，医院可结合医院业务和合同签署情况，就常规业务制定制式合同，形成医院合同库；对于无法形成制式合同的或者虽有制式合同但存在多种适用场景的，也可结合业务场景和风险类型等建立合同条款库。

（王　婧　杨　超）

第六节　医院信息安全合规管理

一、导　言

信息安全是信息化发展到一定阶段的必然产物，是一种自然而然的需求。[①]随着"云、大、物、移、智"等新技术的不断应用，医院信息化呈现出边界泛化、系统智能化、数据海量化等特点[②]，也对医院信息安全提出了更高的要求。《个人信息保护法》《数据安全法》《网络安全法》《基本医疗卫生与健康促进法》《医师法》《民法典》《人类遗传资源管理条例》等法律法规施行和修订后，我国医院信息安全保护进入强监管时代，从立法层面、制度层面、行业层面向医院提出了更多、要求更高的个人信息保护、医疗数据安全、医院信息安全保护义务。因此，在数字经济飞速发展与信息安全保护强监管的双重背景下，如何确保医院信息安全合规成为医院必须关注的重要问题。

二、合规风险提示

医院信息安全主要包括设备安全、网络安全、数据安全及行为安全[③]，因此其不仅关涉医院发展，还关涉患者个人权益保障、国家生物安全、社会治理安全，甚至国家安全。当前，我国医院信息安全合规管理主要面临三大类风险：第一类是医院自身的信息系统建设带来的风险，第二类是医务人员信息安全意识缺乏带来的风险，第三类是医院在开展对外合作中进行信息处理带来的风险。这三类风险带来的问题，导致不少医院、医院直接的

---

① 谢宗晓. 信息安全合规性的实施路线探讨. 中国标准导报，2015（2）：24-26.
② 何亨. 中山大学附属第一医院：风险可控安全合规打造医院信息化"安全堡垒". 中国数字医学，2021（1）：117-118.
③ "互联网＋医疗"时代来临！医院信息安全最重要.（2019-03-27）[2022-06-01]. https://www.cn-healthcare.com/article/20190327/content-516552.html.

主管人员及医务人员承担行政责任、民事责任、刑事责任。

（一）医院未落实网络安全等级保护制度

在医院评级、智慧医院建设与医院精细化管理等因素的驱动下，我国医疗信息化呈现繁荣发展的态势，但在发展过程中，医院信息安全并不受重视。早在 2011 年卫生部颁布的《卫生行业信息安全等级保护工作的指导意见》就要求三甲医院的核心业务系统按照信息安全等级保护三级进行建设和保护。《网络安全法》正式施行后，落实网络安全等级保护制度成为法定要求。同时，根据《国家健康医疗大数据标准、安全和服务管理办法（试行）》，承载医疗大数据的平台必须落实等级保护制度；根据《关于印发互联网诊疗管理办法（试行）等 3 个文件的通知》，开展互联网诊疗服务的医疗机构必须实施第三级信息安全等级保护。但实践中，由于技术逻辑和资本逻辑影响，医院信息安全等级保护未能够真正贯彻落实。[①] 医院作为网络运营者，信息系统运营、使用单位，若未完全履行法定的网络运行安全保护义务、网络信息安全保护义务，则可能承担行政责任。例如，2019 年 5 月，重庆永川某私立医院未按照网络安全等级保护制度的要求履行安全保护义务，导致医院服务器陷入瘫痪，该医院及其直接负责的主管人员也因此受到行政处罚。[②] 例如，2018 年 2 月，湖北襄阳南漳县人民医院系统被植入升级版勒索病毒后陷入瘫痪，黑客要求支付比特币才能恢复正常[③]；湖南省儿童医院服务器疑似中某种勒索病毒，所有数据文件被强行加密，导致系统大面积瘫痪，患者无法正常就医。[④]

除网络安全等级保护制度落实不到位外，医院信息安全建设不足、安全防护水平低等问题的存在导致医院面临低级别访问控制、恶意代码攻击、拒绝服务、入侵、窃取、篡改、盗用、勒索、泄露等风险隐患。[⑤] 其中，以勒索为目的的网络攻击是医院网络安全面临的最主要的风险。根据中国医院协会信息专业委员会《CHIMA 2019 医院信息安全调查报告》，90.49％的受访医院未做过定期渗透测试，影响了医院信息系统的安全防护能力。

---

① 李润启，夏翃．关于医院信息系统信息安全等级保护的思考．电脑知识与技术，2022（9）：106－107.

② 2019 年医疗领域数据合规和个人信息保护大事记．（2020－01－15）［2022－04－04］．https：//www.sohu. com/a/367091419＿99955893.

③ 升级版勒索病毒攻陷湖北一医院 黑客索要比特币．（2018－02－24）［2022－04－04］．https：//baijiahao. baidu.com/s? id＝1593254087686645332&wfr＝spider&for＝pc.

④ 湖南省儿童医院疑似遭受比特币勒索，致使系统瘫痪．（2018－02－04）［2022－04－04］．https：//www.so-hu.com/a/223791673＿354899.

⑤ 秦涵书，肖明朝，胡磊，张佳．互联网医院信息安全风险及应对策略．中国卫生信息管理杂志，2022（2）：238－242.

（二）泄露患者信息

实践中，部分医务人员或出于获利目的倒卖患者信息，或出于好奇、炫耀的心理将患者信息，尤其是某些特殊的疾病、有一定影响的社会事件、明星就医信息随意发布到社交平台上，或因信息保护意识不强，随意搁置患者病历资料、检查单据，或将患者信息用于科研、教学等活动中，导致医院患者个人信息泄露事件频繁发生。患者个人信息泄露事件的频发，不仅使医院声誉受损，陷入纠纷与争议中，而且涉事医务人员均因此承担行政责任、民事责任，乃至刑事责任。特别是《个人信息保护法》《医师法》《民法典》《基本医疗卫生与健康促进法》制定或修订后，明确规定个人生物识别信息、健康信息属于敏感个人信息，医务人员、医疗机构负有保护患者隐私和个人信息的义务，侵犯患者个人信息权益的，应承担法律责任。例如，2020 年 6 月，广西壮族自治区李某某利用工作便利非法下载新生儿和产妇的个人信息 8.9 万多条，并将信息转卖给开设母婴服务中心与经营摄影店的人员，以此获利。法院以侵犯公民个人信息罪追究李某某的刑事责任。[①] 再如，2019 年 10 月，镇江第一人民医院个别医护人员违反职业操守和规定，擅自公布歌手林某某的就医信息，引起极大的社会舆论，导致医院声誉受损，涉事人员也因此被辞退。[②] 依照相关规定，医疗卫生机构医疗信息安全制度、保障措施不健全，导致医疗信息泄露的，由主管部门责令改正，给予警告并处罚款；情节严重的，责令停止相应执业活动，对直接负责的主管人员和其他直接责任人员依法追究法律责任。

（三）医院在与第三方合作时泄露个人信息

1. 与第三方合作开展科学研究时未履行个人信息、数据安全保护义务

医疗机构产生的健康医疗数据是基于多平台、跨系统、数量极其庞大的医疗数据的集合[③]，并且可用于医学研究、药品研发、健康管理等活动中，因此健康医疗数据具有极高的应用价值。但健康医疗数据多涉及个人敏感信息、重要数据、核心数据，人类遗传资源则关乎国家生物安全，因此国家对健康医疗数据、人类遗传资源采取强监管的态度，特别是在医疗机构与第三方开展合作研究、向境外提供或与境外开展合作研究等方面。随着健

---

① 医疗信息泄露事件：患者隐私数据安全该何去何从？.（2020 - 09 - 30）［2022 - 04 - 04］. https：// baijiahao. baidu. com/s？ id=1679255951222301885&-wfr=spider&-for=pc.
② https：//baijiahao. baidu. com/s？ id=1648608728426817332&-wfr=spider&-for=pc.
③ 强监管背景下医疗机构的数据合规之路.（2021 - 06 - 29）［2022 - 06 - 05］. https：//www. secrss. com/arti-cles/32213.

康医疗数据的应用场景的增加，医疗机构也纷纷开始与外部机构开展科学研究合作，但极容易因在应用健康医疗数据或人类遗传资源合作开展科研活动时未履行个人信息保护义务、数据安全保护义务，擅自采集、保藏、利用、跨境提供我国人类遗传资源，未评估第三方资质、未对传输方式进行技术控制等而承担法律责任。例如，2015 年 9 月，中国人类遗传资源管理办公室发现华大基因与复旦大学附属华山医院未经许可与牛津大学开展中国人类遗传资源国际合作研究，华大基因未经许可将部分人类遗传资源信息从网上传递出境①，因此对其作出行政处罚。

2. 向第三方购买的系统不符合保密要求或未签订保密协议

由于医院自主研发信息系统的成本远高于购买信息服务的成本，因此向第三方购买信息服务成为绝大部分医院的选择，但与此同时，此举导致医院信息在院外，如开办互联网医院、开展互联网诊疗所依托的第三方公司，医院检查检验仪器或院内信息系统的供应商或维护商，自助设备捐赠商，病历微缩、保管和委托邮寄公司②等流动，使信息安全风险大大增加。《网络安全法》《关键信息基础设施安全保护条例》《信息安全等级保护管理办法》也提出与第三方签订保密协议，采购安全可信的网络产品和服务，涉密信息系统原则上应选择国产产品等要求。

3. 与第三方合作提供医疗服务时不注重患者健康信息安全

随着医联体、远程会诊、检查检验结果互认、分级诊疗等政策的落实，患者健康信息实现了在医院之间的共享、传输、互联互通，互联网诊疗、互联网医院的发展在让医院业务从院内走向院外，从封闭走向开放③，解决医疗资源分配不均等问题的同时，给患者健康信息安全带来了极大威胁。

三、合规依据

（1）《网络安全法》（2016 年）；

（2）《数据安全法》（2021 年）；

（3）《个人信息保护法》（2021 年）；

（4）《生物安全法》（2020 年）；

---

① 科技部首度公布人类遗传资源行政处罚华大基因等 6 家机构涉事.（2018－10－25）［2022－05－02］. https：//www.cn－healthcare.com/article/20181025/content－509256.html.

② 邓明攀，刘春林.信息化建设中的法律风险及应对.中国医院院长，2022（8）：68－71.

③ 中国医院协会信息专业委员会.医院信息安全调查报告.（2019－04－24）［2022－04－13］. https：//www.China.org.cn/Sites _ OldFiles/webedit/Upload File/2019/0424/20190424082221253.pdf.

（5）《电子签名法》（2019 年）；

（6）《基本医疗卫生与健康促进法》（2019 年）；

（7）《医师法》（2021 年）；

（8）《民法典》（2020 年）；

（9）《人类遗传资源管理条例》（2019 年）；

（10）《信息安全等级保护管理办法》（2007 年）；

（11）《互联网诊疗管理办法（试行）》（2018 年）；

（12）《互联网医院管理办法（试行）》（2018 年）；

（13）《远程医疗服务管理规范（试行）》（2018 年）；

（14）《医疗卫生机构网络安全管理办法》（2022 年）；

（15）《国家健康医疗大数据标准、安全和服务管理办法（试行）》（2018 年）；

（16）《App 违法违规收集使用个人信息行为认定方法》（2019 年）；

（17）《移动互联网应用程序个人信息保护管理暂行规定（征求意见稿）》（2021 年）；

（18）《常见类型移动互联网应用程序必要个人信息范围规定》（2020 年）；

（19）《App 违法违规收集使用个人信息自评估指南》（2019 年）；

（20）《数据出境安全评估办法》（2022 年）；

（21）《信息安全技术个人信息安全规范》（GB/T 35273—2020）；

（22）《数据出境安全评估申报指南（第一版）》；

（23）《计算机信息系统安全保护等级划分准则》（GB 17859—1999）；

（24）《信息安全技术信息系统安全等级保护基本要求》（GB/T 22239—2008）。

四、合规指引

根据《基本医疗卫生与健康促进法》第 49 条，国家应当采取措施，推进医疗卫生机构建立健全医疗卫生信息交流和信息安全制度。作为我国提供医疗服务的主体，医院的信息来源是多样的，涉及个人健康信息、个人健康医疗数据、人类遗传资源等。因此，医院信息安全受到诸多法律法规和规章的调整和监管。为避免因信息安全问题而承担法律风险，遭受不必要的经济损失和声誉损失，保证医院正常有序高质量发展，医院应采取措施，加强信息安全合规管理。

（一）建立健全医院信息安全合规管理制度

为更好地保障医院信息安全，确保医院信息安全合规，根据《个人信息保护法》的规定，建议医院建立信息安全合规管理制度。第一，成立网络安全和信息化工作领导小组，每年召开网络安全办公会，部署安全重点工作。第二，设置专门人员管理医院信息安全合规事务。有二级及以上网络的医院必须确定负责网络安全管理工作的职能部门，明确承担安全管理职责的岗位。第三，建立网络安全管理制度体系，如关键信息基础设施安全保护计划、数据安全和个人信息保护制度、本单位数据分类分级标准、数据安全管理制度等。第四，开展医院工作人员信息安全合规培训，增强信息安全合规意识，营造信息安全合规文化。第五，定期开展安全自查并及时整改加固，梳理医院信息安全合规风险点，密切关注医院信息安全的立法和监管动向，以适应法律规制和监管要求。[①] 第六，及时处理医院信息安全风险，避免承担不必要的法律责任、经济或声誉损失。

（二）完善医院信息系统建设

《网络安全法》《关键信息基础设施安全保护条例》《国家健康医疗大数据标准、安全和服务管理办法（试行）》《信息安全技术信息系统安全等级保护基本要求》等法律规范、行业标准为医院信息安全建设工作提供了行为指南。建议医院在建设医院信息系统时严格落实相对应的要求，如开展互联网诊疗、开办互联网医院的医院必须实现第三级信息安全等级保护。根据《网络安全法》，医院需要：制定内部安全管理制度和操作规程，确定网络负责人；采取防范计算机病毒和网络攻击、网络侵入等危害网络安全行为的技术措施；采取监测、记录网络运行状态、网络安全事件的技术措施，并按照规定留存相关的网络日志不少于 6 个月；采取数据分类、重要收据备份和加密等措施。根据《网络安全法》第 22 条、第 23 条、第 25 条、第 26 条，作为网络服务提供者的医院，如开办互联网医院或提供互联网诊疗服务的医院，不得设置恶意程序，发现网络服务安全风险时应及时采取补救措施并及时告知、报告，在约定期限内提供安全维护，收集患者信息时向其明示并取得同意，制定网络安全事件应急预案，及时处置网络安全风险。根据《网络安全法》第 40 条、第 41 条、第 42 条、第 49 条，作为网络运营者的医院负有保护患者信息的义务，应建立健全患者信息保护制度，合法收集、使用个人信息，严禁泄露、篡改、损毁收集的个人信息或未经同意向他人提供；采取必要措施保障收集的个人信息安全，建立网络信息安全投诉、举报制度。

---

① 强监管背景下医疗机构的数据合规之路．（2021-06-29）［2022-06-05］．https://www.secrss.com/articles/32213.

对于开展互联网诊疗、远程医疗或开办互联网医院的医疗机构，《互联网诊疗管理办法（试行）》第 20 条规定：医院应严格执行信息安全和医疗数据保密的有关法律法规，妥善保管患者信息，不得非法买卖、泄露患者信息。发生患者信息和医疗数据泄露后，医疗机构应当及时向主管的卫生健康主管部门报告，并立即采取有效应对措施。《互联网医院管理办法（试行）》规定，医疗机构开展互联网诊疗活动，应当具备满足互联网技术要求的设备设施、信息系统、技术人员以及信息安全系统，并实施第三级信息安全等级保护；与第三方机构共同建立互联网医院的，应通过协议、合同等方式明确各方在医疗服务、信息安全、隐私保护等方面的责、权、利。《远程医疗服务管理规范（试行）》规定，开展远程医疗的医疗机构、平台建设运营方之间应通过协议明确责、权、利，参与远程医疗运行应加强信息安全和患者隐私保护，防止违法传输、修改，防止数据丢失，建立数据安全管理规程，确保网络安全、操作安全、数据安全、隐私安全。

（三）加强患者信息保护，严防医院信息泄露

当前，导致医院信息泄露事件的原因主要是医院工作人员信息安全保护意识薄弱，以及医院在对外合作时信息处理过程中信息保护制度不健全。因此，建议医院加强医院工作人员信息安全保护教育，增强医院工作人员信息安全保护意识。同时，建议医院在共享、应用数据与第三方开展合作时，如与其他医院、药品研发企业、科研机构、网络服务提供商等进行合作时，重点关注信息安全合规问题，如利用我国人类遗传资源开展国际科学研究合作，将我国人类遗传资源材料运送、邮寄、携带出境的，应获得国务院科学技术主管部门批准。

《基本医疗卫生与健康促进法》《医师法》明确规定医院与医务人员应当保护患者隐私和个人信息。根据《个人信息保护法》第 51 条、第 52 条、第 53 条、第 54 条、第 55 条、第 56 条、第 57 条、第 58 条、第 59 条，医院应通过制定内部管理制度和操作规程，对个人信息实行分类管理，采取相应的加密、去标识化等安全技术措施，合理确定个人信息处理的操作权限并定期对从业人员进行安全教育和培训，制定并组织实施个人信息安全事件应急预案等措施确保医院个人信息处理活动合法。若医院处理的个人信息达到国家网信部门规定的数量，则医院应当指定个人信息保护负责人。若医院处理的是患者的敏感个人信息，则医院还应当事前进行个人信息保护影响评估，评估个人信息的处理目的、处理方式等是否合法、正当、必要，对个人权益的影响及安全风险，所采取的保护措施是否合法、有效并与风险程度相适应，评估报告和处理情况记录至少保存 3 年。若发生或可能发生个

人信息泄露、篡改、丢失的，则应立即采取补救措施并履行报告义务。提供互联网诊疗服务或开办互联网医院的医院，属于提供重要互联网平台服务、用户数量巨大、业务类型复杂的个人信息处理者，还应建立健全个人保护合规制度体系，成立主要由外部成员组成的独立机构对个人信息保护情况进行监督，制定平台规则，明确处理个人信息的规范和保护个人信息的义务，定期发布个人信息保护社会责任报告。此外，根据《民法典》《个人信息保护法》，由于个人生物识别信息与健康信息属于敏感个人信息，因此处理时需要遵守敏感个人信息处理规则，如只有在具有特定的目的和充分的必要性并采取严格保护措施的情形下才可处理敏感个人信息，需要取得个人的单独同意乃至书面同意，告知其处理敏感个人信息的必要性及对个人权益的影响等。

根据《数据出境安全评估申报指南（第一版）》，医疗机构保管的个人电子病历、健康档案等各类诊疗、健康数据信息，在药品和避孕药具不良反应报告和监测过程中获取的个人隐私、患者和报告者信息，人体器官移植医疗服务中人体器官捐献者、接受者和人体器官移植手术申请人的个人信息，人类辅助甚至技术服务中精子、卵子捐献者和使用者以及人类辅助生殖技术服务申请人的个人信息，突发公共卫生事件与传染病病人及其家属、密切接触者的个人隐私和相关基本、流行病学信息等，计划生育服务过程中涉及的个人隐私、个人和家庭的遗传信息、生命登记信息等均属于重要数据。根据《数据安全法》第27条、第28条、第29条、第30条，医院开展数据处理活动，应建立健全全流程数据安全管理制度，组织开展数据安全教育培训，采取必要措施保障数据安全，利用互联网等开展数据处理活动的，应在网络安全等级保护制度的基础上履行数据安全保护义务，开展数据处理活动应当符合伦理，加强数据安全风险监测，发现风险时及时报告和告知。对于重要数据的处理，医疗机构还应明确数据安全负责人和管理机构，定期开展风险评估工作。

（四）加强医院信息安全监管

频发的医院信息安全事件表明，强化医院信息安全监管主体意识对于实现医院信息安全合规至关重要。医院自身，特别是在与第三方合作时，必须加强医院信息安全监管活动，提升自身安全防护意识，实施有效的监管措施，最大限度地保障医院信息安全。首先，医院必须严格按照国家信息安全相关法律法规加强内部各项信息安全管理。其次，医院必须落实个人隐私信息保护措施，加强互联网医院信息平台，特别是线上问诊、预约挂号、远程医疗等平台的信息安全监管工作。最后，依法向监管部门开放数据接口，同时畅通社会监督举报渠道，形成政府和社会外部监管与医院自身内部监管并重的多主体监管模式，从而提升医院信息安全监管水平。

（曹艳林　张　可　施陈溦）

第七节　捐赠合规管理

一、导　言

随着医药卫生体制改革的不断推进以及社会公益事业的不断发展，医疗机构接受的捐赠也在不断增加，捐赠已成为社会大众支持医疗卫生事业的有益活动。

目前，医疗健康领域以药品和医疗器具等物资捐赠为主。[①] 公立医院主要接受来自企业、行业协会、慈善机构的捐赠货币资金（学术研讨会议会务费、科研项目经费等）和医疗专用设备，以及医院代受益人接受红十字会、基金会等公益慈善组织向特定病人提供的医疗慈善救助资金。加强接受捐赠业务的内部控制、账务处理和信息披露，提高资金使用效益，提高公立医院社会公信力，有助于医院开展医疗、科研和教学等活动和帮助更多病人解决医疗费用等问题。

1999 年为了鼓励捐赠，规范捐赠和受赠行为，保护捐赠人、受赠人和受益人的合法权益，促进公益事业的发展而出台的《公益事业捐赠法》，以及 2021 年国家卫生健康委等部门制定的《关于印发医疗机构工作人员廉洁从业九项准则的通知》（国卫医发〔2021〕37 号）都对捐赠行为进行了规范，后者规定："遵守工作规程，不违规接受捐赠。依法依规接受捐赠。严禁医疗机构工作人员以个人名义，或者假借单位名义接受利益相关者的捐赠资助，并据此区别对待患者"。

为了进一步规范省级医疗卫生计生单位接受捐赠的行为，促进卫生计生事业的发展，卫生部、国家中医药管理局在 2007 年印发了《医疗卫生机构接受社会捐赠资助管理暂行办法》（卫规财发〔2007〕117 号）。后国家卫生计生委、国家中医药管理局于 2015 年印发了《关于印发卫生计生单位接受公益事业捐赠管理办法（试行）的通知》（国卫财务发〔2015〕77 号），同时废止了 2007 年印发的暂行办法。根据《卫生计生单位接受公益事业捐赠管理办法（试行）》的规定，各级各类卫生计生事业单位、各级卫生计生行政部门和

[①] 刘一存，李全．"DOCTOR"医院采购管理体系实施效果研究．中国医院，2017（7）：76-78.

中医药管理部门业务主管的公益性社会团体、基金会和其他公益性社会组织均须遵守此管理办法。

同时，在 2016 年开始施行的《慈善法》第四章"慈善捐赠"对捐赠行为进行了相关规定。2020 年开始施行的《基本医疗卫生与健康促进法》的第 12 条，也鼓励以捐赠等方式参与医疗卫生与健康事业，并依法享受税收优惠。

二、合规风险提示

在我国，公立医院接受的捐赠主要来源于医药企业。[①] 医药企业大致可以分为四种类型，包括医用药品企业、医疗设备（大、中、小型）企业、医用耗材（高值、低值）企业、医用试剂企业。[②] 这些医药企业与公立医院之间存在着业务的联系，极易让人质疑捐赠的独立性和公益性。虽然《卫生计生单位接受公益事业捐赠管理办法（试行）》明确规定了建立预评估、签订捐赠协议、受赠信息公开等内容，但是医院内部的捐赠办法通常没有得到民政部门、卫生健康主管部门以及其他相关行政单位的认可，因此在接受捐赠的过程中应当避免出现如下违规行为。

（一）以捐赠为名谋取私利

案例：某知名药企在药品销售过程中，曾于 2015 年 8 月 27 日支付上海某医院心血管内科主任参加欧洲心脏病学会往返英国伦敦的商务舱机票，赞助费用共计人民币 57 095 元。其间该医院心血管内科向该药企采购"福辛普利钠片/蒙诺"等 6 种药品，合计价值人民币 772 536.25 元。2017 年 11 月 7 日，上海市某区市场监督管理局责令该药企停止违法行为，并对其作出没收违法所得 772 536.25 元、罚款 10 万元的行政处罚决定。

分析：在企业提供赞助的形式已基本符合捐赠外在形式的情形下，行政执法机关仍认定涉案企业支付参会医生往返英国伦敦的商务舱机票违反了《药品管理法》的规定。可能行政执法机关认为价值 57 095 元的商务舱机票是涉案企业在赞助协议之外另行支付给医生个人的，并且标准过高。

对于该参会医生而言，根据《卫生计生单位接受公益事业捐赠管理办法（试行）》第 10 条的规定，捐赠应由管理部门统一受理，个人一律不得直接接受。该商务舱机票是在

---

① 魏春福，王红一. 医疗机构接受医药企业赞助行为的定性问题探讨. 中国医院管理，2007（9）：14-16.
② 张玉珍，胡金艳. 公立医院接受医药企业捐赠资助问题的探讨. 中国卫生产业，2015（6）：119-120.

协议外另行支付给参会医生个人的，参会医生接受这种单独支付的行为，不符合《卫生计生单位接受公益事业捐赠管理办法（试行）》的规定，属于违规行为，可能会受到批评、处分等处罚。

（二）以捐赠为名规避招标

案例：某厂家向医院捐赠设备，签署了捐赠协议，试图进行设备＋耗材的捆绑销售，规避招标采购，并在工程招标中试图规避公开招标。在巡察中，该厂家被指在重点领域存在廉洁风险，工程项目招标和医疗设备采购不规范，并被责令终止设备捐赠协议。

《招标投标法》第49条规定：必须进行招标的项目而不招标的，将必须进行招标的项目化整为零或者以其他任何方式规避招标的，责令限期改正，可以处项目合同金额千分之五以上千分之十以下的罚款；对全部或者部分使用国有资金的项目，可以暂停项目执行或者暂停资金拨付；对单位直接负责的主管人员和其他直接责任人员依法给予处分。

（三）未按规定验收，违法使用未注册医疗器械

案例：三家医院因使用未依法注册的医疗器械，分别受到同样的处罚：（1）没收违法使用的医疗器械；（2）并处货值金额1倍罚款：50万元。这三家医院使用的5台血液透析装置铭牌上未标注注册人名称、联系方式、注册地址、生产地址、医疗器械注册证号等内容，在现场提供不了购进票据和医疗器械注册证。而这些器械的来源皆是慈善捐赠。

根据《医疗器械监督管理条例》第32条、《医疗器械使用质量监督管理办法》第8条和第21条的规定，当事人接受慈善捐赠的医疗器械时，应当索取、查验供货者资质、医疗器械注册证或者备案凭证等证明文件。慈善捐赠者应履行检查验收的职责，不是当事人违法行为的免责事由。

（四）未经捐赠人同意私自改变约定的捐赠用途

医疗机构在使用捐赠的资金或物资时，应遵守双方签订的捐赠协议中约定的捐赠物资使用范围和用途，在未征得捐赠人同意的情况下，不得擅自改变用途和目的。

医疗卫生机构未经捐赠方同意，超出捐赠协议范围使用捐赠物资的，根据《公益事业捐赠法》第28条，由县级以上人民政府有关部门责令改正，给予警告。拒不改正的，经征求捐赠人的意见，由县级以上人民政府将捐赠财产交由与其宗旨相同或者相似的公益性社会团体或者公益性非营利的事业单位管理。

（五）未取得公开募捐资格展开募捐

《慈善组织公开募捐管理办法》第 3 条规定：依法取得公开募捐资格的慈善组织可以面向公众开展募捐。不具有公开募捐资格的组织和个人不得开展公开募捐。因此，一般来讲，医疗机构并不具备公开募捐资格，其公开募捐行为是违法的。

对于已经公开募捐并接受捐赠的医疗机构而言，一定要做好善款收支情况的统计，做好捐赠款项的明细、款项的使用、采购的物资记录，保留好相关记录凭证，做好接受捐赠物资的管理与使用工作，及时向捐赠人及社会公众公开使用情况，并在必要时进行专项审计。

三、合规依据

（1）《公益事业捐赠法》（1999 年）。
（2）《卫生计生单位接受公益事业捐赠管理办法（试行）》（国卫财务发〔2015〕77 号）。
（3）《慈善法》（2016 年）。
（4）《基本医疗卫生与健康促进法》（2019 年）。
（5）《医疗机构工作人员廉洁从业九项准则》（国卫医发〔2021〕37 号）。

四、合规指引

（一）对捐赠项目内容预先审查

对于假借捐赠之名牟取私利、规避招标等谋取不正当利益的行为，应当建立接受捐赠预评估制度。医疗机构收到捐赠人的捐赠申请后，在接受捐赠前，需要对捐赠项目开展综合评估，评估的内容包括捐赠接受必要性、捐赠人背景、实施可行性、捐赠资质、物资质量，排除商业营利性活动、不正当竞争和商业贿赂行为等。

除此之外，医疗机构还应评估接受捐赠的目的，比如用于医疗机构患者医疗救治费用减免，用于公众健康等公共卫生服务和健康教育，用于卫生健康工作人员培训和培养，用于卫生健康领域学术活动、科学研究，用于卫生健康机构公共设施设备建设等，避免假借捐赠之名义，牟取不正当利益。

（二）组织专门人员或部门管理捐赠事宜

医疗机构管理部门、财务部门、资产管理部门、内部审计部门和相关业务部门应当按照各自职责加强对捐赠财产入库、使用等环节的管理。在接收捐赠的设备或医疗器械时，应对设备或医疗器械进行验收，保证是正规、合格产品，避免出现未注册的医疗器械或药品，并严格按照捐赠协议约定的内容开展公益非营利性活动，尊重捐赠人意愿，按照批准的方式和计划执行，不得擅自改变捐赠财产的用途。

（三）建立合规管理制度

除上述预评估制度和对捐赠财产的管理使用等方面的要求之外，医疗机构在捐赠方面还应建立以下制度，规避风险。

1. 依法签订捐赠协议和依法进行捐赠管理

医疗机构应与捐赠人签订书面的捐赠协议，并就捐赠的财产、用途、管理要求、双方的权利义务关系和违约责任等协商一致。捐赠协议由受赠单位法定代表人或经法定代表人书面授权者与捐赠人签订，并加盖受赠单位公章。财务部门应当及时按照书面捐赠协议对捐赠财产进行逐项核对、入账，并向捐赠人开具财政部门统一印制并加盖受赠单位印章的公益事业捐赠票据。如果捐赠内容涉及药品或医疗器械等物资，则还应核对查验药品或医疗器械相应资质，避免使用质量不合格、未注册的产品。

2. 捐赠信息公开

医疗机构还需建立受赠信息公开工作制度。捐赠具有无偿性、自愿性、非所有权投资三个基本特征。接受捐赠使公立医院获得相关经济利益或服务潜力，并能取得财产控制权。受赠项目完成后，受赠公立医院应在每年 3 月 31 日前公布反馈受赠财产使用和管理情况、捐赠管理部门及联系方式、受赠项目审计报告、项目实施评估结果等信息。受赠公立医院应定期在官网披露接受捐赠信息；对公众和捐赠人的查询或质疑，受赠公立医院应当依法及时、如实答复；听取捐赠人的意见和建议，满足捐赠人等信息使用者的决策需要，增强医院的社会公信力，在社会公众中树立良好可信的形象，实现医院的长远发展。

3. 捐赠合规报告与监督管理制度

医疗机构还应建立违规风险报告制度，并完善监管机制。医疗机构可以定期对捐赠管理使用情况、捐赠项目绩效考评情况等进行总结整理，梳理制度流程，对发现的问题进行整改、完善等。捐款一方在对学术活动、科学研究等进行捐赠时，在与医疗机构内部人员进行交流的过程中，有可能为牟取不正当利益或获取医务人员好感，私下给予医务人员"好处"或实施其他存在违规风险的行为。如发现明显违规行为，医务人员应当及时报告；

如发现存在违规风险，也应向相关科室或管理部门报告，以保护医务人员自身权益，避免陷入违规风险中。同时，医疗机构还应加强监管制度建设，接受的捐赠经过预评估、签署捐赠协议等程序后一般都符合外在形式要求，但在使用过程中可能存在诸多情况，可由审计部门人员进行监管，当发现违规行为时也可通过举报等方式达到监管的目的，从而完善医疗机构的合规管理制度，避免违规风险。

此外，医疗机构应当建立健全捐赠管理使用责任制度，明确管理职责、工作制度和责任追究制度。充分发挥监察及审计部门的监管职能，将捐赠管理和使用情况纳入医疗机构主要负责人经济责任审计的重要内容，定期组织捐赠专项审计与监督，防控廉洁风险，并及时将检查、审计结果予以公开。对受赠金额大、涉及面广的项目，应当实施项目专项检查、审计和项目绩效考评。

（席迎弈）

第八节　医院安全合规管理

一、导　言

医院的安全规范，广义上包含医院存续期间的生产经营安全、国防安全、人财物安全、大数据时代的数据和信息安全、与医院特殊配置相关的化学和生物安全、与辐射及医疗废物污染相关的环境安全等方面的规范。鉴于本书其他章节已阐述了数据和信息安全、化学与生物安全、辐射与医疗废物安全等相关内容，故本节侧重于从安全生产与场所公共安全视角进行阐述。

医院向社会提供的是诊疗服务，属于生产经营活动范畴，因此医院的管理活动，除应遵循医疗卫生健康相关法律法规之外，还应当遵守《安全生产法》的相关规定。根据《基本医疗卫生与健康促进法》的相关规定，医院属于公共场所。《民法典》第1198条规定：宾馆、商场、银行、车站、机场、体育场馆、娱乐场所等经营场所、公共场所的经营者、管理者或者群众性活动的组织者，未尽到安全保障义务，造成他人损害的，应当承担侵权责任。因第三人的行为造成他人损害的，由第三人承担侵权责任；经营者、管理者或者组织者未尽到安全保障义务的，承担相应的补充责任。经营者、管理者或者组织者承担补充责任后，可以向第三人追偿。因此，医院作为公共场所的管理者和经营场所的经营者，对进入医院管理区域的人员负有安全保障义务。医院未尽到安全保障义务。将会对由此产生的相关损害承担侵权责任。因此，医院的安全合规管理显得尤为重要。

二、合规风险提示

在医疗执业活动中，现代医院的场所中大多数地方是开放的，来院人员繁多且复杂，这对医院的设施设备运转和安全管理提出了严峻的挑战。医院运营活动中，合规风险主要有：

（1）重要的管理制度存在缺陷或重要的岗位缺失。安全管理制度不健全，会导致医院安全防范体系无法建立或不能有效运行，难以保障医院安全生产和抵御安全事故发生所带来的损害及负面影响；安全岗位缺失，会导致安全责任无法落实到位，进而引致安全责任体系出现漏洞，使安全防范体系形同虚设，无法发挥安全保障作用。

（2）不依照《安全生产法》的规定将保证安全生产所必需的资金投入到位。安全保障条件不达标，将直接埋下事故隐患，给医院经营和管理带来种种危险因素。这些危险因素由小变大、由少积多，一旦爆发将可能酿成重大安全事故，医院及相关责任人也将因此承担重大安全事故的相关法律责任。

（3）不符合安全保障条件强行生产。不具备安全生产条件，未经主管机关批准就开展生产经营活动，极易产生安全生产事故。即便尚未发生安全事故，也是我国《安全生产法》明令禁止的严重违法行为。

（4）未采取有效措施消除事故隐患。已经发现或应当发现医院内存在的事故隐患，由于相关人员疏忽或放任而未采取必要措施排除隐患的，医院及相关责任人将因此承担安全事故的相关法律责任。

（5）医院各级负有安全义务的人员未履行法定的安全职责。依照法律、行政法规或医院的规章制度负有安全管理职责的医院工作人员，若未按照相关规定履行安全保障、安全防卫、安全维护等相关职责，将会在医院的安全生产中埋下事故隐患，并可能酿成安全事故。

（6）将生产经营项目、场所、设备发包或者出租给不具备安全生产条件或者相应资质的单位或者个人。上述分包或出租行为，忽视安全生产，既属违法行为，又极易因忽视安全管理而产生安全事故，即便有安全责任转移的约定，也不发生法律效力。

（7）发生安全生产事故。医院若因存在安全管理制度缺陷或疏于安全生产管理而产生安全事故，即属安全责任事故，医院将承担停业整顿以及高额度罚款等行政处罚，并应承担民事损害赔偿责任；医院负责人及安全生产岗位的若干人员亦将可能承担重大责任事故罪，强令、组织他人违章冒险作业罪、危险作业罪等的刑事责任。

（8）个别破坏分子实施破坏活动导致公共安全事故。医院遭到外来人员恶意实施破坏活动导致公共安全事故，将会给医院带来难以估量的人员或财产损失，也将严重扰乱医院的正常生产经营秩序，甚至可能造成极端的严重后果。

（9）个别就诊病人或家属借普通医事纠纷报复伤害医护人员。医患纠纷矛盾激化，若不能及时化解、妥善处理、协调解决，就将可能导致患者或其家属将矛盾转移至特定或不特定的医护人员，并与相关医护人员产生冲突，甚至对其造成身体及精神上的伤害。

（10）安全警示标志缺失或设置不当。安全警示标志缺失，会使特定危险暴露于无法防备的环境之中，进而造成不特定人员伤亡，甚至引发公共安全事故；安全警示标志设置不当，会让身处危险区域的人员对危险因素的性质、类别、位置、范围、程度等要素判断错误，因此采取不正确的防范避险措施，进而引发伤亡事故。

（11）对精神疾病或传染病等特殊病人监管不到位，导致来院人员受到伤害。精神障碍患者对其意志和行为不能完全自控，需要医院对其实施外部干预并使其受医护人员的监管和控制，若此类干预不到位或监控不力，就会导致精神障碍患者自伤、自残或对他人造成人身伤害；传染病患者身体携带了传染性病毒（菌），医院必须对接受治疗的病患及其活动的场所、环境、物料等采取严格的管控和隔离措施，若监管不到位，就将发生病毒（菌）扩散、传播致正常人员感染，严重的还会引发公共卫生事件。

（12）安全管理不当带来的其他风险。我国《安全生产法》第二章对生产经营单位的安全生产行为规范、第三章对生产单位的从业人员的安全生产环境保障及安全责任义务等作出了系统的规定，第六章明确规定了相关责任人员违反该法相关规定的法律责任。

医院既是医疗卫生工作的经营场所，也是人员密集的公共场所。医院作为经营场所的经营者和公共场所的管理者，对进入医院管理区域的人员及其财产负有安全保障义务，若因未尽到合理的安全注意或未落实安全保障职责，一旦发生由此而来的人身损害或财产损失，医院就将可能对此承担相应的民事赔偿责任。与此同时，除受到人身损害的当事人可能提起损害赔偿之诉外，若医院疏于安全管理导致公共利益受损，则人民检察院可提起公益诉讼，因此产生的法律后果将严重影响医院的持续经营活动，并必然对该医院的社会形象造成一时难以挽回的负面影响。

三、合规依据

（1）《安全生产法》（2021 年修正）；

（2）《基本医疗卫生与健康促进法》（2019 年）；

（3）《刑法》（2020 年修正）；

（4）《民法典》（2020 年）；

（5）《医疗机构管理条例》（2022 年修订）；

（6）《国家卫生计生委办公厅、公安部办公厅关于加强医院安全防范系统建设的指导意见》（2013 年）；

（7）《国家卫健委等部门关于推进医院安全秩序管理工作的指导意见》（2021 年）；

（8）《卫生部办公厅关于加强精神病医院安全保卫工作的通知》（2012 年）。

四、合规指引

医院要安全运行，就需要制订科学有效的安全保障方案，并持续严格执行有效的安全保障措施。为了确保医院长期安全运行，需要设立合规督察机构，且督察活动必须常态化。

（一）梳理管理制度，构建符合安全管理规范的有效方案

安全合规管理，应从构建科学的管理规范入手，创设适合医院的制度体系。

医院的主要负责人对本院的安全生产工作负有职责。依据《安全生产法》第 21 条之规定，医院负责人必须建立健全并落实本单位全员安全生产责任制，加强安全生产标准化建设，组织制定并实施本单位安全生产规章制度和操作规程。因此，构建一套科学系统且规范完善的安全生产管理的制度体系，即为医院安全合规管理的第一要素。

首先，在安全体系中，要构建完善的安全管理的责任体系。明确医院主要负责人是安全秩序管理的第一责任人，健全安全秩序管理工作领导机制，加强专职保卫机构（保卫处、科）力量，提高专业化水平，明确工作职责。各职能部门和科室要明确安全秩序管理工作负责人，形成主要领导负总责、分管领导具体抓、专职保卫机构组织实施、相关职能部门密切配合的工作格局。

其次，在具体安全规范的细则中，必须包括风险排查、安全防控、守护巡查、应急处置、教育培训、定期检查等安全保卫工作制度。医院领导班子要定期听取安全秩序管理工作情况汇报，研究推进措施，将医院安全秩序管理工作与医疗服务工作同谋划、同部署、同推进、同考核。制度建设需成体系，让其能够有效支撑安全运转的一致性和连贯性。

安全风险，包含设施设备的质量风险、管理不当的人为风险、意外因素所致的不可抗力风险等，因此在谋划制度安排时，需要从相应的各方面制订系统解决方案。

医院之前已有安全管理制度的，负责人仍应尽职履责，对原有的安全生产管理制度进行科学梳理，确保达到合规标准。医院可将其现有安全制度与《安全生产法》《国家卫生计生委办公厅、公安部办公厅关于加强医院安全防范系统建设的指导意见》的要求进行比对研究，分析本院目前安全管理制度体系的缺陷，针对发现的问题，补强医院安全管理组织机构和制度建设。

如果医院负责人没有为本院设立科学系统的安全生产管理制度体系，那么在生产管理中必然隐藏着安全事故风险，且不能有效预防和消除这些风险。由此可能给医院的正常经营活动带来损害，给医院负责人带来行政及刑事责任风险。

依据我国《安全生产法》第 94 条之规定，生产经营单位的主要负责人未履行安全生产管理职责的，将受到 2 万元以上 5 万元以下的罚款的行政处罚；逾期未改正的，还可能受到处以 5 万元以上 10 万元以下的罚款、责令停产停业整顿的行政处罚。若前述违法行为导致发生生产安全事故的，则生产经营单位的主要负责人会受到撤职处分，还可能会被依照《刑法》有关规定追究重大责任事故罪的刑事责任。

（二）确保安全生产所必需的资金投入到位，设备及安全机构配置科学，安保人员精干高效

要实现现代医院的有序管理，需要配置现代化的高科技设备，借助高端科学的设施设备，提升管理水平，减少不必要的安全防范漏洞，为及时应对和事后总结提供有效的证据支持。医院需对全院的安全系统编制预算，根据设备配置及岗位设置情况投入保障安全生产所必需的资金。依据我国《安全生产法》第 21 条第 4 项之规定，医院负责人需保证本单位安全生产投入的有效实施。因此，安全生产的投入不能是走形式，医院负责人还必须让安全生产的资金专款专用，并确保有助于提升全院的安全生产水平。

安全出效益，安全事故直接影响医院诊疗活动的正常开展，因此医院不仅需要医技高超的医护团队，而且需要能确保医院安全运转的保卫团队。医院的安保力量配置，需以满足有效防范安全工作的有序运转为前提，不能以节约运转成本为由而精减保安人数。

《安全生产法》第 27 条规定：生产经营单位的主要负责人和安全生产管理人员必须具备与本单位所从事的生产经营活动相应的安全生产知识和管理能力。这一规定明确要求医

院主要负责人和安全生产管理人员必须掌握医院经营活动中的安全风险状况、风险预防与处置的相关知识及管控处置能力。安全管理人员的素质决定安全工作的质量，招聘时需要对招聘对象的素质进行必要的考核，入职后仍需对安全管理人员进行职业技能及素质的培训，让安全管理人员以文明、理智、科学的手段处理医院安全事务，不断提升安全管理工作的质量，同时提升医院的公众形象。

医院没有保证安全生产所必需的资金投入，致使本单位因安全设施配置不到位或安全管理人员缺乏而不具备安全生产条件的，在被责令限期改正后逾期未改正的，将会受到责令停产停业整顿的行政处罚。前述违法行为导致发生生产安全事故的，医院的主要负责人将受到撤职处分，还可能被依照《刑法》有关规定追究强令、组织他人违章冒险作业罪的刑事责任。

医院没有设置安全管理机构，没有配备安全管理人员，或者没有对相关人员进行安全生产教育和培训的，依照我国《安全生产法》第 97 条的规定，医院将可能被处以 10 万元以下的罚款；逾期未改正的，还可能被责令停产停业整顿，并被处 10 万元以上 20 万元以下的罚款，其直接负责的主管人员和其他直接责任人员将被处以 2 万元以上 5 万元以下的罚款。

（三）医院各级安全管理人员各负其责，有效防范安全风险

医院各级负有安全管理义务的人员，应当严格执行本院的安全生产管理制度。对安全事项分级管控，定期开展合规检查，不定期巡查合规执行情况；将对重大隐患的排查及治理情况及时向有关部门报告。

我国《安全生产法》第 21 条第 5 项确定了安全风险分级管控机制，对风险管控提出了明确的合规要求。医院应加强对各级别安全风险的监测、预警、防控。各医院可以按照符合规范的相应标准，对安全风险事件进行分级。针对安全隐患发生可能性的高低、影响深度、可能产生的责任种类（刑事责任、行政责任、民事责任）等划分不同的类型，依照安全事件风险的类型进行分级排序，对不同类别的隐患进行辨识和评估，确定需要优先关注和应对的安全风险。对于排查中发现的可能存在的风险，制订风险清单和应对预案，对不同等级的风险设置不同的管控层级和措施，风险越大，管控级别越高，并逐级落实具体管控措施。

建立定期巡回检查机制。对供电、供水、供气、供热、通信、压力容器、电梯等设施，高压氧气舱、易燃易爆危险品、剧毒和放射性物品、有毒生物制剂（原料）等设备或

物品，医用废物临时存储点等重点部位设置重点岗位，并对上述重点设施设备等实施全时段全方位的有效监控与监测，并针对可能发生的各类安全事故制订应急救援预案，且安排布置定期演练。

隐患排查治理，是安全合规管理的重大预防措施，医院应组织专项合规检查。为了防止合规检查走过场，可以委聘第三方合规管理专业人员与医院管理人员组成合规检查工作组，制订合规检查清单及评审方法，联合开展合规检查，排查风险隐患。检查完成后，由第三方团队形成合规检查报告，揭示合规风险点并提出合规整改建议。检查结果可作为各科室落实安全生产责任的依据，记入其合规管理考核并与绩效挂钩，亦可作为责任追究的依据。排查预防机制的有效建立及切实执行，有利于防患于未然，有效降低医院各级安全责任人的安全责任风险。

为了防止安全工作流于形式化，医院还可以设立安全合规巡查组，不定期不定场所对安全合规工作的开展和执行情况进行巡查。巡查组直接对院领导负责，为院领导了解医院的安全合规真实情况提供可靠的依据。

对于医院排查重大隐患及采取治理措施的情况，应当及时以书面报告形式上报给安全生产的监督管理部门。及时上报制度，不但可以使对安全隐患的预防更加科学，大大减小安全事故发生的风险，而且还是证明医院各安全责任人依法履行了安全管理职责的有力证据。以后发生了责任事故时，可以此证明各责任人的履职尽责行为，减轻或免除其安全法律责任。

医院疏于安全管理，不履行安全管理职责并导致发生安全事故的，依照我国《安全生产法》第95条的规定，结合事故的等级，医院的主要负责人将被处以上一年收入的40％至100％的罚款。医院的其他安全管理人员则可能会依照我国《安全生产法》第96条的规定，被处以上一年收入的20％至50％的罚款。

（四）规范安装、使用、维护安全设备，依法依规正确设置明显的安全警示标志，严格规范存储、使用和处置危险物及废弃物，杜绝将生产经营项目、场所、设备发包或者出租给不具备安全生产条件或者相应资质的单位或者个人的行为

安全设备设施安装、使用、管养不当，极易引发全事故。我国《安全生产法》对安全设备的安装、使用、管理、养护等作出了严格的规定：对有较大危险因素的生产经营场所和有关设施、设备，要求在该物体上设置明显的安全警示标志；安全设备的安装、使用、检测、改造和报废，必须符合国家标准或者行业标准；对安全设备，必须进行经常性维护、保养和定期检测；禁止使用应当淘汰的危及生产安全的工艺、设备；对危险物品及其废弃物品，未经依法批准，不得擅自生产、经营、运输、储存、应用或处置，且必须建立专门的安全管理制度、采取可靠的安全措施；禁止将生产经营项目、场所、设备发包或者出租给不具备安全生产条件或者相应资质的单位或者个人。若有违反，依据《安全生产法》第99条、第100条、第101条及第103条的规定，医院将视情节受到5万元至20万元的罚款处罚，主管人员及直接责任人员将受到1万元至2万元的罚款处罚，违法承租人将与医院承担所造成损失的连带赔偿责任。

（五）安全事故的应急处理

医院发生安全事故，是安全合规风险爆发的典型形态。依据我国《安全生产法》第83条之规定，安全事故发生后的正确处理程序为：事故现场有关人员应当立即报告本单位负责人，单位负责人接到事故报告后，应当迅速采取有效措施，组织抢救，防止事故扩大，减少人员伤亡和财产损失，并按照国家有关规定立即如实报告当地负有安全生产监督管理职责的部门，不得隐瞒不报、谎报或者迟报，不得故意破坏事故现场、毁灭有关证据。

安全事故发生后，医院应快速启动应急预案，合理采取有效措施，尽力减少人员伤亡和财产损失；及时增加施救及现场维护人员，防止事故扩大，有效保护事故现场，以便处理部门勘验取证；安排报警或上报主管机关，保持与医院法律顾问、安全评估顾问等专业机构沟通，征询依法应急处置后续事宜的有效方案。

医院安排的事故现场维护人员需注意留存证据，安全管理人员最好佩戴视频记录仪，全程记录工作活动。与现场处理机关及卫生、安全主管机关对接的工作人员，要正确把握陈述和申辩的合法权利，积极跟踪配合事故调查进程，合理合法地应对事故处理。应对事故处理的合规性不仅事关降低安全事故损害程度，而且是预防二次事故，以及追究事故责任、事故调查整改以及事后评估总结的重要因素。

完成紧急情况的初步处理后，医院要在法律顾问的参与、配合下，加紧收集固定现场的人证、物证，对于事故现场可能存在的摄像视频，要及时固定获取并备份，妥善保存原件。在向处理事故的机关等提供院方取得和掌握的证据时，既要自己保留备份，更要处理机关出具证据提取清单。若处理机关需要调查证人，则医院应当协助查询最了解现场真相的证人信息以及医院安全管理工作中最知情的具体经办人，推荐给处理机关。协助处理机关对事故顺利进行调查，有助于早日完成事故的处理工作，减少对医院营业活动的影响。

安全生产事故包含责任事故和非责任事故。若经查明为非责任事故，则医院及安全管理人员不会承担行政责任及刑事责任。若经查明为责任事故，则依据我国《安全生产法》的相关规定，医院及安全管理人员将受到行政处罚，医院可能被处以停业整顿甚至关闭的处罚，同时还可能会被处以 30 万元至 1 亿元的罚款处罚；根据事故情况可能会涉嫌重大责任事故罪，强令、组织他人冒险作业罪或危险作业罪等刑事犯罪。对于事故造成的经济损失，医院还将承担民事赔偿责任。

（六）加强院区范围内的公共秩序治理，确保本院工作人员的人身安全以及来院人员的基本安全

《基本医疗卫生与健康促进法》第 57 条规定：医疗卫生人员的人身安全、人格尊严不受侵犯，其合法权益受法律保护。禁止任何组织或者个人威胁、危害医疗卫生人员人身安全，侵犯医疗卫生人员人格尊严。国家采取措施，保障医疗卫生人员执业环境。

对于"医闹"等伤害医务人员的恶性事件，安保人员应果断对不法侵害人采取控制行动，有效阻断对医务人员的不法侵害。即便"医闹"现场的犯罪人员或受蛊惑人员以安保人员的行为不够规范为借口阻挠，安保人员仍可坚定而果断地采取有效措施，遏制"医闹"行为人对医务人员的犯罪行为。

医院既是医疗卫生工作的经营场所，也是人员密集的公共场所。医院作为经营场所的经营者和公共场所的管理者，对进入医院管理区域的人员及其财产负有安全保障义务，若因未尽到合理的安全注意或未落实安全保障职责，一旦发生由此而来的人身损害或财产损失，依据《民法典》第 1198 条之规定，医院将可能承担因侵权而产生的民事赔偿责任。

为了有效预防来院人员意外受伤，对有危险因素的区域应当明确设置警示牌或拉警戒线，在关键部位还应设岗指示来院人员正常通行，帮助老弱病残等行动不便人士安全通过不安全区域。对医院收治的有暴力倾向的精神障碍患者，应严格依照《卫生部办公厅关于加强精神病医院安全保卫工作的通知》及其他相关管理规范，科学护理，预防精神障碍患者脱离监管，发生伤人事件。

医院在出现人员意外受伤情形时，一方面要积极施救，另一方面要对现场采取有效措施固定事发证据，以便事后明确和分摊责任。在完成现场证据的固定后，可尽快排除影响安全的因素，恢复该区域的正常经营秩序。

在医院发生公众受伤事件时，除受到人身损害的当事人可能提起损害赔偿之诉外，依

据我国《安全生产法》第 74 条之规定，医院的安全生产违法行为造成重大事故隐患或者导致重大事故，致使国家利益或者社会公共利益受到侵害的，人民检察院可以根据《民事诉讼法》《行政诉讼法》的相关规定提起公益诉讼。对于发生安全事故造成的损失，我国《安全生产法》第 116 条规定，医院承担无过错责任且适用永久时效原则，全部损失皆由医院无条件赔偿，医院暂时无力赔偿的，受害人可随时申请人民法院强制执行。

综上，国家对安全生产事故持零容忍态度，医院作为负有安全生产义务的经营主体，为了医院的健康运营，应当将安全合规管理放在首位。

（程雪莲　郑建国　王　凯）

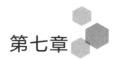

第七章

医院新闻宣传合规管理

概 述

医院新闻宣传工作是现代医院管理的重要组成部分。正面快速的新闻宣传有利于医院和个人传播正确信息、引导正向舆论、树立良好的公众形象。随着"健康中国"战略的全面部署，国家卫生健康主管部门明确要求，医院宣传工作不仅要满足群众健康愿望的客观需要，还要形成有效措施以应对当前全媒体时代复杂的舆论形势。

从公共关系的角度来看，医院新闻宣传是指非媒介社会型组织通过媒介平台使本组织的公关信息实现传播发布并获得良好效应的活动及过程。医院新闻在信息传播过程中，主要是通过内外的新闻媒体平台传达信息，受众群体在各媒介平台接收信息，并且反馈良好效应。从信息传播方式来看，医院新闻宣传工作的信息和一般的宣传广告不同，它最大的优点是可直接将医院的宣传信息进行传播，信息的内容和传播较专业、客观、直接且时效。从主、客体地位来看，医院宣传部门能够代表医疗机构进行整体的信息传播活动，是舆论发展的重要主体。医院新闻宣传工作随着医疗卫生体制改革的不断推进，经历了系统化发展过程，从早期简单的新闻宣传与信息发布，逐步发展成为一个多功能、立体化、系统性的信息传播体系。

第一节　舆情应对合规管理

一、导　言

舆情是"舆论情况"的简称，是指公众在同一个社会空间中，围绕中介性社会事件的发生、发展、变化所产生和持有的各不相同的社会意识与政治态度。[①] 伴随着网络媒体对

---

① 周伟.引导与管控：政府应对重大突发公共卫生事件网络舆情的双重策略.陕西行政学院学报，2022（2）：5-9.

传统媒体的全面整合，"资源通融、内容兼容、宣传互融、利益共融"的融媒体应运而生，使信息与媒体的界限日益模糊化。任何一个触及民众诉求的观点，都可能在短时间内产生裂变式传播，引起强烈的社会反应，尤其是给相对敏感的医疗体系带来巨大挑战。舆情是社会大众对问题所传递的信念、态度、情绪与行为倾向的集合。在融媒体舆论场中，网络舆情传播具有大众自由表达度高、信息传播速度快等特征，出现了诸多热度峰值，使被涉及的医疗机构易出现舆情内容不真实、舆情应对不及时、舆情走向难把控等问题，对医疗机构的公信力和品牌形象产生了负面影响。在此背景下，医疗机构有效把握舆情特点、引导舆情走向、提高舆情应对能力、有效处理网络舆情、努力提高医疗机构的公信力与品牌形象，是舆情工作的重点。

二、合规风险提示

互联网时代，"信息饥渴"的心理需求促使公众从网络空间获取信息、表达意见、宣泄情绪已经成为习惯。在"人人都是信息源，人人都有麦克风"的互联网时代，网民不仅是信息的接受者，还是信息的生产者，这些信息、意见、情绪在网络空间迅速汇聚成网络舆情。但由于信息的不对称、多元化的利益诉求、认知能力的局限、网络空间的"身体缺场"和"符号化"的交往等多重因素的相互影响，网民在对传播的网络舆情进行"盲点解码"和"自我加工"的过程中，既可能汇集对医疗事件的理性思考和建议，也可能是自我不满情绪的"尽情宣泄"，从而滋生"偏离"事实真相的虚假信息。如果医疗机构不能及时地引导和转化，就可能形成负面网络舆情乃至网络谣言，从而给医疗机构的公信力、医务人员的形象带来不利影响。[①] 常见的医疗机构舆情应对工作存在以下风险和困境。

（一）舆情应对制度建设与条件保障不完善，机制缺失，导致舆情风险

在舆情应对工作越来越繁重的今天，医疗机构普遍在制度建设上较为积极，制定了网络舆情管理制度、网络评论员制度、新闻发言人制度等。但是保障制度落实的条件建设相对滞后，很多医疗机构没有设立网络舆情专门机构，有专人负责或者有专业舆情应对工作队伍的医疗机构占比很小，大部分只是明确了舆情应对兼职工作。条件建设滞后影响舆情应对工作者的积极性，人员队伍机制不健全导致医疗机构的舆情应对工作存在较大风险。

---

① 史惠斌. 我国舆论引导困境及纾解之策：基于循证治理视角. 理论探讨，2022（4）：93-99.

（二）舆情应对经验、能力不足，可能引发舆情事件

各类新媒体的快速发展为大众的意见表达与舆情传播提供了渠道，民众通过新媒体平台对疫情防控进行舆情监督与信息评判，导致各类网络舆情突发，给医疗机构的网络舆情应对能力带来了前所未有的挑战。在疫情防控中，医疗机构多次被卷入网络舆情场中，屡登媒体平台热搜榜单。医疗机构的工作重心在于治病救人，尽管机构内设置了党务宣传部门，但日常宣传多以医疗科普、医疗会议宣传、成绩宣传等为主，缺乏处置负面舆情的经验，缺少应对网络舆情的常态化机制，当出现重大舆情危机时，往往失去有效反应能力，只是依靠时间去消解。公众在整个过程中心理需求未得到满足，情绪也未得到疏解，造成舆情反复出现。

（三）舆情应对不及时[①]，导致不实信息扩散、应对难度增加

根据舆情应对"黄金4小时"原则，人们只有在最短时间内将权威信息传递给大众，才能遏制谣言传播。然而，医疗机构在面对网络负面舆情时，往往会选择在调查清楚事实后再发布信息，在此之前鲜有权威说明。而澄清信息对外发布之时，舆情已经酝酿了一段时间，这就会导致官方观点难以占据主流，非理性认识占领舆论高地，澄清信息的说服力逐步衰减。

（四）舆情管控机制不健全，可能引发舆情事件

医疗机构网络舆情涉及医疗护理等服务的各个环节，任何一个环节的管理缺位都可能导致负面舆情的出现。例如，在融媒体时代，医师在网络平台开设视频号，对患者在线问诊，传播医学常识的现象已经屡见不鲜。网络媒体平台具备开放、整合、服务等属性，这与当今医院舆情监控管理的要求相呼应。然而，在众多医生博主"传道、授业、解惑"的同时，他们在网络平台发表的任何言论都可能引发舆情危机。目前，大部分医疗机构并未针对医生博主的网络言论建立专门系统的管理体系，致使绝大部分医生博主的言论处于失管状态，给医疗机构的舆情管理带来极大隐患。[②]

---

① 吴光恒. 法治视野下政府应对网络舆情的路径选择. 湖北民族学院学报（哲学社会科学版），2018（4）：167-172.

② 刘伟. 论转型时期我国网络舆情治理的思路与对策. 理论与改革，2016（3）：93-101.

（五）忽视舆情危机发生后期应对处置，影响医患信任度

恢复阶段的主要工作是舆情危机解除后，对负面舆情造成的声誉与形象损失进行修复，总结经验，避免问题再次出现，属于危机管理中的善后阶段。但是很多医疗机构往往只满足于舆情危机的解除，而忽视了后期恢复和提升医疗机构形象的重要性，或者提升医疗机构形象的措施乏力。涉及医疗机构的网络舆情出现后，公众会对医疗体系产生一种不信任情绪，此种不信任需要耗费漫长周期弥补，但多数医疗机构在善后阶段缺乏恢复和提升医疗机构的品牌形象的措施，或者不知如何提升。大多数医疗机构期待用时间去冲淡公众的记忆，消除舆情危机带来的负面影响，而没有积极主动去回应，以彰显医疗机构救死扶伤的本色。另一个原因是对舆情危机的危害认识不足。大部分医疗机构在舆情危机解除之后，又投入医疗工作中，没有认识到舆情危机带来的破坏性影响。

三、合规依据

（1）《宪法》（2018 年修正）；

（2）《政府信息公开条例》（2019 年修订）；

（3）《国务院办公厅关于进一步加强政府信息公开回应社会关切提升政府公信力的意见》（2013 年）；

（4）《国家安全监管总局办公厅关于印发〈安全生产网络舆情应对预案〉的通知》（2014 年）；

（5）《国务院办公厅关于在政府公开工作中进一步做好政务舆情回应的通知》（2016 年）；

（6）《公共企事业单位信息公开规定制定办法》（2020 年）；

（7）《医疗卫生机构信息公开管理办法》（2021 年）。

四、合规指引

面对当下网络舆情生成演化中存在的各种问题，医疗机构应采取科学有效的措施，抑制不良舆情的滋生蔓延，助力和谐医患关系的构建。

（一）建立舆情管控机制

形成部门合力，准确发布权威信息，降低舆情出现概率或减小舆情负面影响[1]，包括

---

[1] 程驰，杨舒玲. 融媒体时代公立医院网络舆情现状与应对策略. 中国医院管理，2022（7）：93-96.

从环境、系统、组织、结构四个方面加强管理，妥善处置舆情危机。

（1）加强内部制度建设，提升医护人员的服务意识，营造和谐友善的就医环境，从源头上降低网络舆情危机发生的风险。针对可能出现的舆情，医疗机构应当完善舆情管控制度，规范网络舆情监测、预警、研判、信息采集与发布等环节的行为，明确"谁主管，谁负责"的分工责任，内部部门间建立协调联动机制，形成强大合力，营造相互配合、相互补益、相互支撑的工作环境。

医疗机构应加强对舆情工作的组织领导，健全落实内部工作方案制度，完善舆情应对制度、重大舆情事件应急处置预案、新闻发言人制度等，健全突发敏感舆情应急处置机制。另外，医疗机构应积极做好日常监测，及时发现苗头性问题，发生突发敏感舆情和相关重要舆情时及时向上级部门报告，并及时提出完善的处置思路及应对对策；做好发声能力和渠道建设工作，建立健全网上政务发声渠道，做到与媒体相关平台密切联系互动，突发敏感舆情时能够及时发布权威信息、有效发声；切实做好重大政策出台落地舆论引导工作；做好网络敏感突发舆情引导工作，建立健全网络舆情处置责任体系，及时有效处置网络敏感突发舆情。

（2）系统、结构方面。① 医疗机构应当建立部门间的协调联动机制，高效准确发布信息，积极应对网络舆情。在部门协调联动机制建设方面，一是建立舆情危机回应处理的扁平化机制。针对舆情事件，组建舆情应对小组，垂直管理，扁平指挥，实现对各类舆情的精准研判与应对，在舆情扩散前占领引导先机。二是健全舆情联动引导机制。建立各部门、科室的舆情应对联动机制，打破部门间的壁垒，打造主管牵头、专业力量应对、涉事部门负责、相关部门配合的应对格局，建立部门间的信息、资源共享机制，凝聚部门力量，共同应对舆情危机。三是建立舆情防控问责机制。建立常态化的舆情应对机制，明确各部门负责事项，细化问责范围、标准与对象，对于舆情出现后未及时应对或处置不当引发重大负面影响的情况，应给予相应责任人惩罚。

（3）组织建设方面。根据已经出现和可能出现的舆情危机，以专家讲座、案例教学等方式对医护人员进行危机处置、模拟演练等形式的培训，增强大家的危机意识和实操应对能力。对于医生博主的网络平台言论，要谨慎把关，合理有效利用医生博主的网络资源，在遇到重大舆情风险时，同步发布信息，形成合力，共同化解舆情危机。

---

① 李艾晔，余宛达，季国忠．新时期公立医院党建工作的实践与思考．江苏卫生事业管理，2021（10）：1372－1374.

（二）完善舆情监测系统功能，建立分类预警机制①

网络舆情具有双面性，医院应当整合正面和负面舆情信息，既要从中总结宝贵经验，也要发掘医疗服务与管理的不足之处，进而进行有针对性的整改，营造和谐友好的医患氛围。建立舆情监测研判机制，挖掘事件发生的源头，对网络舆情进行全面持续的监测采集，掌握涉及本院的舆情动态，将负面信息消除在萌芽状态。对于舆情监控系统，一方面，应当持续引入最新技术，实现对各媒体平台文档、图片、音频、视频等数据的有效采集，确保对网络舆情信息的全面监测；另一方面，各部门应当共同参与舆情监控工作，对全网信息进行排查，搜集涉及本院的舆情信息，并及时向分管领导汇报。

网络舆情从产生到消除具有一定的生命周期。在舆情初期能够发现潜在舆情信号，进行预警；在舆情发生阶段对舆情信息持续追踪，分析传播路径，为制定应对措施提供依据；在舆情结束后应当对舆情事件进行全面分析，形成深度报告，便于后续反思。

（三）科学开展舆情研判，有效处置舆情

科学认识舆情是反应阶段的关键内容，也是处置舆情的基础。首先，舆情研判应当明确舆情类型，根据舆情风险的等级，通过不同级别的会议进行研判。其次，制定不同级别舆情风险的应对策略。对于涉案人数多、可能演变为群体事件的舆情，应当提交医院党委，由医院党委牵头对舆情进行研判，共同做好舆情应对与社会稳定工作；对于全国范围内的重大舆情风险，应当邀请舆情处置专家共同进行研判，制订妥善处置舆情的方案；对于小范围内的舆情风险，由医院组建舆情应对小组，及时澄清舆情内容，消除负面舆情。在舆情研判过程中，应当关注舆情所关注的内容、社会情绪以及大众的深层次心理需求。针对舆情所关注的内容，避免从矛盾表面分析舆情，应当关注当事人是否存在敏感身份，是否会产生谣言，确保在应对舆情中不会受到固定思维影响。针对社会情绪，应当判断舆情产生的深层原因。如若是医院服务质量未满足社会大众的需求，则应当正面认错，及时给出解决方案；如若是社会大众对医疗措施不理解，则应当给予通俗全面的解释。针对大众的深层次心理需求，应分析大众心理需求侧重哪个方面，如弱势群体、监督、期待等，进而采取精准的舆情应对策略。在高效准确发布权威信息方面，遵循"黄金4小时"的舆情处置规律，做到快速反应、及时发声。结合网络现状，运用疏堵结合、以疏为主的方

---

① 胡杨. 大型公立医院网络舆情管理优化研究. 上海：上海师范大学，2020.

式，正面引导群众看清事情全貌；秉承"披露事实、慎重处置"的原则，第一时间对外公布权威信息，引导舆情走向，积极回应群众质疑，最大限度地化解矛盾；坚持沟通解决问题的原则，科学研判舆情发展走向，耐心引导，换位思考，解决矛盾；同时，还要发挥主流媒体的作用，壮大权威声音渠道，"事半功倍"地引导舆情导向。

（四）提升医院服务质量，建立舆情应对闭环

网络舆情的发生本质上反映了群众对医院提升和改善医疗服务的诉求，因此医院在积极应对网络舆情的同时，也应努力提升自身服务质量。第一，提升各部门之间的"黏合力"①。改变宣传部门"单兵作战"的方式，使各个部门间形成强大合力，进而提高处置效率。第二，医院建立"以问题为导向"的舆情处置和改进的闭环管理机制，挖掘网络舆情中涉及的医院流程、服务问题，及时做出整改；鼓励群众利用新媒体平台的留言、评论功能表达诉求、建言献策，安排专门人员收集梳理重要信息，经甄别后反馈、整改，解决患者的"急、难、愁、盼"。第三，对于网络的批评和指责，有则改之，无则加勉；从制度、人员、服务等方面开展医院形象修复工作，消除舆情危机根源，将舆情结束作为医院形象修复工作的开始，形成舆情应对的"闭环"。在应对网络舆情危机的过程中，不仅要采用妥善的处置方法，更要深刻认识到网络舆情反映的本质问题，树立正确的舆情处置目标和导向。这样才能从中吸取教训、总结经验，避免重蹈覆辙。医院在应对网络舆情方面，更要持续改进方式方法，化被动地等待风险为积极地管控风险，既要"治已病"，更要"治未病"。只有这样，才能实现医院的高质量发展。

（陈　伟）

第二节　医疗广告合规管理

一、导　言

根据《医疗广告管理办法》的规定，医疗广告是指利用各种媒介或者形式直接或间接介绍医疗机构或医疗服务的广告。中国广告源远流长，叫卖广告、招牌广告、幌子广告、灯笼广告等都是人类有目的的信息交流的产物，宋朝时医药广告便兴起，多以招牌

---

① 梁新. 融媒体时代公立医院党建宣传工作路径研究. 中国报业，2020（4）：76-77.

和商标的形式出现。改革开放以来，医疗广告业进入迅猛发展的时代，形式越来越多样化。

医疗广告关系到人民的生命健康，不同于一般的商业广告，因此一直作为监管的重点备受关注。1993 年《医疗广告管理办法》（2006 年修订）颁布并施行，虽然此后开展的一系列专项整治活动也有明显的成效，但违法医疗广告仍然充斥各种传媒，成为广告市场的一大顽疾，严重扰乱了社会秩序，给患者的生命健康带来了威胁，使医疗机构的声誉受到了影响。2015 年《广告法》（2018 年第一次修正，2021 年第二次修正）修订，被誉为"史上最严"，完善和新增了医疗广告的准则。随后出现的魏某事件激起社会对医疗广告问题的广泛关注和讨论。伴随互联网、自媒体的发展，一些新的问题不断涌现。新形势下软文形式的宣传如何定性，直播中的介绍算不算医疗广告，以及强势监管态势下如何合法高效地进行医疗广告行为等问题，都值得医疗广告管理人员学习了解。

二、合规风险提示

在我国对医药领域强力监管的态势下，医疗机构在发布医疗广告时，很可能会因为内容或者程序违法而承担行政责任，甚至刑事责任。医疗广告违法可以被分为两类：第一类是程序违法，主要表现为主体不适格、未经审查等；第二类是内容违法，主要表现为虚假宣传、广告用语不合规、侵犯知识产权等，内容违法的医疗广告占大多数。

（一）发布程序违法

1. 发布主体不适格
现实中存在医疗机构以内部科室的名义发布医疗广告，或者在成为具备法人主体资格的医疗机构之前，以医疗机构的名义发布医疗广告，非医疗机构发布医疗广告，可能会因非法行医而受到处罚。

2. 发布广告未经审查
医疗机构发布医疗广告未经所在地的省级卫生健康主管部门、中医药管理局进行审查，没有取得"医疗广告审查证明"。实践中也会出现医疗机构由于疏忽，"医疗广告审查证明"有效期满未重新审查而继续发布医疗广告，从而受到行政处罚的情形。此外，程序违法属于本身违法，广告内容真实、合法不能成为抗辩事由。

（二）发布内容违法

1. 发布虚假广告

根据《广告法》第 4 条之规定，虚假广告是指以虚假或者引人误解的内容欺骗、误导消费者的广告。实践中发布的虚假医疗广告主要有以下情形：（1）医疗机构的相关信息，医疗服务的内容、形式、价格等信息，以及有关的允诺等信息，与实际情况不符；（2）使用虚构、伪造或者无法验证的科研成果、统计资料、调查结果、文摘等为医疗机构或医疗服务作证明；（3）虚构接受医疗服务的效果；（4）医疗服务不存在。

2. 发布禁止性的内容

（1）医疗广告的内容涉及医疗技术、诊疗方法、疾病名称、药物；（2）在医疗广告中使用"国家级""最高级""最佳"等用语；（3）医疗广告声称保证治愈，宣传治愈率、有效率等诊疗效果；（4）发布的医疗广告利用患者、卫生技术人员、医学教育科研机构及人员以及其他社会社团、组织的名义、形象作证明；（5）使用解放军和武警部队名义发布医疗广告。

3. 以禁止的形式发布或变相发布医疗广告

（1）以新闻报道形式变相发布广告，没有在大众传播媒介中显著标明"广告"以与其他非广告信息相区别，使消费者产生误解；（2）以介绍健康、养生知识等形式变相发布医疗广告；（3）在中小学校、幼儿园内开展广告活动，利用中小学生和幼儿的教材、教辅材料、练习册、文具、教具、校服、校车等发布医疗广告。

4. 其他风险

（1）使用或者变相使用与国旗、国歌、国徽，军旗、军歌、军徽有关的内容；（2）发布涉及专利产品或者专利方法的医疗广告，没有标明专利号和专利种类，或者没有取得专利权，在广告中谎称取得专利权；（3）利用广告代言人作推荐、证明；（4）含有贬低其他医疗机构或医疗服务的内容。

三、合规依据

（1）《广告法》（2021 年修正）。

（2）《互联网广告管理暂行办法》（2023 年修订）。

（3）《医疗广告管理办法》（2006 年修订）。

（4）《医疗机构管理条例》（2022 年修订）。

（5）《反不正当竞争法》（2019 年修正）。

（6）《专利法》（2020 年修正）。

（7）《关于开展制定医院章程试点工作的指导意见》（2018 年）。

四、合规指引

（一）发布医疗广告的规范

1. 行政审查

广告审查按审查的主体划分可以被分为自律审查和行政审查，我国对医疗类广告实行行政审查制度。根据《广告法》第 46 条，发布医疗广告，应当在发布前由医疗机构所在地的省级卫生健康主管部门、中医药管理部门对广告内容进行审查，审查合格的，发给"医疗广告审查证明"；未经审查，不得发布。同时，市场监督管理部门与卫生健康主管部门、中医药管理部门共同对医疗广告进行监督管理。医疗机构在其法定控制地带（如医院的外墙），标示仅含有医疗机构名称的户外广告时，无须申请医疗广告审查和户外广告登记。"医疗广告审查证明"的有效期为 1 年，到期后仍需继续发布医疗广告的，应重新提出审查申请。此外，程序违法属于本身违法，广告内容真实、合法不能成为抗辩事由。

2. 分级管理

《广告法》对医疗类广告实行分级管理制度，对医疗类广告行为进行了严格的限制。（1）绝对禁止发布的医疗类广告。《广告法》第 15 条第 1 款规定："麻醉药品、医疗用毒性药品、放射性药品等特殊药品，药品类易制毒化学品，以及戒毒治疗的药品、医疗器械和治疗方法，不得作广告。"该条款所涉的药品、器械，使用得当可以造福患者，使用不当可能成为牟取非法利益的手段，甚至危及患者的生命、健康。（2）相对禁止发布的医疗类广告。根据处方药与非处方药的分类管理制度，于处方药必须凭执业医生开具的处方才可以购买或使用。《广告法》第 15 条第 2 款规定："前款规定以外的处方药，只能在国务院卫生行政部门和国务院药品监督管理部门共同指定的医学、药学专业刊物上作广告。"（3）普通医疗类广告。除绝对禁止发布的医疗类广告和相对禁止发布的医疗类广告之外的普通医疗类广告，经审查后可以公开发布。

3. 内容合法

《广告法》第 3 条、第 4 条确立了广告发布的真实合法原则、诚实信用原则。广告应当真实、合法，以健康的表现形式表达广告内容，符合社会主义精神文明建设的要求。广告不得含有虚假或者引人误解的内容，不得欺骗、误导消费者。广告主应当对广告内容的真实性负责。鉴于医疗领域对生命健康安全有重大影响的特殊性，《医疗广告管理办法》在《广告法》第 9 条规定了广告内容禁止的情形下，针对医疗广告作出了更细化的规定，即"八准""八不准"。"八准"即允许宣传的项目仅限于医疗机构的第一名称、医疗机构地址、所有制形式、医疗机构类别、诊疗科目、床位数、接诊时间和联系电话八项，超出八项内容以外的，无法获得审批。"八不准"是指依《医疗广告管理办法》第 7 条的规定，医疗广告的表现形式不得含有以下情形：（1）涉及医疗技术、诊疗方法、疾病名称、药物的；（2）保证治愈或者隐含保证治愈的；（3）宣传治愈率、有效率等诊疗效果的；（4）淫秽、迷信、荒诞的；（5）贬低他人的；（6）利用患者、卫生技术人员、医学教育科研机构及人员以及其他社会社团、组织的名义、形象作证明的；（7）使用解放军和武警部队名义的；（8）法律、行政法规规定禁止的其他情形。此外，还明确规定禁止利用新闻形式、医疗资讯服务类专题节/栏目发布或变相发布医疗广告。

4. 责任承担

《广告法》第五章和《医疗广告管理办法》第 20 条至第 22 条规定了上述情形下应当承担的责任。违反《广告法》有关规定的，由市场监督管理部门记入信用档案，并予以公示。违反《医疗广告管理办法》有关规定，情节较轻的，由县级以上地方卫生健康主管部门、中医药管理部门责令其限期改正，给予警告；情节严重的，核发"医疗机构执业许可证"的卫生健康主管部门、中医药管理部门可以责令其停业整顿、吊销有关诊疗科目，直至吊销"医疗机构执业许可证"。市场监督管理部门对违反规定的广告发布者依据《广告法》《反不正当竞争法》予以处罚，情节严重，造成严重后果的，可以并处 1 至 6 个月暂停发布医疗广告，直至取消广告经营者、广告发布者的医疗广告经营和发布资格的处罚。除了警告、罚款、停业整顿、吊销营业执照等处罚，被吊销营业执照的公司、企业的法定代表人，对违法行为负有个人责任，自该公司、企业被吊销营业执照之日起 3 年内不能担任公司、企业的董事、监事、高级管理人员。

（二）医院依法制定章程和规章制度

医院章程被誉为医院的宪法，是现代医院管理治理的开端。严格遵守医院依法制定的章程和规章制度是医院合规管理的重要一环。2018 年国家卫生健康委、国家中医药管理局出台《关于开展制定医院章程试点工作的指导意见》，指出："章程应当明确医院自主管理的议事规则和办事程序。"医疗广告的制作、管理、发布、监督等工作流程及规章制度可以被写进医院章程，交由医院运营或宣传部门具体负责，保障本院发布的医疗广告遵循客观、准确、实事求是的原则，不违反党政方针，把握正确的舆论导向，符合医院的改革和发展大局。

（三）重视行业准则

广告行业的自律准则是在广告行业内自发建立的一种自我约束的道德伦理规范。行业自律既能起到对法律法规的补充作用，又反映了广告行业严格要求自己、自觉遵守法律的意愿，对推动广告事业的发展有着积极的作用。医院合规发布医疗广告同样要遵守广告行业的自律准则。《中国广告行业自律规则》规定了广告制作、发布时应遵守的一般原则和限制性要求，禁止虚假和误导性广告，提出广告应当尊重他人的知识产权，尊重妇女和有利于儿童身心健康，尊重良好道德传统。在广告行为方面，禁止以商业贿赂、诋毁他人声誉和其他不正当手段达成交易，禁止以不正当的广告投放为手段干扰媒体节目、栏目等的内容安排。

广告的内容除应符合前述法律法规规定的要求外，还应符合社会主义物质文明和精神文明的要求，符合社会主义核心价值观；保证真实、客观地传播有关商品或服务的信息；不得含有歧视性、侮辱性的言语、图片等。在形式上应能够使受众辨明其为广告，大众传播媒体不得以新闻报道形式发布广告，通过大众传播媒介发布的广告应当有广告标记，以与其他非广告信息相区别，不得使消费者产生误解。

（四）注意伦理道德

医疗行业的迅猛发展使医疗广告中的伦理道德问题逐渐凸显，诸如"牛皮癣"小广告、夸大宣传的医疗广告、涉嫌利用名人欺诈的医疗广告、打色情擦边球的医疗广告等，不仅与医疗机构救死扶伤、保障健康的宗旨不符，而且给患者选择合适的医疗服务带来困扰，给医疗市场氛围及社会风气造成不良影响。因此，在医疗广告合规宣传中，遵守社会伦理道德规范也是题中应有之义。

在打擦边球方面，××肾宝"他好我也好"的宣传词可谓是一个典型例子。这句略显暧昧的广告语让××肾宝迅速走红，也让很多人记住了这样的广告和产品，可谓起到了很好的营销效果，××肾宝也因此逐渐占据更多市场份额。此后，××肾宝变本加厉，在低俗营销上大做文章，虽然其广告语没有明显的夸大宣传、淫秽、色情内容，但其"玩暧昧"、物化女性、打擦边球的行为明显有违公序良俗和社会良好风尚。

监督管理部门应当严厉打击这些低俗营销的行为，让无视公序良俗和法律法规的商家付出相应的代价。广告主体应当心存敬畏，不能违法是底线，同时也不能违背伦理道德、公序良俗的要求。营造良好和谐的市场氛围和社会风气是每一个广告宣传者应当秉持的原则。

（五）医疗广告发布应注意的内容

合法合规的医疗广告能起到积极作用，指导患者求医问药，提高医院的知名度；违法违规的医疗广告可能会损害患者权益，对医疗机构的声誉产生消极影响，使其承担行政责任甚至刑事责任。医疗关系到人民群众的生命健康安全，医疗广告的内容更应当严谨审慎，其发布也更应合法合规。医疗机构应当以更高的行业及道德标准加强对医疗广告的合规管理，在树立良好的自身形象、提高知名度、方便患者就医的同时，自觉合法合规发布医疗广告，规避相应的法律风险。

1. 遵守事前审查程序

根据《医疗广告管理办法》第 5 条的规定，医疗广告的发布主体必须为医疗机构，非医疗机构、医疗机构的内部科室禁止发布医疗广告。发布者在发布医疗广告前，应审查自身是否为经登记取得"医疗机构执业许可证"、具备法人主体资格的医疗机构。医疗机构在发布医疗广告前，应按照《医疗广告管理办法》第 8 条的规定，申请医疗广告审查并取得"医疗广告审查证明"。医疗机构应向其所在地省级卫生健康主管部门申请，并提交"医疗广告审查申请表"、"医疗机构执业许可证"副本原件和复印件、医疗广告成品样件等材料。中医、中西医结合、民族医医疗机构发布医疗广告，需要向其所在地省级中医药管理部门提出审查申请。在取得"医疗广告审查证明"后，按照《户外广告登记管理规定》办理登记。"医疗广告审查证明"的有效期为 1 年，1 年期满后医疗机构仍需继续发布医疗广告的，应重新提出审查申请。医疗机构要进一步完善医疗广告的院内事前审查制度，落实好主体责任，不设计、制作、发布违法医疗广告。

2. 严格审查广告内容

首先，要审查医疗广告内容是否超出《医疗广告管理办法》第 6 条规定的八项，超出八项以外的内容都是不被允许的。其次，要审查是否涉及法律禁止的情形，包括《广告法》第 9 条针对一般广告的禁止性规定、第 16 条针对医疗广告的禁止性规定和《医疗广告管理办法》第 7 条针对医疗广告表现形式列举的禁止的八种情形。再次，要严格审核文案中对功效、安全性的断言或保证性用词，不含虚假、夸大、误导性的内容，确保医疗广告内容合法。最后，在发布前要审查广告内容与广告成品样件是否一致。医疗广告内容需要改动或者医疗机构的执业情况发生变化，与经审查的医疗广告成品样件内容不符的，应当重新提出审查申请。相关部门、责任人要依照法律法规、院内制度等合规规范以及更高的伦理道德标准，对医疗广告进行严格的内容审查，审查广告内容是否超出范围、是否涉及法律法规禁止的情形、是否与广告成品样件内容一致等。

3. 按照法定形式发布

医疗机构必须按照法律法规规定的形式发布医疗广告。医疗机构应审查发布形式是否符合法律法规的规定，以新闻报道、介绍健康或养生知识等形式变相发布医疗广告，都是违法的。有关医疗机构的人物专访、专题报道等宣传内容中，可以出现医疗机构名称，但不能出现有关医疗机构的地址、联系方式等医疗广告内容；不能在同一媒介的同一时间段或者版面发布医疗机构的广告。发布医疗广告时应当在大众传播媒介中显著标明"广告"，以与其他非广告信息相区别，避免消费者的误解。发布医疗广告还应当标注医疗机构第一名称和"医疗广告审查证明"文号。此外，也不能在中小学校、幼儿园内开展广告活动，不能利用中小学生和幼儿的教材、文具、教辅资料、校车等发布医疗广告。

4. 注意和医疗服务信息的区别

医疗服务信息与医疗广告都是医疗宣传的一种形式，但二者内涵不同。医疗服务信息是指直接反映医疗技术、服务水平、特征变化等情况的各种消息、报道、资料，以及科普教育的信息。其特点是多变性、实用性、及时性，更多的时候以新闻或科普的形式出现。也有许多医疗机构与视频博主、微博大V等合作，在微博、"小红书"、B站、抖音等平台，通过日常分享医疗服务消费体验穿插介绍医疗机构及相关服务等"软文"形式推广自身的医疗服务，但在实践中有被处罚的案例，因此"软文"形式的宣传应当被认定为医疗广告，医疗机构应对其进行严格的管理。除此之外，如果医务人员在自己的朋友圈发布所在医疗机构或服务项目的宣传，而实际上该"个人账号"由公司运营管理，发布内容也指向公司的经营活动，则很有可能被监管部门认定为发布医疗广告的行为。

5. 关注监管动向

医疗机构的管理者应全面学习、熟悉和理解《广告法》《医疗广告管理办法》等相关法律法规。各医疗机构应定期开展广告合规培训，通过聘请专业律师，以讲座、案例、测试等方式，使相关人员了解并遵守广告法律法规，增强合规意识。密切关注监管动向，及时根据监管部门重点打击的各类违法医疗广告的情形，自查自省，调整合规政策，避免触碰法律的红线。

（郑雪倩　李芳菲）

第三节　医院信息公开合规管理

一、导　言

在习近平新时代中国特色社会主义思想的指导下，为推进国家治理体系和治理能力现代化，搭起政府与人民群众沟通联系的桥梁纽带，提高群众知晓率、参与率，增强群众满足感，需要不断深化各单位各领域的信息公开工作。2020 年 12 月国务院办公厅出台《公共企事业单位信息公开规定制定办法》，部署加强公共企事业单位信息公开制度建设，深入推进公共企事业单位信息公开，要求制定或者修订教育、卫生健康、供水、供电、供气、供热、环境保护、公共交通等领域的公共企事业单位信息公开规定。医疗卫生机构作为卫生健康领域中的主体，具有社会公益性的特点和为大众提供医疗服务的职责，其提供的医疗卫生服务信息与大众的切身利益密切相关。

我国多部法律法规或其他规范性文件涉及了医疗卫生领域信息公开的相关内容。2021年 12 月 29 日，为贯彻落实《政府信息公开条例》和《公共企事业单位信息公开规定制定办法》，建立健全医疗卫生机构信息公开制度，国家卫生健康委、国家中医药管理局和国家疾病预防控制局组织制定了《医疗卫生机构信息公开管理办法》，专门对此作出了清晰明确的规制。

二、合规风险提示

实践中各级各类医疗卫生机构基本上都在开展医疗卫生服务信息公开工作，只不过在信息公开的具体细节方面，不同医疗卫生机构之间存在一些差异，比如：部分医疗卫生机构的信息公开工作尚未建立统一的组织架构，未设立专门的部门进行管理；对于服务对象没能获得所需医疗服务信息，缺乏明确、统一的救济途径；等等。还有部分医疗卫生机构在信息公开工作中存在如下不合规甚至违法的行为：

（一）医疗卫生机构未建立医疗信息公开制度

部分医疗卫生机构尚未建立系统的医疗信息公开制度，信息公开的组织架构不够完善。医疗卫生机构缺乏专门的管理医疗服务信息公开的部门，大部分医疗卫生机构并无专门部门统一管理信息公开工作。广大人民群众无法获得医疗服务信息时，也没有相应的救济、反馈途径。

（二）医疗卫生机构应当主动公开的信息没有公开

医疗卫生机构在提供医疗服务时，积极、主动、及时、准确地公开医疗服务信息十分重要。但实际上，某些医疗卫生机构及其相关工作人员对医疗卫生服务信息公开工作的认识，尚未上升到加强医疗服务质量规范化管理、便民服务、和谐医患关系的高度，应当主动公开的内容没有主动公开或者公开的并非全面准确的信息。

《医疗卫生机构信息公开管理办法》第6条规定，医疗卫生机构应当根据本机构特点和自身实际服务情况，主动公开医保、价格、收费等服务信息、招标采购信息、咨询及投诉方式等内容。

案例：某县财政局根据该县纪委批件要求对县人民医院发出责令整改通知。经查，该医院与多家融资租赁公司签订融资租赁合同，合同总额约为1.6亿元。县财政局认为县人民医院属于事业单位，该项目资金属于财政性资金，采购金额达到公开招标金额，涉嫌未经政府采购程序自行组织采购，违反了《政府采购法》第28条（"采购人不得将应当以公开招标方式采购的货物或者服务化整为零或者以其他任何方式规避公开招标采购"），并依据《政府采购法》第71条（"采购人、采购代理机构有下列情形之一的，责令限期改正，给予警告，可以并处罚款，对直接负责的主管人员和其他直接责任人员，由其行政主管部门或者有关机关给予处分，并予通报：一、应当采用公开招标方式而擅自采用其他方式采购的……"），责令该医院严格按照政府采购相关规定及时改正、完善管理制度，确保以后不再发生类似问题，并在整改结束后，将有关整改情况报县财政局，县财政局对其整改情况进行回访检查。

（三）信息公开泄露隐私或个人信息

《民法典》《医师法》《基本医疗卫生与健康促进法》《政府信息公开条例》等法律法规明确规定了个人隐私受法律保护，医疗卫生机构有义务保护患者隐私，尊重患者人格尊严，不得公开相关信息。

《个人信息保护法》规定，"自然人的个人信息受法律保护，任何组织、个人不得侵害自然人的个人信息权益"，"任何组织、个人不得非法收集、使用、加工、传输他人个人信息，不得非法买卖、提供或者公开他人个人信息；不得从事危害国家安全、公共利益的个人信息处理活动"。医疗卫生机构在提供医疗卫生服务的过程中，必然会获取到患者的个人信息，对此信息应当注意保密，不能盲目向社会公开。因此，医疗卫生机构应当注意保护患者的隐私和个人信息，避免因泄露患者隐私或个人信息而引起不必要的医患纠纷。

（四）以信息公开名义变相违法发布医疗广告或进行夸大、虚假宣传

医疗服务信息公开是一种方便大众就医、增强患者就诊体验的公益性活动；而医疗广告是医疗机构利用各种媒介或者形式直接或间接介绍医疗机构或医疗服务的广告。医疗机构一定要明确二者的区别，不得打着医疗服务信息公开的旗号违法变相发布医疗广告。例如，一些美容、牙科等医疗机构通过其网站、微信公众号发布医疗服务信息时，使用患者术前、术后的对比照片，或者以患者名义讲述医疗效果等内容，涉嫌违反《广告法》第 16 条第 4 项的规定（医疗、药品、医疗器械广告不得利用广告代言人作推荐、证明）。

（五）信息公开泄露国家秘密、商业秘密

医疗卫生机构具有社会公益性，提供的服务更多关系到公民及社会公共利益，其中可能有涉及国家秘密的信息。《保守国家秘密法》第 3 条规定："国家秘密受法律保护。一切国家机关、武装力量、政党、社会团体、企业事业单位和公民都有保守国家秘密的义务。任何危害国家秘密安全的行为，都必须受到法律追究。"因此，对于涉及国家秘密的信息，应当依照法律规定，不予公开，否则，可能触犯《刑法》第 398 条规定的故意泄露国家秘密罪、过失泄露国家秘密罪。

商业秘密属于企业的财产权利，关乎企业的市场竞争力，对企业的发展至关重要，甚至直接影响到企业的生存。《反不正当竞争法》第 21 条规定了侵犯商业秘密的法律责任：经营者以及其他自然人、法人和非法人组织违反本法第 9 条规定侵犯商业秘密的，由监督检查部门责令停止违法行为，没收违法所得，处 10 万元以上 100 万元以下的罚款；情节严重的，处 50 万元以上 500 万元以下的罚款。因此，一方面，对于在提供公共卫生服务的过程中获得的其他企业的商业秘密，医疗卫生机构应当保密，不得公开；另一方面，医疗卫生机构作为市场经济主体的一部分，对涉及自身商业秘密的内容应当不予公开，以保护医疗卫生机构自身商业信息安全，维护市场的良性竞争秩序。

（六）信息公开的渠道单一

多元的、信息化的医疗服务信息公开渠道可以方便大众查询、就诊。如果医疗卫生机构医疗服务信息公开的手段比较单一，或者公开栏目设置不合理，所有公开的内容堆叠在一起，就会使医疗卫生机构的信息公开工作流于形式，不能真正做到有效、便民，例如：有的医疗卫生机构信息公开主要采取海报和电子大屏等方式单纯罗列，密密麻麻，令人眼花缭乱；还有些二级医院甚至连官方网站都没建立，或者建立的网站、移动客户端等中就诊流程设置不清晰，并不能很好地起到引导就诊的作用或提供其他相关服务，反而给患者带来不必要的麻烦。

（七）信息公开内容不符合规定或更新不及时

目前，关于医疗卫生机构信息公开清单目录的更新时间、反馈机制、具体审查流程等规定尚不明确。

案例：某医院宣传科在检测各科室（部门）网站时发现各科室（部门）网页存在的主要问题是：（1）科室主任和医护人员有变动的没有及时更新；（2）部分医生介绍内容没有上传或上传不完整；（3）开展的临床检查及治疗项目、教学科研情况等没有上传；（4）部分科室网页的子栏目都是空的。随后，该院宣传科发出通知，请各科室主任督促本科室的网站信息员及时更新和完善网站相关信息，并使之成为常态化工作，更好地宣传医院的新技术、新项目、医疗服务及学科队伍建设等。

三、合规依据

（1）《医疗卫生机构信息公开管理办法》（2021年）；

（2）《保守国家秘密法》（2010年修订）；

（3）《反不正当竞争法》（2019年修正）；

（4）《民法典》（2020年）；

（5）《个人信息保护法》（2021年）；

（6）《治安管理处罚法》（2012年修正）；

（7）《刑法》（2020年修正）；

（8）《广告法》（2021年修正）；

（9）《医疗广告管理办法》（2006年修订）。

四、合规指引

（一）建立健全信息公开制度

根据《医疗卫生机构信息公开管理办法》的规定，医疗卫生机构应当建立健全信息公开工作制度，对本机构公开信息的范围形式、审核发布、管理维护、咨询回应等工作作出规定。

（1）明确管理部门或专门人员负责本机构的信息公开工作。医疗卫生机构应指定专门部门或专门人员负责信息公开受理和答复，医疗卫生机构信息公开工作具有较强的专业性、敏感性，必须实施规范化管理，因此，应当由专门人员负责，满足大众的差异化信息需求，解决主动公开的信息不全面等问题。

（2）明确信息公开工作流程。医疗服务信息的收集、制作、审核、发布、更新等需要按照既定的流程，在主管部门的管理下，各科室各职能部门协作配合开展信息公开工作，比如信息公开管理部门制定本机构需要对外公开的医疗服务信息公开清单，下发给各科室收集所需信息，科室再反馈给信息公开管理部门，由该部门负责制作、审核、发布。

（3）建立信息公开的内容审查与更新机制。医疗卫生机构信息公开管理部门负责审查信息公开的内容是否符合法律法规规定。对于《医疗卫生机构信息公开管理办法》规定的应当主动公开的内容，医疗卫生机构应及时主动地公开；对于医疗服务信息发生变化的，相关部门应及时按照规定进行更新，保证公开信息的准确性和有效性。

（4）建立信息公开负责人制度。明确医疗卫生机构的领导或责任人负责监督管理本机构内的信息公开工作，明确内部分工，建立工作机制，接受社会公众的监督，发生争议时，应做好解释沟通工作，保障信息公开工作在法治轨道上健康开展。

（5）建立信息公开定期培训制度。信息公开工作专业性、系统性较强，信息的采集、制作、更新、公开需要专业知识和标准规范的支撑，故定期地对开展信息公开工作的相关工作人员进行培训十分必要。《政府信息公开条例》第 48 条规定："政府信息公开工作主管部门应当对行政机关的政府信息公开工作人员定期进行培训。"《医疗卫生机构信息公开管理办法》规定了信息公开定期培训制度，有助于提高信息公开工作的科学性、准确性、及时性和安全性，规范诊疗服务行为，优化信息公开流程，提高服务质量。

（二）建立信息公开内容审查、更新机制

《医疗卫生机构信息公开管理办法》规定了不得公开的信息，如涉及国家秘密、商业

秘密、个人隐私的信息等，医疗卫生机构信息公开管理部门应当依照《保守国家秘密法》和其他法律法规中的保密规定对拟公开的信息进行保密审查，严格遵守法律规定，对此类信息不得公开。另外，信息公开管理部门还应注意审查公开的信息应是医疗服务信息而不是违反法律规定的其他信息，如医疗广告等。

在审查程序上，医疗卫生机构信息公开管理部门牵头组织，根据《医疗卫生机构信息公开管理办法》的规定将应当主动公开的内容制作成清单目录下发给各科室，各科室负责人依据清单目录收集、整理相应信息反馈至信息公开管理部门，再由该部门对拟公开的信息进行保密性、合规性等方面的审查：对于符合法律规定的，面向大众公开；对于不符合规定的，不予公开。信息公开管理部门负责承办全院信息公开事宜，并对公开的信息向公众做好必要的解释工作，若发现已公开的信息可能扰乱社会、医疗卫生机构管理秩序，虚假或者不完整，则应及时撤回或发布准确的信息予以澄清。

医疗卫生机构应建立信息公开的更新机制。各职能科室的人员、工作服务流程等信息出现变动的，应及时将最新的信息反馈至信息公开管理部门，由管理部门更新医疗服务信息，方便大众就诊咨询；或者信息公开管理部门在信息公开工作监督过程、受理大众咨询过程中，发现信息更新不及时现象的，立刻联系相关科室核实并更正相应信息，及时纠正信息公开工作中的不足。

（三）信息公开应采取方便大众知晓的途径

在科技高速发展的信息时代，传播信息的载体越来越多样化，医疗卫生机构开展信息公开工作可以同时发挥传统媒体与新媒体的作用，线上与线下相结合，灵活运用各种信息公开媒介进行公开，方便社会大众获取需要的医疗卫生服务信息，增强/提升社会大众在接受诊疗服务时的获得感与满意度。因此，医疗卫生机构应根据《医疗卫生机构信息公开管理办法》第13条的规定，结合本地区、本行业、本单位的特点，本着因地制宜、灵活多样、便民利民的原则，选择适用或创新适用具体的信息公开途径，如医疗卫生机构的办公和服务场所的公开栏、公告牌、电子显示屏、触摸屏，互联网交流平台，公众号，移动客户终端，服务手册，便民卡片等。

（四）设立公众无法获得信息时的救济机制

为确保社会大众能够依法获取医疗卫生服务信息，保障医疗卫生服务信息公开工作依法依规开展，医疗卫生机构应自觉设立公众无法获取医疗服务信息的救济途径。

医疗卫生机构信息公开与政府信息公开不同。政府信息公开是政府行政机关的行政行为，法律为保障行政机关依法行政制定了针对行政管理权的严格的监督、救济制度。《政府信息公开条例》第 51 条规定，公民、法人或者其他组织认为行政机关在政府信息公开工作中侵犯其合法权益的，可以向上一级行政机关或者政府信息公开工作主管部门投诉、举报，也可以依法申请行政复议或者提起行政诉讼。因此，为防止和纠正行政机关违法的或者不当的具体行政行为，保护公民、法人和其他组织的合法权益，保障和监督行政机关依法行使职权，法律设定了行政复议、行政诉讼的救济途径。

对比《政府信息公开条例》的规定，医疗卫生机构作为提供医疗卫生服务的主体，属于公共企事业单位，不属于行政机关，不适用行政管理模式，其信息公开内容也不属于政府信息，没有国家强制性规定，不适宜用行政复议、行政诉讼的救济方式来解决社会大众无法获取所需医疗卫生服务信息的问题。因此《医疗卫生机构信息公开管理办法》规定了公民、法人和其他社会组织可以向医疗卫生机构的信息公开管理部门申诉，经管理部门调查，医疗卫生机构确实存在申诉人反映的不规范行为的，医疗卫生机构应当及时主动纠正、整改。

鉴于《医疗卫生机构信息公开管理办法》规定了较为柔性的监督救济方式，医疗服务信息也不像政府信息那样庞大复杂，医疗卫生机构应当自觉主动接受社会公众的监督，设立救济渠道，发生争议时，做好解释沟通工作。比如，采取现场咨询、网站交流平台、热线电话、移动客户端等方便大众反映问题的途径，优化咨询服务，加强沟通协商，对公众在本单位无法获得所需医疗服务信息等问题作出及时、有效的答复，满足社会公众的信息需求。

（郑雪倩　李芳菲）

第四节　医院自媒体合规管理

一、导　言

2019 年，国家卫生健康委公布了《健康中国行动（2019—2030 年）》，鼓励引导广大医务人员践行"大卫生、大健康"理念，做好健康促进与教育工作；建立医疗机构和医务人员开展健康教育和健康促进的绩效考核机制；医务人员掌握与岗位相适应的健康科普知识，并在诊疗过程中主动提供健康指导。

医疗机构作为医学科学的实践单位，肩负着开展健康科普工作的重任。当前媒介环境正经历着前所未有的变革，随着自媒体时代的到来，健康传播日益成为备受重视的领域。如何规范医疗机构自媒体健康有序发展，医疗机构如何对医疗机构科室、医护人员自媒体账号进行管理，医疗机构如何对医疗机构科室、医护人员自媒体账户发布涉密信息进行管理等，成为医疗机构自媒体合规管理的主要问题。

二、合规风险提示

(一) 医疗机构宣传违规问题

部分医疗机构为了宣传医疗机构的影响力，但因对医疗机构发布广告的法律法规不熟悉，未申请医疗广告审查就在医疗机构自媒体平台发布宣传广告，还出现了"最""唯一""权威"等用语。

《广告法》第 16 条规定，医疗、药品、医疗器械广告不得含有下列内容：(1) 表示功效、安全性的断言或者保证；(2) 说明治愈率或者有效率；(3) 与其他药品、医疗器械的功效和安全性或者其他医疗机构比较；(4) 利用广告代言人作推荐、证明；(5) 法律、行政法规规定禁止的其他内容。

根据《广告法》第 17 条，除医疗、药品、医疗器械广告外，禁止其他任何广告涉及疾病治疗功能，并不得使用医疗用语或者易使推销的商品与药品、医疗器械相混淆的用语。根据《广告法》第 46 条，发布医疗、药品、医疗器械、农药、兽药和保健食品广告，以及法律、行政法规规定应当进行审查的其他广告，应当在发布前由有关部门对广告内容进行审查；未经审查，不得发布。根据《医疗广告管理办法》第 3 条，医疗机构发布医疗广告，应当在发布前申请医疗广告审查。未取得"医疗广告审查证明"，不得发布医疗广告。根据《医疗广告管理办法》第 6 条，医疗广告的内容仅限于以下项目：(1) 医疗机构第一名称；(2) 医疗机构地址；(3) 所有制形式；(4) 医疗机构类别；(5) 诊疗科目；(6) 床位数；(7) 接诊时间；(8) 联系电话。(1) 至 (6) 项发布的内容必须与卫生健康主管部门、中医药管理部门核发的"医疗机构执业许可证"或其副本载明的内容一致。

根据《医疗广告管理办法》第 20 条，医疗机构违反该办法规定发布医疗广告，县级以上地方卫生健康主管部门、中医药管理部门应责令其限期改正，给予警告；情节严重的，核发"医疗机构执业许可证"的卫生健康主管部门、中医药管理部门可以责令其停业整顿、吊销有关诊疗科目，直至吊销"医疗机构执业许可证"。

2022 年 3 月 16 日深圳市市场监督管理局发布《深圳市市场监督管理局关于印发房地

产广告合规指引等四个合规指引的通知》，其中的《医疗广告合规指引》《药品、医疗器械、保健食品、特殊医学用途配方食品广告合规指引》，对其他城市的医疗机构推进广告合规的落实、健全医疗机构发布广告合规的机制有着指引作用。其他医疗机构在发布广告时一定要按照合规流程上报和通过审核后，再合规发布医疗广告信息。

（二）医疗机构自媒体"涉黄"及违法问题

随着医疗机构自媒体日益增多，网络还曝出一整容医疗机构为了宣传自己医疗机构的丰胸效果，加大了"直播尺度"。医疗机构使用相应的成功案例来展现专业性、消除患者的顾虑这无可厚非，但医疗机构使用成功案例应当针对特定的患者，如果医疗机构自媒体面向不特定的群众，就会使医疗机构涉及违法违规的问题。

根据《广告法》第 3 条，广告应当真实、合法，以健康的表现形式表达广告内容，符合社会主义精神文明建设和弘扬中华民族优秀传统文化的要求。依据《互联网直播服务管理规定》第 3 条，提供互联网直播服务，应当遵守法律法规，坚持正确导向，大力弘扬社会主义核心价值观，培育积极健康、向上向善的网络文化，维护良好网络生态，维护国家利益和公共利益，为广大网民，特别是青少年成长营造风清气正的网络空间。根据《刑法》第 364 条，传播淫秽的书刊、影片、音像、图片或者其他淫秽物品，情节严重的，处 2 年以下有期徒刑、拘役或者管制。

（三）侵犯患者隐私

患者入镜、诊室直播甚至直播"带货"等挑战职业伦理和法律边界的直播行为不时出现，一些医生直播逐渐偏离了最初的轨道。医务人员侵犯患者隐私的事件时有发生，医院自媒体平台的随时性、即时性也给医院对各个部门、科室以及员工的管理带来了极大的挑战。《民法典》第 1032 条明确规定，任何组织或者个人不得以刺探、侵扰、泄露、公开等方式侵害他人的隐私权。隐私是自然人的私人生活安宁和不愿为他人知晓的私密空间、私密活动、私密信息。《民法典》第 1033 条规定，除法律另有规定或者权利人明确同意外，任何组织或者个人不得实施下列行为：（1）以电话、短信、即时通信工具、电子邮件、传单等方式侵扰他人的私人生活安宁；（2）进入、拍摄、窥视他人的住宅、宾馆房间等私密空间；（3）拍摄、窥视、窃听、公开他人的私密活动；（4）拍摄、窥视他人身体的私密部位；（5）处理他人的私密信息；以其他方式侵害他人隐私权。2021 年 11 月 1 日起施行的《个人信息保护法》也明确规定了个人对其个人信息的处理享有知情权、决定权，有权限制或者拒绝他人对其个人信息进行处理；法律、行政法规另有规定的除外。

（四）医院、医务人员利用职务、身份违规直播"带货"

部分医生利用自己的特殊身份，推销或者以挂链接的形式销售药品、食品（含保健品）等。公众（粉丝、直播观众）因医务人员的特殊身份以及其所在新媒体平台的官方认证的背书，盲目信任其所代销的产品，导致购买后发现产品来源不明、质量无法保证、使用后出现不良后果等问题。

2022 年国家卫生健康委、公安部等九部门联合印发《2022 年纠正医药购销领域和医疗服务中不正之风工作要点》，其中明确提出严肃查处医疗机构工作人员利用职务、身份之便直播"带货"的行为。

《医师法》第 28 条规定，医师应当使用经依法批准或者备案的药品、消毒药剂、医疗器械，采用合法、合规、科学的诊疗方法。除按照规范用于诊断治疗外，不得使用麻醉药品、医疗用毒性药品、精神药品、放射性药品等。

根据《医师法》的相关规定，利用职务之便，索要、非法收受财物或者牟取其他不正当利益的，由县级以上人民政府卫生健康主管部门责令改正，给予警告，没收违法所得，并处 1 万元以上 3 万元以下的罚款；情节严重的，责令暂停 6 个月以上 1 年以下执业活动直至吊销"医师执业证书"。

如医疗机构工作人员申请了相关身份认证或在平台上表明了自己医务人员身份，就不可以在平台内进行直播"带货"。但是医务人员在平台上做科普医疗知识时，推荐正规出版社出版的书籍这个问题是否属于违规直播"带货"行为，值得再进一步探讨。

三、合规依据

（1）《民法典》（2020 年）；

（2）《刑法》（2020 年修正）；

（3）《个人信息保护法》（2021 年修正）；

（4）《医师法》（2021 年）；

（5）《广告法》（2021 年修正）；

（6）《医疗机构管理条例》（2022 年修订）；

（7）《医疗广告管理办法》（2006 年修订）；

（8）《互联网直播服务管理规定》（2016 年）；

（9）《2022 年纠正医药购销领域和医疗服务中不正之风工作要点》（2022 年）；

（10）《健康中国行动（2019—2030 年）》。

四、合规指引

（一）宣传内容应当与党和国家法律、法规、政策保持一致

医院、医院科室、医护人员使用医院自媒体开展健康知识科普活动时应当严格遵守党和国家的相关法律、法规、政策，坚持正确的政治方向、舆论导向、价值取向，符合伦理规范。

（二）严格按照法律规定注册医院自媒体账户普及健康知识

注册医院自媒体账户的医院和医护人员，应当根据《医师法》《健康中国行动（2019—2030 年）》的相关规定，在医院自媒体平台上做健康知识科普，帮助老百姓了解更多医疗健康知识，树立正确的医学观念。严禁在医院自媒体平台利用职务、身份之便直播"带货"。

（三）依照法律规定开展医院自媒体宣传

我国对医疗机构进行医疗广告宣传限制了发布内容并制定了相应审批流程，医疗机构发布医疗广告，应当向其所在地省级卫生健康主管部门申请，并提交以下材料：（1）"医疗广告审查申请表"；（2）"医疗机构执业许可证"副本原件和复印件，复印件应当加盖核发其"医疗机构执业许可证"的卫生健康主管部门公章；（3）医疗广告成品样件。电视、广播广告可以先提交镜头脚本和广播文稿。中医、中西医结合、民族医医疗机构发布医疗广告，应当向其所在地省级中医药管理部门申请。

医疗机构发布户外医疗广告，应在取得"医疗广告审查证明"后，按照《户外广告登记管理规定》办理登记。如医疗机构在其法定控制地带标示仅含有医疗机构名称的户外广告，则无须申请医疗广告审查和户外广告登记。

根据《广告法》的相关规定，相关规定以外的处方药，只能在国务院卫生健康主管部门和国务院药品监督管理部门共同指定的医学、药学专业刊物上作广告。法律、行政法规规定应当进行审查的其他广告，应当在发布前由有关部门对广告内容进行审查；未经审查，不得发布。

我国对医疗机构宣传有着严格的限制规定，医疗机构开展广告宣传应当严格遵守《医疗广告管理办法》《广告法》《医疗机构管理条例》等法律法规的规定。

（四）在医院自媒体平台注意保护患者的信息安全

医院、医护人员在医院自媒体平台科普健康知识时，为了更加生动地科普医疗知识、让老百姓更好理解，往往以就医的患者为案例。这其实就已经涉嫌侵犯患者隐私权。医护人员确需以患者为案例讲解时，应当依照《民法典》《个人信息保护法》《医师法》相关的法律规定，先征得医院相关部门的准许，再向患者及其亲属进行明确的告知并获得患者及其亲属的同意，最好以书面形式体现。《个人信息保护法》也明确规定了处理个人信息应当具有明确、合理的目的，并应当与处理目的直接相关，采取对个人权益影响最小的方式。收集个人信息，应当限于实现处理目的的最小范围，不得过度收集个人信息；还需要向患者告知并取得患者同意。个人信息处理者应当对其个人信息处理活动负责，并采取必要措施保障所处理的个人信息的安全。

（五）医院应当注重医院自媒体管理制度建设

医院应当按照相关法律法规制定医院自媒体相关的管理制度，切实找准自身定位，以对患者及公众进行健康教育和健康指导为出发点，坚持思想建设和制度建设紧密结合，着力健全医院自媒体合规管理机制，推动医院自媒体制度化、规范化，让医院各科室自媒体和医务人员自媒体得到规范和加强。

（六）医院应当设立医院自媒体的监督机制

医院自媒体监督由外部监督和内部监督两部分构成：

（1）外部监督。医院自媒体应当接受相关行政部门的日常监督。医院自媒体按照相关法律法规，依法开展运营。

（2）内部监督。医院应当采用"谁主管，谁负责"的原则，科室下属医务人员的医院自媒体应当由各科室进行监督和负责，各科室医院自媒体由医院的宣传部门进行监督和负责。各级医院自媒体责任人要根据部门情况健全医院自媒体的管理机制和监督机制，全面完善医院自媒体的审批制度、备案制度、监督制度，用严明的制度推动医院自媒体合规建设。

（七）医院应当开展科室医院自媒体平台账户全面排查工作

医院应当对医院各级科室医院自媒体平台账号，包括以个人名义开通且用于科室宣传使用的账号，以个人名义开通用于科普宣传的账号，以及已开通的医院自媒体账号，进行登记备案。

（八）医院应当对各部门、科室加强员工自媒体管理

医院各部门、科室不得在科室医院自媒体账号发布未经医院自媒体账号公开发布的有关医院就医、管理政策等的相关内容，不得随意转载微信朋友圈的内容，不得随意转发微信工作群的工作信息。各部门、科室要加强员工个人自媒体管理，严禁其在朋友圈等个人自媒体上发布或转发未经医院官方渠道发布的医院就医、管理政策等的相关内容。

（潘　勇）

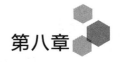

第八章

医疗保险合规管理

概　述

《宪法》规定，公民在年老、罹患疾病或者丧失劳动能力的情况下，有从国家和社会获得物质帮助的权利。因此国家坚持以人民为中心，实现发展成果共享，促进社会和谐稳定，发展社会保险、社会救济和医疗卫生事业，实现人人病有所医，建立了包括基本医疗保险、大病保险、医疗救助在内的社会保障制度，出台了《社会保险法》《中共中央国务院关于深化医疗保障制度改革的意见》《关于健全重特大疾病医疗保险和救助制度的意见》等法律、法规、规章。医疗保障基金使用坚持以人民健康为中心，遵循合法、安全、公开、便民的原则，坚持保障水平与经济社会发展水平相适应，建立了覆盖城乡的基本医疗保障网，坚持尽力而为、量力而行，实事求是确定待遇标准，既确保制度可持续，又避免过度保障。积极推进慈善救助、商业健康保险等，与基本医疗保险形成综合保障合力。

医疗保障基金是人民群众的"看病钱""救命钱"，其使用安全涉及广大群众的切身利益，关系医疗保障制度健康持续发展。党中央、国务院高度重视医疗保障基金使用监督管理工作，为此于2018年成立了国家医疗保障局，以加大对欺诈骗保行为的查处力度。为了加强医疗保障基金使用监督管理，保障基金安全，促进基金有效使用，维护公民医疗保障合法权益，国务院制定并颁布了《医疗保障基金使用监督管理条例》。为了有力保障医疗保障基金的安全，全国人民代表大会常务委员会对《刑法》第266条进行了解释，将骗取医疗保障基金的行为定性为诈骗公私财物的行为，从而纳入诈骗罪的调整范围。

第一节　合规风险提示

为了保障人民群众的健康权益，筑牢医疗保障基金安全防线，提高医疗保障基金使用效率，国家对医疗保障基金使用监督管理实行政府监管、社会监督、行业自律和个人守信相结合的方式，鼓励和支持社会各方面参与对医疗保障基金使用的监督。审计部门对医疗保障基金进行审计，医疗保障行政部门对医疗保障基金实行常态化、规范化监管。大量的欺诈骗保行为被查处，形成了打击欺诈骗保的高压态势。医疗机构作为医疗保障基金使用的主体，责任大，风险凸显。

一、未建立医疗保障基金使用内部管理制度导致违规操作

医疗机构未建立医疗保障基金使用内部管理制度，没有专门机构或者人员负责医疗保障基金使用管理工作。因此在医疗保障基金管理上不规范，如未按照规定保管财务账目、会计凭证、处方、病历、治疗检查记录、费用明细、药品和医用耗材出入库记录等资料，未按照规定通过医疗保障信息系统传送医疗保障基金使用有关数据，未按照规定向医疗保障行政部门报告医疗保障基金使用监督管理所需信息，未按照规定向社会公开医药费用、费用结构信息，拒绝医疗保障行政部门等的监督检查或者提供虚假情况等。对于这些情形，医疗保障行政部门可以约谈医疗机构负责人，责令改正；拒不改正的，可处以 1 万元以上 5 万元以下的罚款。

二、拒绝为参保人员提供医疗服务

在医疗保障基金管理中，医疗保障经办机构通过集体谈判合理确定定点医疗机构的医疗保障基金预算金额和拨付时限，定点医疗机构要保障公众医疗卫生健康的需求，服从医疗保障行政部门的管理。一些医疗机构不注重管理，简单地把医疗保障基金指标分解到科室、诊疗组，并规定如果超标，则由科室、诊疗组承担责任。于是一些医疗机构、科室、诊疗组用完医疗保障基金后，便以医保支付政策为由拒收患者。如上海市晚期肿瘤患者秦某在生命中的最后两个月内辗转 5 家医院却难以住院。医院拒收参保人员的，由卫生健康主管部门责令限期改正；逾期不改的，给予警告，并处 3 万元以下罚款；对公立医疗机构负有责任的主管人员和其他直接责任人员，依法给予处分。

三、违反医保诊疗规定导致被处罚

医疗机构及其医务人员不注重对法律、法规、规章、诊疗规范的学习，在医疗实践中不规范的表现形式多种多样，如分解住院、挂床住院、过度诊疗、过度检查、分解处方、超量开药、重复开药或者提供其他不必要的医药服务，串换药品、医用耗材、诊疗项目和服务设施，为参保人员利用其享受医疗保障待遇的机会转卖药品，接受返还现金、实物或

者获得其他非法利益提供便利,将不属于医疗保障基金支付范围的医药费用纳入医疗保障基金结算等。对此,医疗机构及其医务人员需要承担相应的法律责任。医疗保障行政部门可责令医疗机构改正,并可以约谈医疗机构负责人;造成医疗保障基金损失的,责令退回,处造成损失金额 1 倍以上 2 倍以下的罚款;拒不改正或者造成严重后果的,责令定点医药机构暂停相关责任部门 6 个月以上 1 年以下涉及医疗保障基金使用的医药服务;违反其他法律、行政法规的,由有关主管部门依法处理。

案例:国家医疗保障局根据举报线索于 2022 年 3 月联合国家卫生健康委、国家市场监管总局,对某医学院附属医院进行飞行检查,发现该院在 2017 年 1 月至 2020 年 9 月期间存在串换、虚记骨科高值医用耗材问题,骗取医疗保障基金支付两千多万元。武汉市医保局根据《社会保险法》《医疗保障基金使用监督管理条例》作出了责令整改、暂停骨科 8 个月涉及医疗保障基金使用的医药服务、对该院自查并主动退回骗取医疗保障基金金额部分处两倍罚款、对检查发现的骗取金额部分处 5 倍罚款的处罚,并向公安、市场监管、药监、卫生健康、纪检监察等有关部门移送该案问题线索。[①]

四、故意骗取医疗保障基金

医疗机构存在在与医疗保障经办机构结算医疗保障基金时弄虚作假,骗取医疗保障基金的行为。这不是个别现象。如 2021 年,相关行政部门检查定点医药机构 70.8 万家,处理违法违规机构 41.4 万家,其中解除医保服务协议 4 181 家,行政处罚 7 088 家,移交司法机关 404 家。截至 2021 年年底,共追回医保资金 234.18 亿元。组织开展飞行检查 30 组次,实际检查 29 个省份的定点医疗机构 68 家、医保经办机构 30 家,查出涉嫌违法违规资金 5.58 亿元。[②] 故意骗取医疗保障基金的行为多样,如诱导、协助他人冒名或者虚假就医、购药,提供虚假证明材料,或者串通他人虚开费用单据,伪造、变造、隐匿、涂改、销毁医学文书、医学证明、会计凭证、电子信息等有关资料等。医疗机构及其医务人员对此需要承担法律责任。医疗保障行政部门可责令医疗机构退回骗取的医疗保障基金,并处骗取金额 2 倍以上 5 倍以下的罚款;责令定点医疗机构暂停 6 个月以上 1 年以下涉及医疗保障基金使用的医疗服务,直至由医疗保障经办机构解除服务协议。有执业资格的,

---

① 关于对华中科技大学同济医学院附属同济医院开展专项飞行检查的情况通报. [2022 - 04 - 20][2022 - 05 - 01]. http://www.nhsa.gov.cn/art/2022/4/20/art_14_8122.html.

② 2021 年医疗保障事业发展统计快报. (2022 - 03 - 04)[2022 - 05 - 01]. http://www.nhsa.gov.cn/art/2022/3/4/art_7_7927.html.

由卫生健康主管部门依法吊销执业资格。对于医师严重违反医师职业道德，造成恶劣社会影响的，由省级以上人民政府卫生健康主管部门吊销"医师执业证书"或者责令停止非法执业活动，5 年直至终身禁止从事医疗卫生服务。诈骗医疗保障基金，数额较大的，以诈骗罪论处，处 3 年以下有期徒刑、拘役或者管制，并处或者单处罚金；数额巨大或者有其他严重情节的，处 3 年以上 10 年以下有期徒刑，并处罚金；数额特别巨大或者有其他特别严重情节的，处 10 年以上有期徒刑或者无期徒刑，并处罚金或者没收财产。

案例：2018 年 7 月，湖南省湘西州××县医疗保障局稽核发现××医院涉嫌骗保，××县医保局第一时间暂停与该院签订的医保定点协议，并向××县纪委监委移交涉嫌骗保线索，与县纪委监委、县公安局组建专案组开展联合调查，并通过第三方审计全面开展调查取证工作。2021 年 9 月，湘西州中级人民法院作出终审判决，判定××医院自 2016 年 7 月至 2018 年 7 月，以挂空床、延长住院天数、虚假用药等手段，骗取医疗保障基金 569 万元，以诈骗罪判处医院原法人代表吴甲有期徒刑 15 年，追缴违法所得，没收个人财产 100 万元；对其他涉案人员吴乙、田某某等医师、护士、财务等共 11 人，均以诈骗罪分别予以刑事处罚。①

第二节　合规依据

（1）《基本医疗卫生与健康促进法》（2019 年）；

（2）《社会保险法》（2018 年修正）；

（3）《医师法》（2021 年）；

（4）《刑法》（2020 年修正）；

（5）《医疗保障基金使用监督管理条例》（2021 年）；

（6）《规范医疗保障基金使用监督管理行政处罚裁量权办法》（2021 年）；

（7）《医疗机构医疗保障定点管理暂行办法》（2020 年）；

（8）《医疗质量管理办法》（2016 年）；

（9）《医疗质量安全核心制度要点》（2019 年）；

（10）《医疗机构检查检验结果互认管理办法》（2022 年）；

---

① 国家医保局曝光台 2021 年第六期曝光典型案件（9 例）.（2021 - 12 - 14）［2022 - 01 - 03］. www.nhsa.gov.cn/art/2021/12/14/art_74_7476.html.

（11）《全国人民代表大会常务委员会关于〈中华人民共和国刑法〉第二百六十六条的解释》（2014 年）。

第三节　合规指引

一、建立制度保障和尊重参保人员的医疗权利

公民在罹患疾病时有从国家获得救助的权利，国家通过基本医疗保险制度、医疗质量管理制度来保障公民医疗权利的实现。各级各类医疗卫生机构分工合作，为公民提供预防、保健、治疗、护理、康复、安宁疗护等全方位全周期的医疗卫生服务。医疗机构要认真落实首诊负责制度，首诊医师、首诊科室、首诊医疗机构在患者首次就诊过程结束前或在由其他医师、其他科室、其他医疗机构接诊前，负责该患者全程诊疗管理。因此医疗机构要满足参保人员的医疗需求，不能因医疗保障基金不足或用完而拒收参保人员。

二、遵守定点医疗机构医疗保障服务协议

医疗机构与医保经办机构签订定点医疗机构医疗保障服务协议，方可对参保人员提供医疗服务。定点医疗机构应遵守协议，行使权利，如有权在协议约定的时间内获得已结算的参保人员医疗费用中应由医疗保障基金支付的费用等。同时定点医疗机构也要履行义务，如为参保人员提供合理、必要的医疗服务等。

三、建立医疗保障基金使用内部管理制度

医疗机构应设立医疗保障基金使用管理部门，应建立医疗保障基金使用内部管理的一系列制度，如医保政策培训、实名就诊、入出院标准、"三合理"、检查检验互认、知情同意、病历书写与管理、医保价格、数据传输、信息公开与上报、医疗保障基金的结算及奖惩等，以确保医疗保障基金的依法与合理使用。

四、医务人员进行诊疗活动应落实实名诊疗

医疗机构及医务人员应落实实名就诊的要求，在预约挂号、人工挂号、门诊、急诊、住院、检查、建议、治疗、手术等各个环节把好关，核验参保人员医疗保障凭证，确保人证相符。

五、医务人员应按照诊疗规范行医

医疗机构应当按照有关法律法规、规范、标准的要求，使用经批准的药品、医疗器械、耗材开展诊疗活动。医疗机构及其医务人员应当遵循临床诊疗指南、临床技术操作规范、行业标准和临床路径等有关要求开展诊疗工作，严格遵守医疗质量安全核心制度，做到合理检查、合理用药、合理治疗。医疗机构要向参保人员如实出具费用单据和相关资料，不得分解住院、挂床住院，不得违反诊疗规范过度诊疗、过度检查、分解处方、超量开药、重复开药，应当确保医疗保障基金支付的费用符合规定的支付范围。医疗机构及其医务人员开展诊疗活动，应当遵循患者知情同意原则，尊重患者的自主选择权，除急诊、抢救等特殊情形外，提供医疗保障基金支付范围以外的医药服务的，应当经参保人员或者其近亲属、监护人同意。

六、通过医保智能审核系统规范医疗保障基金的使用

随着全民医保的普及和异地结算的实施，传统的人工医保审核模式被医保智能审核监控系统所替代。医疗保障经办机构通过医保智能审核监控系统，既提高工作效率，又能严格费用审核，对经系统审核违规且经人工复审确定的医保费用，拒绝拨付，已经拨付的，应予以追回。因此医疗机构要学习、理解医保智能审核监控系统中的违规规则，从而避免在给参保患者提供医疗服务时出现违反规则的行为。医疗机构应结合当地医保智能审核监控系统的规则，开发设计出医疗机构医保智能审核系统，确保医疗保障基金的合规、高效管理。医师在给参保患者开具医嘱时有医保限定条件的，系统将自动提醒医师，从而做到事前干预。医疗机构医疗保障基金使用管理部门通过医保智能审核系统，可对医师的行为进行事中监管。另外，还可以进行事后分析，进行系统改进。

七、及时如实向医疗保障行政部门上传信息

医疗机构要按照规定保管财务账目、会计凭证、处方、病历、治疗检查记录、费用明细、药品和医用耗材出入库记录等资料，病历要做到客观、真实、准确、及时、完整、规范。要及时通过医疗保障信息系统全面准确传送医疗保障基金使用有关数据，向医疗保障行政部门报告医疗保障基金使用监督管理所需信息。

八、医务人员应遵守职业道德

医疗机构和医务人员要履行救死扶伤、治病救人的神圣职责，医务人员要认真钻研业

务，对工作认真负责，对患者一视同仁；不得重复收费、超标准收费、分解项目收费；不得串换药品、医用耗材、诊疗项目和服务设施；不得诱导、协助他人冒名或者虚假就医、购药；不得为参保人员利用其享受医疗保障待遇的机会转卖药品，接受返还现金、实物或者获得其他非法利益提供便利；不得通过伪造、变造、隐匿、涂改、销毁医学文书、医学证明、会计凭证、电子信息等有关资料，或者虚构医药服务项目等方式，骗取医疗保障基金。向社会公开医药费用、费用结构等信息，接受社会监督。

（仇永贵　康　丽）

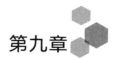

第九章

医院人事劳动合规管理

概　述

随着《劳动法》、《劳动合同法》及相关法律法规的出台，医疗机构的人事管理理念也逐渐增强及调整，但仍面临劳动人事纠纷增多的局面。越来越多的医疗机构意识到劳动人事用工合规管理的重要性。合规管理并不局限于规章制度、用工流程的合法合规，它更注重相关的风险界定、管理方式、制度落实、流程运营等多方面的合规及合理性提升。医疗机构需要应对不断复杂化、处理难度日趋增大的劳动人事关系，从而构建合法合规、合情合理的劳动人事管理体系，更好地维护医疗机构和职工的权益。劳动人事是合规管理中相对独立且专业性较强的领域，应受到重视。

公立医疗机构是提供公益医疗服务的主要载体，属于事业单位范畴。作为事业单位的公立医疗机构人员构成多样，既有聘用制事业单位编制人员，也有编制外的劳动合同制人员，还有不少以劳务派遣方式至医疗机构工作的劳务人员。人员的多样性造成法律关系的多样性，与医疗机构形成的关系既有人事关系，又有劳动关系及劳务关系。这对规范用工管理带来了更多的困难和更大的挑战。本章主要从事业编制内聘用制人员及编制外的合同制人员的共性及特有的风险的角度分别探讨相关合规问题。由于医疗机构中劳务派遣方式涉及的劳务关系是平等主体间的民事法律关系，本章不进行讨论。

第一节　合规风险提示

医疗机构的工作人员易在订立、履行、变更、解除和终止聘用或劳动合同等方面，与医疗机构产生争议。本章简要对编制内聘用制人员及编制外的合同制人员具有共性的风险进行分析。随着《劳动合同法》《劳动争议调解仲裁法》《职工带薪年休假条例》《事业单位人事管理条例》等一系列劳动人事法律法规的颁布实施及职工维权意识的增强，我国劳动人事合规的一系列要求使用人单位也进入了制度建设阶段。随着上述法律法规的实施，劳动人事争议案件数量开始逐年直线上升，用人单位强势市场形成的文化氛围已经逐步减弱，用人单位在劳动人事争议案件中不再处于强势地位，劳动人事争议案件处理逐渐成为用人单位面临的重要难点问题。对于医疗机构而言，应注意以下一些常见的风险问题，并前置构建相关合规管理体系，避免劳动人事争议给医疗机构带来诉累和负面影响。

一、管理制度不完善

在聘用合同履行过程中，有些医疗机构的规章制度违法违规，比如规章制度本身违反《劳动合同法》等的规定，要求员工长时间加班等，以及混同加班和值班、节假日和带薪休假规定与法定要求相冲突等。由于医院构成人员复杂，既有事业编制人员，也有合同编制人员及劳务派遣人员，有些医院在制定内部制度时未遵循"同工同酬"的原则，引发职工不满等。

随着我国医疗政策变化，存在公立医疗机构合并或托管等相关情况，于是一些历史遗留问题也缺乏制度上的规范和约束，并伴随在医疗机构职工聘用合同或劳动合同履行过程中，比如合同主体适格情况、内容变更问题、引进人才的待遇落实问题、工龄的延续问题等。

二、合同签订不合规

案例： 某大学附属医院招聘有编制人员王某，与其签订了期限为 5 年的聘用合同，在一年后王某提出解除聘用合同。根据合同约定，王某提前解除聘用合同应支付违约金。故该大学附属医院诉至劳动争议仲裁委员会，要求王某支付违约金。经审理，劳动争议仲裁委员会认为聘用合同系某大学与王某签订的，合同双方为某大学和王某，医院并未与王某建立聘用合同关系，故该大学附属医院并不是提出仲裁申请的适格主体，遂以医院主体不适格为由驳回了医院的请求。

有些大学的附属医院，在招聘有事业单位编制的人员时，并未以编制所在的医院为签订聘用合同的主体，而是由上级单位统一招聘，所以在签订聘用合同时，统一由上级单位学校来签订聘用合同。当就聘用合同产生争议时，附属医院往往因为主体不适格而无法主张其合法权益。

案例： 某医院职工张某自 1994 年起在该医院从事护理工作。2006 年该医院改为以劳务派遣方式签订合同。张某主张其在 1994 年就和医院建立了劳动关系，但当时未签署合同。后张某诉至法院，要求确认其自 1994 年起至 2006 年期间的劳动关系。在法院审理中，张某出具了因 2006 年购房而申请由该医院开具的"1994 年至 2006 年期间在医院工作"的证明等相关证据。由于该证明系该医院院办盖章开具的，故最终法院确认了该段期间的劳动关系。

在聘用制人员和医疗机构的纠纷中，大多情形下签订有聘用合同或劳动合同，少数情形下未签订合同，其与医疗机构之间的关系属于劳动关系还是人事关系需要结合其人事审批手续来认定。当然，实践中也有医疗机构和相关人员签订了名义上是聘用合同，实际上是劳动合同的情况，故最终该人员是否属于事业单位编制内人员应当以是否具备政府人事行政部门的审批手续来综合判断。在相关法律出台前，有些持续与医疗机构存在劳动关系或者聘用关系的人员从未签订合同。此外，还有医疗机构因各种原因未及时与职工签订聘用合同等情况。这些职工当面临办理退休手续需要核算工龄时，或需要补缴社会保险费时，就会与医疗机构发生争议。医疗机构未与职工签订合同或者签订合同主体不当的情况应引起重视，及早规划处理。

案例： 王某因工作调动在聘用期限内单方提出解除与医院的人事关系，根据双方聘用合同约定，提前解除需支付违约金。王某交纳违约金后却认为医院收取违约金并无依据，便要求医院退还违约金。经审理，法院认为王某应当按照聘用合同的约定履行支付相应违约金的义务，且结合法院查明的事实，医院结合王某服务期履行情况确定违约金数额并不违反双方约定的标准，且王某亦已经实际交纳，且现有证据并不能证明存在胁迫等违背其真实意思表示的情形，故法院认为王某要求医院退还相应违约金的理由不成立，未予支持。

分析： 医疗机构在实践中常遇到聘用人员在取得户口或其他福利后，工作时间未满约定的服务期限就向医疗机构提出辞职，从而导致医疗机构损失了前期为引进人才而花费的成本或者占用的各类指标。但如果医疗机构对签订的聘用合同约定完善，明确约定服务期、违约责任、竞业限制等，在纠纷处理过程中就容易得到法院的支持。对于合同约定违约金的问题，聘用合同和劳动合同是有区别的，部分医疗机构在与合同制职工签订劳动合同时，附加约定了很多法定情形之外需要职工交纳违约金的情形，但这些超出法定情形的约定是无法得到仲裁机构和法院支持的，不能以此作为限制职工行为的依据。

三、解聘制度或解除流程不规范

案例： 王某系某医院聘用人员，具有事业单位编制。其在医院工作一年后，向医院提出辞职，但医院未予批准。继续工作一年后王某又提出辞职，医院又未批准。后王某诉至法院，要求解除聘用关系。根据《国务院办公厅转发人事部〈关于在事业单位试行人员聘用制度意见〉的通知》的相关规定，王某两次提出解除聘用关系的时间间隔已超 6 个月，结合法院查明的王某在医院从事的工作不涉及国家秘密岗位，王某也不属于承担国家和地方重点项目的主要技术负责人和技术骨干，已经符合与该医院单方面解除聘用合同的情形，故法院最终判决双方之间的聘用关系解除。

医疗机构职工在辞职、辞退过程中容易与医疗机构发生人事争议，可能会在补偿或赔偿等方面提出诉求，常见的诉求有要求医疗机构补加班工资、给予未休法定年休假的工资补偿、支付解除聘用合同的补偿金或违法解除的赔偿金等。医疗机构解除聘用合同也需要有相关依据，在依据不充分或者证据不充分的情况下，解除聘用合同会造成违法风险。医疗机构在聘用合同人员解聘以及劳动合同解除过程中如处理不当，可能会导致仲裁与诉讼、医疗机构声誉受损或给医疗机构造成损失等后果。

四、保险制度衔接不规范

对于公立医疗机构而言，曾有视同缴纳社会保险费的情况，在视同缴纳和实际缴纳社会保险费的过程中，可能会产生衔接问题，导致劳动者在一定时期未能缴纳社会保险费。用人单位未能依法足额缴纳保险费时，一旦发生需要享受社会保险待遇的情况，劳动者就无法第一时间获得救济，用人单位就应对此承担相应责任。

五、 "规培" 生特殊身份的管理问题

住院医师规范化培训是培养合格临床医师的必经途径，是加强卫生人才队伍后备力量建设、提高医疗卫生工作质量的方式。目前我国"规培"生被分成几类：（1）取得执业医师资格后进行"规培"的人员，其中包括已有工作单位的人员外出"规培"、有医生执业资质但无工作单位的社会人员申请"规培"。（2）硕士/博士研究生在校进行"规培"。其中无工作单位的社会人员申请到医院"规培"的，可能在管理中存在一定风险：由于这部分人员没有工作单位，而"规培"期间他们又确实在"规培"基地所属医院工作并领取报酬，故这部分人员有可能在"规培"结束后要求在"规培"基地所属医院继续工作或要求支付相应待遇及补偿，主张在此期间存在事实劳动关系，从而给接收"规培"的医院带来困扰。

六、假期管理不合规

医疗行业为特殊的行业，医疗机构时时保障广大人民群众的健康，加之我国医疗资源有限，很多医务人员都是 24 小时待命，加班更是常态，周末或节假日也常需要在岗。部分医疗机构的假期管理不符合法律规定，未按国家规定执行年休假制度。

七、医院对聘用的第三方服务人员未能合规管理

医疗机构有很多人员，其中第三方服务人员也是必不可少的组成部分。这些人员可能是保安、保洁、司机，也可能是后勤、技工、临时工等。医疗机构对第三方服务人员的用工形式也有所不同：有些可能是医疗机构自己的合同制职工，有些可能是劳务派遣公司派遣的人员，有些则是提供项目性外包服务的服务类公司的人员。部分医疗机构将派遣人员视同本单位职工进行直接管理，不仅单独发放各种补贴、绩效，还直接开除这部分人员，导致这部分人员的法律关系定位不清晰、社会保险费缴纳义务主体不明确等诸多问题。

第二节　合规依据

（1）《事业单位人事管理条例》（国务院令第 652 号）；

（2）《国务院办公厅转发人事部关于在事业单位试行人员聘用制度的意见》（2002 年）；

（3）《事业单位试行人员聘用制度有关问题的解释》（2003 年）；

（4）《事业单位领导人员管理规定》（2022 年修订）；

（5）《事业单位工作人员处分暂行规定》（2012 年）；

（6）人力资源和社会保障部《关于贯彻执行〈事业单位工作人员处分暂行规定〉若干问题的意见》（2017 年）；

（7）《机关事业单位工作人员带薪年休假实施办法》（2008 年）；

（8）《劳动法》（2018 年修正）；

（9）《劳动合同法》（2012 年修正）；

（10）《劳动合同法实施条例》（2008 年）；

（11）《劳动争议调解仲裁法》（2007 年）；

（12）《就业促进法》（2015 年修正）；

（13）《社会保险法》（2018 年修正）；

（14）《职工带薪年休假条例》（2007 年）。

第三节　合规指引

聘用合同或劳动合同是医疗机构与劳动者建立人事关系或劳动关系，明确双方权利义务的重要依据。医疗机构应建立健全合同合规管理制度，完善签订、履行、变更、解除（终止）等流程。分类别进行管理，对医疗机构人力资源合规管理体系的构建具有重要作用。

一、合同签订过程中的规范

医疗机构中聘用制人员签订合同要依据《事业单位人事管理条例》第 12 条、第 13 条、第 14 条等的规定；而合同制人员签订合同主要依据的是《劳动合同法》第二章"劳动合同的订立"，此外，还依据诸如其第 69 条、第 81 条等的规定，以及《劳动合同法实施条例》中的诸多规定。从医疗机构中聘用制人员和合同制人员签订合同时所依据的规定来看，两者之间是有一定区别的，在合同期限、试用期期限、续签的约定等方面均有不同，实践中医疗机构要注意区分人员类别进行合规管理。

1. 医疗机构要注意签订书面合同及签订主体。

（1）如果是医疗机构编制内的人员或者和医疗机构建立劳动关系的编制外人员，则应当由医疗机构，而不是上级单位或者其他第三方，作为签订合同的主体。同时，不同性质的人员要遵守法律法规或其他规范性文件关于合同期限、试用期期限等的规定，关于试用期注意约定试用期考核的条件。《事业单位人事管理条例》规定：事业单位与工作人员订立的聘用合同，期限一般不短于 3 年。初次就业的工作人员与事业单位订立的聘用合同期限 3 年以上的，试用期为 12 个月。

（2）《劳动合同法》对劳动合同期限时长没有明确规定，对试用期长短匹配劳动合同期限的主要规定如下：劳动合同期限在 3 个月以上不满 1 年的，试用期不得超过 1 个月；劳动合同期限在 1 年以上不满 3 年的，试用期不得超过 2 个月；3 年以上固定期限和无固定期限的劳动合同，试用期不得超过 6 个月。

可见，对于医疗机构聘用制人员和合同制人员相应的合同签订期限要求不同，试用期要求也有所不同，应注意区分进行合规管理。

2. 对医疗机构中不同性质的人员续签合同的管理也应重视并有所区别，尤其是劳动者要求签订无固定期限合同的问题

（1）对聘用制人员应适用《事业单位人事管理条例》第14条之规定："事业单位工作人员在本单位连续工作满10年且距法定退休年龄不足10年，提出订立聘用至退休的合同的，事业单位应当与其订立聘用至退休的合同。"当然，除了《事业单位人事管理条例》对聘用合同续签有规定之外，《关于在事业单位试行人员聘用制度的意见》和《事业单位试行人员聘用制度有关问题的解释》中也有相关规定："对在本单位工作已满25年或者在本单位连续工作已满10年且年龄距国家规定的退休年龄已不足10年的人员，提出订立聘用至退休的合同的，聘用单位应当与其订立聘用至该人员退休的合同。"部分地方性法规，如《北京市事业单位聘用合同制试行办法》，与上述规定基本一致。关于医疗机构与其聘用制人员的聘用合同续订问题，属地有特殊规定的，应当优先适用属地的特殊规定。

（2）对合同制人员应按照《劳动合同法》等的相关规定。有下列情形之一，劳动者提出或者同意续订、订立劳动合同的，除劳动者提出订立固定期限劳动合同外，应当订立无固定期限劳动合同：1）劳动者在该用人单位连续工作满10年的；2）用人单位初次实行劳动合同制度或者国有企业改制重新订立劳动合同时，劳动者在该用人单位连续工作满10年且距法定退休年龄不足10年的；3）连续订立两次固定期限劳动合同，且劳动者没有《劳动合同法》第39条和第40条第1项、第2项规定的情形，续订劳动合同的。用人单位自用工之日起满1年不与劳动者订立书面劳动合同的，视为用人单位与劳动者已订立无固定期限劳动合同。

聘用制人员和合同制人员在合同的续订上遵守不同的规定，医疗机构在构建这部分合规管理制度时应注意区分。当然，就合同签订的内容而言，也有很多需要重视的问题，比如应约定竞业限制、保密协议、培训和继续教育、知识产权保护、解聘提前通知时限等条款，避免知识产权或技术秘密外泄、人员流失、医疗机构受到损失。合规管理体现在合同签订的流程、形式、内容等诸多方面。

二、合同履行中的规范

第一，注意建立相关培训及试用期考核制度，明确试用期考核的条件。

重视对试用人员的严格考察，促进职工全面了解岗位职责，掌握岗位基本技能，适应工作需求。医院同时也应当重视试用期届满前夕的考核，在试用期开始就应明确告知劳动者考核的标准，考核合格后方可转正并继续履行合同。

第二，对合同履行过程中考核的合规化管理。

（1）对聘用制人员按照事业单位人事管理规定，根据聘用合同规定的岗位职责任务，全面考核工作人员的表现，重点考核工作绩效。考核分为平时考核、年度考核和聘期考核。年度考核的结果可以分为优秀、合格、基本合格和不合格等档次，聘期考核的结果可以分为合格和不合格等档次。考核结果作为聘用制人员的岗位、工资以及决定是否续订聘用合同的依据。在聘用合同履行过程中，聘用制人员涉嫌违法违纪，应当承担纪律责任的，应当依据《事业单位工作人员处分暂行规定》给予处分。

（2）对于合同制人员，医疗机构对其能否胜任工作岗位的考核应当按照《劳动合同法》等的相关规定，在考核时履行民主程序，如劳动者无法胜任工作则应安排培训或者调整工作岗位；如仍不能胜任工作，则可按照规定的程序解除劳动合同。

第三，医院规章制度的健全。

规章制度是用人单位依法制定并在本单位实施的效力范围及于全体职工（涵盖聘用制人员及合同制人员）的规范劳动管理的制度，相当于单位内部的"法律法规"。

（1）完善合规管理规章制度对医疗机构加强科学的人员管理具有重要作用。当然，规章制度的内容不得违反法律法规等的相关规定，且应当具有合情合理性；同时，医疗机构应对全院职工征求意见、公示公告，制定规章制度的民主程序应当被重视，这也是规章制度产生效力的条件之一。所以，民主程序的履行情况及规章制度是否合法合规、合情合理，都是劳动争议机构判断规章制度能否作为争议案件的裁判依据时考量的重要因素。医院对不同类别人员在规章制度的要求上可以相对统一，分岗位职责进行合规管理，健全医疗机构的聘用制度、合同管理制度、培训制度、竞业禁止与保密制度、考勤管理制度、薪酬福利管理制度、绩效考核制度、奖惩制度、聘用制人员及合同制人员应当共同遵守的行为规范制度等，并重视与人员退出机制的衔接问题。

（2）对于在涉及国家秘密的岗位上工作，承担国家和地方重点项目的主要技术负责人和技术骨干人员，《国务院办公厅转发人事部〈关于在事业单位试行人员聘用制度意见〉的通知》已经明确不适用一般事业单位聘用制人员的解除流程，故医疗机构在构建合规管理制度时也需要考虑一些特殊人群，并在合同、规章制度中对其行为加以规范，加强对此类人员的管理。

第四，医疗机构应重视为职工及时足额缴纳社会保险费。

在视同缴费期限过后，医疗机构应及时足额实际缴纳保险费，否则不仅需要补缴相关保险费用，还会承担相应未按时缴纳社会保险费所产生的滞纳金。强制征收滞纳金是对单位滞纳行为的经济制裁措施，不会因为是医疗机构等事业单位而有所例外，故提示医院应严格遵守缴纳社会保险的义务和责任，防止发生不必要的损失。此外，未及时缴纳保险导致职工损失的，用人单位也应担责，如医疗机构应缴纳工伤保险但未缴纳的，一旦职工发生工伤，则所有赔付均应由医院承担。

第五，医疗机构对休假管理应制定相应规章制度，并注意考虑和法律法规的衔接。

其中，对法定年休假问题医疗机构应予重视。根据规定，年休假应当由用人单位统筹安排的，用人单位要根据具体情况，并考虑职工本人意愿，统筹安排职工年休假，可以集中安排，也可以分段安排，一般不跨年度安排。经用人单位安排，本人休年休假的，应当履行手续后安排。如因工作需要无法安排职工年休假的，应当向职工支付相当于工资标准3倍的未休年休假工资。其中值得注意的是，医疗机构作为用人单位对年休假有提示的义务，职工未提出申请不能视为放弃年休假；若因职工个人原因未申请年休假，则职工可享受正常工作期间收入（前提是单位履行了提示义务并安排职工休假，而职工明确拒绝休假）；如职工未申请休年休假，医院也应按规定支付相当于工资标准3倍的未休年休假工资。

对医疗机构中的合同制人员在休息休假等方面应适用《劳动合同法》等相关法律的规定；在年休假方面应适用《职工带薪年休假条例》等的规定；在对女职工的产假等法定假期的保护也适用《女职工劳动保护特别规定》等有关女职工特殊保护的相关规定。对聘用制人员在年休假的管理方面应适用《机关事业单位工作人员带薪年休假实施办法》。

第六，医疗机构中工作人员加班常态化，因此应注意对加班费的核算支付。

用人单位依法安排劳动者在标准工作时间以外工作的，应当按照下列标准支付劳动者加班工资：（1）在日标准工作时间（指工作日）以外延长工作时间的，按照不低于小时工资基数的150%支付加班工资；（2）在休息日（一般指周末）工作的，应当安排其同等时间的补休，不能安排补休的，按照不低于日或者小时工资基数的200%支付加班工资；（3）在法定休假日工作的，应当按照不低于日或者小时工资基数的300%支付加班工资。

第七，医疗机构应注重对女职工的保护，严格遵守相关法律规定。

不论是聘用制的还是合同制的，女职工都应得到特殊的保护，比如：孕期、产期、哺乳期内用人单位不得降低其工资、解除合同，合同期限届满也不得终止合同，应延续至哺乳期满方可终止合同；女职工依法享受生育保险。医疗机构应在规章制度中对产假天数等进行规定，并完善请假流程、审批程序，及时审批相应假期，并依法正常支付工资。

三、合同解除/终止过程中的规范

医疗机构在考虑合同解除/终止过程中的相关问题时，除了分类别对聘用制人员和合同制人员进行合规管理外，还应注意两者之间在解除合同要求上的异同。

医疗机构中的聘用制人员和合同制人员在合同解除/终止方面是存在差异的，在解除/终止的法定情形及程序要求等方面均有不同之处，在作出合同解除/终止决定过程中医疗机构要区分人员性质，分别建立不同的解除/终止合同流程。

（一）聘用制人员的聘用合同的解除/终止

（1）协商一致解除。根据《事业单位人事管理条例》，用人单位和聘用制人员可以协商一致解除聘用合同。在双方协商一致解除合同的过程中，注意签订相关协议并保存，完善协商一致解除的合规流程。

（2）医疗机构作出解除聘用合同的决定。在聘用制人员受到开除处分时，医疗机构应当解除聘用合同。在符合条件的情况下，用人单位可以单方解除聘用合同，主要有如下情形：用人单位因其旷工行为而单方解除（连续旷工超过 15 个工作日或者 1 年内累计旷工超过 30 个工作日的情况）、用人单位因其考核不合格而单方解除（事业单位工作人员年度考核不合格且不同意调整工作岗位，或者连续两年年度考核不合格。注意：单位应提前 30 日书面通知）。同时，《关于在事业单位试行人员聘用制度的意见》也对解除聘用合同有相应的规定。在医疗机构单方解除聘用合同过程中，注意要有充分的解聘依据、完善书面通知的流程，并注意将通知送达聘用制人员；涉及处分的情况时，还应注意及时上报。

（3）聘用制人员主动解除合同。《事业单位人事管理条例》第 17 条规定：事业单位工作人员提前 30 日书面通知事业单位，可以解除聘用合同。但是，双方对解除聘用合同另有约定的除外。《关于在事业单位试行人员聘用制度的意见》规定，有下列情形之一的，受聘人员可以随时单方面解除聘用合同：1）在试用期内；2）考入普通高等院校；3）被录用或者选调到国家机关工作；4）依法服兵役。除上述情形外，受聘人员提出解除聘用合同未能与聘用单位协商一致的，受聘人员应当坚持正常工作，继续履行聘用合同；6 个月后再次提出解除聘用合同仍未能与聘用单位协商一致的，即可单方面解除聘用合同。但对在涉及国家秘密的岗位上工作，承担国家和地方重点项目的主要技术负责人和技术骨干人员不适用上述规定。

医疗机构在聘用合同中可以对辞职作出特殊的条件约定，区分是否属于特殊的岗位，如对于在涉及国家秘密的岗位上工作，承担国家和地方重点项目的主要技术负责人和技术骨干人员应特殊考虑，需要在合同、规章制度中对其行为加以规范，同时在签订合同的同时以签订保密协议等方式加强对此类人员的管理，完善聘用制人员的辞职流程，形成统一的处理路径。

（4）对于医疗机构中有编制的领导人员而言，还应注意《事业单位领导人员管理规定》中有特殊的退出规定，涉及事业单位领导人员的免职、辞职和退休，辞职包括因公辞职、自愿辞职、引咎辞职和责令辞职。故医疗机构中的领导人员的退出机制还应符合《事业单位领导人员管理规定》等，并按相关流程处理上述事项。

（二）合同制人员的劳动合同的解除/终止

（1）协商一致解除。《劳动合同法》规定：用人单位与劳动者协商一致，可以解除劳动合同。同样，在双方协商一致解除合同的过程中，需要注意签订相关协议并保存，完善协商一致解除的合规流程。

（2）医疗机构单方解除/终止劳动合同。医疗机构中的合同制人员如有《劳动合同法》第 39 条规定的情形之一，医疗机构作为用人单位可以单方解除劳动合同。同时，如果合同制人员有《劳动合同法》第 40 条规定的情形之一，医疗机构提前 30 天以书面形式通知本人或者额外支付 1 个月工资的，也可以单方解除劳动合同。医疗机构作为用人单位可以解除劳动合同的情形在《劳动合同法实施条例》第 19 条中也有列举。符合《劳动合同法》第 44 条规定的情形之一的，医疗机构可以终止劳动合同。医疗机构单方解除/终止合同也应有充分的依据，要保存好相关证据并将书面解除/终止通知送达合同制人员本人并完善上述书面通知、送达流程，及时通知本人将档案转出并办理相关手续。

（3）合同制人员主动解除合同。医疗机构中的合同制人员可以提前通知解除劳动合同，应适用《劳动合同法》第 37 条的规定，提前 30 日以书面形式通知用人单位；在试用期内的，提前 3 日通知用人单位，也可以立即解除劳动合同，不需要事先告知用人单位，应适用《劳动合同法》第 38 条的规定。此外，劳动合同不能约定解除事由，在这一点上与聘用合同有所区别。

（三）关于违法解除/终止合同的法律后果

《劳动合同法》中对违法解除合同有明确的规定，即用人单位违法解除或者终止劳动合同，劳动者要求继续履行劳动合同的，用人单位应当继续履行；劳动者不要求继续履行劳动合同或者劳动合同已经不能继续履行的，用人单位应当依法支付赔偿金。对医疗机构中的合同制人员直接适用上述规定。

而《事业单位人事管理条例》《关于在事业单位试行人员聘用制度的意见》等规范性

文件中并未就事业单位违法解除聘用合同的后果作出非常明确的规定。《事业单位人事管理条例》仅规定事业单位违反该条例规定的，由县级以上事业单位人事综合管理部门或者主管部门责令限期改正；逾期不改正的，对直接负责的主管人员和其他直接责任人员依法给予处分。根据《劳动合同法》第 96 条之规定，事业单位与实行聘用制的工作人员订立、履行、变更、解除或者终止劳动合同，法律、行政法规或者国务院另有规定的，依照其规定；未作规定的，依照该法有关规定执行。事业单位违法解除聘用合同的，虽然人事相关规定未规定需要支付赔偿金，但在司法实践中有可能会参照适用劳动合同的相关规定，事业单位可能会被要求支付赔偿金或继续履行聘用合同。

四、对落实"规培"生待遇的规范

"规培"生是医疗机构中的特殊群体，这部分人员并非医疗机构工作人员，与医疗机构也并未建立聘用或者劳动关系。关于对"规培"生的管理，医疗机构应注意留存其相应的证件、原单位的推荐信和开具的证明等相关证实其身份的文件。在培训期间原人事（劳动）、工资关系不变，委派单位、培训基地和培训对象三方应及时签订委托培训协议，委派单位发放的工资低于培训基地同等条件住院医师工资水平的部分由培训基地负责发放。面向社会招收的培训对象与培训基地签订培训协议，其培训期间的生活补助由培训基地负责发放，标准参照培训基地同等条件住院医师工资水平确定，在培训前应当明确约定双方之间未建立劳动关系，并在协议中详细约定。对于具有研究生身份的培训对象执行国家研究生教育有关规定，培训基地可根据培训考核情况向其发放适当的生活补贴等。在医疗机构管理"规培"生的过程中，"规培"生不同于医疗机构正式职工，应适当降低对其劳动方面管理的强度，尽量避免安排长时间加班和值班，保证"规培"生的人身安全。

五、医疗机构对服务人员管理的规范

如医疗机构服务人员系医疗机构中的合同制人员，则应按照《劳动合同法》等的相关规定执行。如医疗机构中的服务人员系劳务派遣人员，除应遵守《劳动合同法》及其实施条例的相关规定外，还应适用《劳务派遣暂行规定》。

向医疗机构劳务派遣第三方服务人员是常见的用工模式之一。用人单位与用工单位分离，为医疗机构的人事管理带来了便捷。在医疗机构引入劳务派遣公司过程中，应注意对劳务派遣公司资质和能力的审核、签订好劳务派遣的相关协议。注意：在管理劳务派遣人员过程中，全部费用应支付给劳务派遣公司，由劳务派遣公司发放工资福利、缴纳保险费用，医院与劳务派遣人员仅存在用工关系，应在用工管理上与合同制人员加以区别，防止派遣人员在法律关系上产生误解。医疗机构对劳务派遣的岗位应予以确定，对司机、保洁、保安、导医等服务人员可采取劳务派遣的方式，但对医生、护士等岗位，不宜采用劳务派遣的方式。医疗机构应审查劳务派遣人员的劳动合同，确保期限不少于两年，否则应要求劳务派遣公司整改。对劳务派遣人员应注意同工同酬的要求，医疗机构对同类岗位的人员应实行相同的劳动报酬分配办法，但实行相同的劳动报酬分配办法不等于取得的劳动报酬会完全相等，报酬的多少与绩效等因素均有关，医疗机构要根据自身特点完善工资分配的方式，确定具体的标准。

六、其他相关人员管理规范问题

医疗机构除了在人员用工方面注意合规流程的构建外，还应重视对人员管理（用工管理）违规的问题。一般情况下，用人单位对人员的管理基本局限在对内管理的制度要求上，但从对外角度看，用工管理不当还可能涉及商业贿赂等违规行为。比如有些公司通过为医疗机构免费提供服务人员、技术人员等方式，借与医疗机构合作之名进行利益输送，谋求竞争优势等。这些均是医疗机构管理合规化建设过程中应注意的细节，并注意和医疗机构其他方面的合规管理问题进行衔接。

综上所述，医疗机构应按照有关法律法规的规定，结合自身实际情况，健全完善聘用合同和劳动合同管理制度，规范聘用合同和劳动合同的签订、履行、变更和解除、终止流程，加强单位合规管理。此外，应重点对人员的退出机制进行合规审核，并注意不同管理制度之间的衔接，如竞业禁止、保密协议、知识产权约定等相关内容要与合同管理过程中的约定和退出机制衔接。当然，医疗机构还应当在人力资源的引进、开发、使用、培养、考核、激励、退出等方面进行综合考量，并结合上述合规风险管控构建符合医疗机构自身需求的合规管理体系，从而实现医疗机构人力资源的合理配置，全面提升医疗机构综合管理水平。

（韩　茵　徐潇洁）

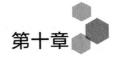

第十章

医院基础建设和维修合规管理

概　述

近年来，随着医疗卫生领域越来越多地受到各界的重视，医院建设也迎来一个全面建设的新时期。医院项目的建设需要掌握大量的、综合的学科知识，而医院管理者多具医学知识背景，很少有医院管理者能够在新建一所医院之前全面掌握医院建设所需的各方面知识。本章简要介绍医院项目建设的主要程序，旨在理顺建设流程思路，规避违规风险，使建设者能按正确的步骤、科学的管理，提升建设质量，快捷高效地完成项目建设。

第一节　合规风险提示

作为民用公共建筑，医院由于其自身特殊性，不论规模大小，都存在自身完整的一套功能和流程，包含了大量设备、人员和物资等。因此在投资建设前期、设计过程、工期、运营等各方面都存在各种不确定因素。并且在建设过程中，由于涉及面广和环节复杂，会不可避免地面临各种各样的风险。

在医院整体的建设过程中，项目推进的过程可被分为三个阶段：前期准备阶段、设计阶段、工程施工阶段。在这三个阶段存在相应的风险影响。在前期准备阶段就需要根据项目本身的特点，制订合理的风险管理计划，对风险进行特征整理，定性定量地对已知风险进行概率分析，制订相关的方案和措施，并进行评价和反馈。

一、前期立项阶段合规风险提示

1. 经济风险

一般而言，医院项目主要由政府主管单位及投资控制相关单位主导建设，部分是社会资本投资建设，但整个流程手续基本上都是一致的，主要区别是政府投资项目主要受到财政资金影响，而民营项目受资本方经济影响更明显一些。医院项目的资金投入具有不可逆性，投资回收周期长且投资额巨大，如果对项目规模定位模糊不清、相关科室配置不明确，概预算就无法精确，导致投资资金与后期落地不匹配。由于资金问题产生一些的风险，设计/施工不断修改，可能影响项目整体质量。

案例：在某市中医院的设计中，前期准备阶段与设计阶段持续了两三年的时间，到最后结束前，医院的投资资金和国家政策发生了很多变化。在中期，对医院配置的各项要求都逐渐提高，投入资金也不断加大。但到后期，由于实际资金的问题以及相关认知逐步深入，很多相关配置也相应下降。这导致在实际操作中，受限于资金的实际情况，项目被分割成多期建设。

2. 政策及法律风险

政策风险是指相关医疗政策的变化对项目的影响，比如在前期准备（报建）过程中政策变化导致报批报建程序发生变化，建设方未能按照最新审批程序或要求准备资料而导致审批未通过。这就会增加前期准备工作的时间成本，影响后期项目进度。有些项目由于时间紧、任务重，往往先行设计，直至进入报批报建阶段，土地出让手续还没有完备，如果相关政策发生变动，就会导致整个项目发生重大改变。因此，在前期准备阶段需要时刻关注政策的走向，保持与政府相关部门的良好沟通。

法律风险是指在项目建设实施过程中，不了解相关的法律、法规、规则及程序，出现违法行为而危害项目的实施，引发法律纠纷。

总之，在项目前期准备阶段要及时收集国家及当地医院建设相关政策，综合借助专家的经验分析、数理统计来作出评估；针对可能发生的政策风险，制订可行的风险应对计划，最大限度地减小风险带来的危害。

二、设计阶段合规风险提示

设计阶段主要分为方案设计阶段和深化设计阶段。方案设计阶段主要对项目整体的功能布局、人流物流流线、各科室的设置、病房床位的设置进行设计并保证后期落地的可能性。方案设计是对项目用地面积、建筑面积、床位数量的明确落位，相关指标直接关系到后期设计、概预算的准确性以及施工能否顺利进行。同时，医院的实际使用主要是各科室，如果缺乏与各科室的沟通，无视临床使用的目标，都会导致整体设计存在科学性、合理性和普适性风险。

由于医院设计的特殊性，在设计阶段涉及的专业知识较多，比如 ICU 病房、手术室、放射科、化验室、制剂室、供应室、数据机房等等均有特殊要求，大部分都需要跟二次深化设计厂家沟通落实。因此在此阶段，需要厂家明确工艺需求，保证设备等各专业的配置与厂家的工艺匹配，否则就会导致在施工阶段的各种反复，增加成本，或降低质量。目前，一般项目留给施工图设计的时间周期都普遍较短，传统技术选择及创新技术设计有限或建设单位人员缺少经验及建设目标不清晰，都会导致设计深度不够，造成大量的漏项和漏量；导致施工图深化程度不够，影响后续的现场施工。

案例： 在某医院的施工图设计中，由于医院设备管线都较为复杂，机电管线设计时由于时间紧张，没有进行BIM的整体设计，导致在施工阶段才发现机电管线安装标高考虑不周，实际使用高度未达到规范要求。于是现场施工无法实施，后期建设单位人员与设计人员重新测量和评估，对设计图纸进行变更。这种情况在实际项目建设进程中时有发生，往往进行局部拆补，但影响整体空间效果，严重时会降低施工质量。

三、工程施工阶段合规风险提示

工程施工阶段主要是医院项目从正式开工到竣工验收，形成最后的建设物实体的过程。在该阶段主要存在建设成本、工程工期、工程设计、工程技术、工程质量和施工安全等风险，其中建设成本及工程工期是影响较大的两大风险。

1. 建设成本风险

首先，医院建设项目一般规模较大、工期较长，施工期间的材料及设备价格可能会有比较大的浮动，因此，如果工期延长，势必会引起建设成本增加的风险。

其次，医院建设项目周期较长，在此期间医院某些科室由于发展的需求，存在对项目局部调整的可能性，这种方案的修改有可能会引起较大的修改而直接导致数额较大的变更，直接造成建设成本的增加。这就需要建设单位从项目立项起就明确主要的发展方向和功能需求，避免由于"拍脑袋"的决定而影响对整个项目的管控。

最后，防范隐蔽工程带来的成本追加。隐蔽工程，特别是防水工程，在医院建设中尤为重要。如果在最后验收工作中，没有对隐蔽工程做好验收记录和留档，在后续使用中发现漏水等重要问题，将导致整改而势必引起费用的二次追加。

因此，施工的整个过程是造价控制的重要环节，需要精细化的管理、专业化的管理以及科学化的管理来规避建设成本增加的风险。

因此，为了规范医院工程建设项目的程序，降低相关建设成本，提高资金使用效率，应制订成本风险控制的预案。

2. 工程工期风险

在施工过程中，有些总包单位对医院工程建设项目的设计环境和标准了解不足，或者在施工组织计划中对某方面的关键因素考虑不当或忽视，从而在一定时期内造成医院项目建设进度有所拖延，进而造成损失。

针对工期的控制，应建立高效的组织管理机构，增强进度控制的主动性、科学性、约束性。应强化各相关部门的全局意识，将医院项目的开发目标与各部门的工作目标联系起来，同时兼顾其他相关部门的利益，实现内部的横向与纵向信息沟通。应制定工期进度控制制度、施工图纸变更控制制度、进度检查分析制度、财务审计制度。在进度风险分析的基础上，针对可能出现的进度延迟风险采取相应的预防、调整、处置措施，避免工期进度出现大规模变动，保障工程按照计划时间及目标进行。

案例：在某医院项目实际施工过程中，产生重大的结构变更，按照正规流程，变更施工图纸后需要重新提交施工图给审查机构重新审查，但是总包单位为了保证施工进度，在未送审查情况下继续施工后因被发现违规而被通报，成为重点检查对象，对整体施工进度反倒产生重要影响。

第二节　合规依据

（1）《医疗机构管理条例》（2022 年修订）。

（2）《招标投标法》（2017 年修正）。

（3）《建设工程质量管理条例》（2019 年修正）。

（4）《城乡规划法》（2019 年修正）。

（5）《建筑法》（2019 年修正）。

（6）《必须招标的工程项目规定》（2018 年）。

（7）《建设用地审查报批管理办法》（2016 年修正）。

（8）《综合医院建设标准》（建标 110—2021）（2021 年）。

（9）《中医医院建设标准》（建标 106—2021）（2021 年）。

（10）《精神专科医院建设标准》（建标〔2016〕267 号）。

（11）《急救中心建设标准》（建标 177—2016）（2016 年）。

（12）《康复医院基本标准（2012 年版）》。

（13）《传染病医院建筑设计规范》（2014 年）。

第三节　合规指引

由于医院项目涵盖面广、历时时间较长、资金量大，所以合规建设是贯穿始终的至关重要的工作，决定了项目质量以及后续运营是否满足人民的需求。医院项目的主要程序包含前期立项阶段、工程设计阶段、工程实施阶段、竣工验收阶段，下文根据这四个不同的阶段分别给予相应的合规建议。

一、前期立项阶段规范

医院作为涉及国计民生的重要民用公共建筑，涉及土地、资金、医疗卫生规划布局等多种因素，在前期就需要依据法定程序进行立项，其中涵盖了项目建议书及可行性研究报告、规划选址、建设用地审批、设计任务书编制等多个方面。

1. 项目建议书及可行性研究报告

建设单位需要根据国家政策和本地区医疗需求，并根据《综合医院建设标准》（建标110—2021）或其他专科医院建设标准确定投资建设方向和规模，编制项目建议书。项目建议书必须阐明项目的必要性和依据、建设规模、建设地点的初步方向等，并附件资金来源的初步意向。国土、规划部门对拟建地点的建设性意见，经由地级市发改委及行业主管部门初审后，报送省级发改委审批。

可行性研究报告以获批准的项目建议书为依据编制，主要内容包括项目建设的必要性和依据的进一步论证，市场的进一步预测，建设规模和技术经济指标，建设选址，总图布置方案的初步选择和工程量估算，环境影响评价，市政资源情况，项目总投资估算、资金来源及筹措方式，建设实施进度安排，医院管理组织安排，项目的经济和社会效益分析等。可行性研究报告须经由地级市发改委及行业主管部门初审后，报送省级发改委审批。

2. 规划选址

医院项目建设用地的取得需要符合相应的合规流程。

根据《城乡规划法》第36、37条，以划拨方式提供国有土地使用权的，应当向城乡规划主管部门申请核发选址意见书，由规划部门出具用地规划条件。依其第38条，在城市、镇规划区内以出让方式提供国有土地使用权的，在国有土地使用权出让前，市、县人民政府城乡规划主管部门应当依据控制性详细规划，提出出让地块的位置、使用性质、开发强度等规划条件，作为国有土地使用权出让合同的组成部分。

土地规划设计条件主要包括地块的位置及红线、用地性质、用地面积、容积率、建筑密度、绿地率、建筑限高、主要交通出入口方位、建筑退界要求、停车数量要求，以及其他需要配置的基础设施和公共设施控制指标等。

医院在申请规划用地及规划条件前最好对用地进行总体布置分析，并对土地的可开发利用情况及开发强度做到有初步认识。医院为城市配套公共设施，一般在获批准的规划条件中，需要充分考虑本期建设指标以及远期发展指标，对医院未来发展建设预留出余量。

3. 建设用地审批

建设用地的审批流程主要以《建设用地审查报批管理办法》作为指导文件。根据选址情况的不同，该办法规定了不同的审批流程。在提交申请材料后，相关部门会对土地进行预审查，会对土地相关专项进行审查，再经过审批部门内部会审通过后，报国务院或省级人民政府批复。医院建设单位对土地的审批流程中包含的内容应逐条重视，专项审查中任意一条若不能获通过，都将成为影响项目审批推进的重要因素。若在审批过程中某项审查遇阻，很难协商解决，在此阶段尚可尝试更换其他适合的土地。

项目单位持项目批准（或核准、备案）文件和用地预审意见向规划部门提出建设用地规划许可申请。规划部门依据控制性详细规划核定建设用地的位置、面积、允许建设的范围，核发建设用地规划许可证，提供规划条件。

4. 设计任务书编制

设计任务书是医院项目启动建设前的决策性文件，也是后续设计工作的重要依据文件。

医院的设计任务书的内容主要包括：（1）项目的位置、背景及概况；（2）设计依据性文件及指导思想、设计目标；（3）规划设计条件要求；（4）场地条件及交通状况；（5）医院的建设规模及功能要求，包括床位数、门诊量、劳动定员数量、科室数量及各科室规模及要求、大型医技设备要求、特殊医疗项目要求等；（6）气象地理条件，场地水、电、气、燃料等供应情况，环保、卫生、消防、人防、抗震等的要求和依据资料等等；（7）项目的设计标准及总投资；（8）设计风格及室内外装饰方面的要求；（9）图纸及文件要求。

设计任务书的编制将为设计提供前瞻性的指导。建议在做设计任务书之前，做好院内科室动员工作，提前发放科室调研表，收集需求及科室的发展计划，并在医院整体审议通过后，起草编制设计需求。设计任务书的确定需要决策者有清晰的建设思路，并能在后续设计和建设过程中贯彻实施。切忌在深化设计或施工期间，抛开医院设计任务书，任意提出设计变更要求，否则，会造成不断反复和混乱，延长项目周期。

二、工程设计阶段规范

1. 招标阶段

医院为民用公共建筑中设计难度最大的建筑类型之一，应严格根据《招标投标法》明确有资质及经验的设计单位。设计招标首先要完成对招标代理单位的确定。确定招标代理单位之后，由招标代理单位会同医院（或医院的代建单位），根据《招标投标法》的有关规定和当地招标要求，制定招标文件。根据《招标投标法》第3条第1款的相关要求，在中华人民共和国境内进行下列工程建设项目（包括项目的勘察、设计、施工、监理以及与工程建设有关的重要设备、材料等的采购）必须进行招标：大型基础设施、公用事业等关系社会公共利益、公众安全的项目；全部或者部分使用国有资金投资或者国家融资的项目。《必须招标的工程项目规定》第5条第1款规定，以下项目必须招标：施工单项合同估算价在400万元人民币以上；重要设备、材料等货物的采购，单项合同估算价在200万元人民币以上；勘察、设计、监理等服务的采购，单项合同估算价在100万元人民币以上的。

拟定的招标文件会被递交当地招投标管理机构进行审查。招投标管理机构会对招标代理单位资质、申请书、招标文件、标底等进行审查，审查通过后负责监督开标评标定标流程。医院项目工程设计的招标投标，应坚持公开、公平、公正和诚实信用的原则，以技术力量、企业信誉、合理报价等展开竞争，不应受到地区、部门的限制。

医院项目工程设计除了主体建筑的设计，还有很多子项工程深化设计内容，如净化专项工程、防辐射及屏蔽防护、人防、亮化、医用气体、标识、物流传输系统、污水处理、幕墙、基坑支护等。

关于对设计单位的选择：若医院项目涉及公共资产投资，设计费金额又超过当地招标要求的限额，则对设计单位的选择必须公开招标。若医院项目为民间资本投资，无公共资产投资，则可按照设计单位的经验、服务、技术能力或概念方案方向等条件，择优选择。

2. 方案设计阶段

设计单位中标并签订设计合同之后，会根据用地规划条件和医院的需求对中标方案进行详细的深化设计。此阶段的任务主要为：完成对用地修建性详细规划总图的报批，完成医院功能的布置和确定，完成项目的估算编制。这个阶段是医院设计的关键阶段，80％的决策部分都在方案设计阶段。设计单位在完成医院内部平面设计后，会结合规划部门所提出的意见，整合成方案文本，经过规划专家委员会和规委会通过后，送交规划部门审批。目前，为继续深化工程建设项目审批流程，各地纷纷出台一系列规划管理改革办法，将用地审批和工程许可合二为一，同时核发"建设用地规划许可证"和"建设工程规划许可证"。

3. 深化设计阶段

方案确定之后的深化设计阶段包括初步设计阶段和施工图设计阶段，主要工作目标都是项目如何落地实施。

初步设计的主要目的是对项目从技术、经济等角度进一步深入认证其合理性和可实施性。初步设计的最终成果文件是初步设计文本和项目概算书。由规划部门组织专家进行会审，形成会议纪要。根据意见调整完善设计后批复。对概算成果依据专家意见修改后提交发改委，经审核后批复。

在施工图设计阶段设计单位根据已批准的初步设计进一步深化设计，编制成可供进行施工和安装的设计文件。施工图设计将会以与本项目相关的国家规范、行业标准、地方上相应的规范要求等为依据，从本项目的合理合规性、可实施性出发作出详细的设计。

施工图设计完成后，需进行施工图审查。审查部门首先对图纸进行政策性和技术性审查。政策性审查内容包括勘察设计单位及人员的备案资质情况等。技术性审查主要是审查部门应根据国家和地方上有关强制性标准，以及项目所在地的施工图审查要点开展审查工作。

但对医院项目来说，主体工程施工图审查的结束，不意味着设计工作的结束。对于医院的许多重要的医技科室，一般在主体工程施工图中不做深化设计，会预留到后续的二次深化设计时进一步完善，比如医院中的手术室、ICU 等需要净化专项设计，放射科需要防辐射屏蔽专项设计，检验科需要实验室专项设计，信息机房需要弱电智能化专项设计，等等。

三、工程实施阶段规范

1. 办理建筑工程施工许可证

根据施工图纸的工程招投标结束后，需首先办理"建设工程施工许可证"。只有取得许可证之后的施工，才具有合法性。《建筑法》第 8 条规定：申请领取施工许可证，应当具备相应条件。建设行政主管部门应当自收到申请之日起 7 日内，对符合条件的申请颁发施工许可证。

2. 委托有相关资质的监理单位

根据《建筑法》第 31、32 条明确实行监理的建筑工程，由建设单位委托具有相应资质条件的工程监理单位监理。

工程监理的工作内容主要包括以下几个方面：第一，计划管理，包括施工单位提供的进度计划、现金流动计划等，以及施工过程中的检查和监督计划的实施。第二，质量控制，包括现场交验并验收施工放样、检查各种工程材料设备、对施工程序及方法工艺等进行质量检查和现场监督等。第三，计量支付，核实合同工程量清单，由于法律、法规等致使工程费用发生价格涨落而引起的工程费用的变化等。

3. 加强工程质量和安全生产管理

《建设工程质量管理条例》第 13 条明确规定，在开工前须办理工程质量监督手续。其第四章明确了施工单位的质量责任和义务。其第 25 条明确规定：施工单位应当依法取得相应等级的资质证书，并在其资质等级许可的范围内承揽工程。施工单位不得转包或者违法分包工程等。

在施工现场强调传染病预防并进行控制管理，提高员工及施工人员的整体公共卫生知识水平和防护意识。严格执行国家有关法律、法规及所在地卫生健康主管部门相关管理规定，对重大传染病的预防、发现、报告、控制和救治工作实行规范化管理。

四、竣工验收阶段规范

《建设工程质量管理条例》第 16 条第 1 款规定：建设单位收到建设工程竣工报告后，应当组织设计、施工、工程监理等有关单位进行竣工验收。在进行竣工验收前，要满足相关条件，以保证程序合法合规：完成建设工程设计和合同约定的各项内容；具有完整的技术档案和施工管理资料；具备工程使用的主要建筑材料、建筑构配件、设备的进场试验报告；具有由勘察、设计、施工、监理等单位分别签署的质量合格文件；具有施工单位签署的工程保修书。

竣工验收涉及的部门较多，包括规划验收（规划部门）、消防验收（消防部门）、节能验收（建设部门）、环保验收（环保部门）、国家安全验收（安全部门）、防雷装置验收（当地气象部门）、人防验收（人防质监部门）等。

1. 竣工预验收程序合规

在此阶段一般在施工单位工程完工，自检合格后报监理单位验收。预验收由监理单位组织，建设单位和承包商参加，形成"单位工程竣工验收报验表"和"建设工程竣工档案预验收意见"，同时监理单位预验收不合格部分整改到位。

2. 竣工验收程序合规

在此阶段由建设单位负责组织实施，工程勘察、设计、施工、监理等单位参加。工程勘察单位、设计单位和监理单位分别编制"工程质量检查报告"，施工单位编制"工程竣工报告"，建设单位编制"工程竣工验收报告"。同时建设单位要取得规划、消防、节能、环保等相关部门的验收认可文件，建设工程档案专项验收意见书。质量监督站出具电梯验收准用证，竣工验收前15日将相关文件交予监督站，监督站对工程竣工验收组织形式、验收程序及执行验收标准等情况进行现场监督，出具"建设工程质量验收意见书"。

3. 竣工验收备案程序合规

备案机关：国务院住房和城乡建设主管部门负责全国房屋建筑和市政基础设施工程的竣工验收备案管理工作。县级以上地方建设主管部门负责本行政区域内工程的竣工验收备案管理工作。

相关材料：建设单位出具的"建设工程竣工验收报告"以及相关材料竣工验收备案表，工程竣工验收报告，施工许可证，施工图设计文件审查意见，施工单位提交的"工程竣工报告"，监理单位提交的"工程质量检查报告"，由规划、公安消防、环保等主管部门出具的认可文件或准许使用文件，法律、法规、规章规定必须提供的其他文件。建设单位向备案机关领取一式四份的"房屋建设工程和市政基础设施工程竣工验收备案表"，并在15个工作日内获得备案意见，分别由建设单位、施工单位、质量监督站和备案机关各持一份。

（文学斌 李俊键）

第十一章

行风合规管理

概　述

　　党的二十大报告提出要把保障人民健康放在优先发展的战略位置，完善人民健康促进政策；并强调"坚持以严的基调强化正风肃纪"。这是从保持党同人民群众的血肉联系、保证党和国家长治久安的高度，对进一步加强党的作风建设、纪律建设作出的战略部署。党中央一直高度重视党风、政风、行风工作。在"谁主管谁负责"和"管行业必须管行风"的原则下，全国卫生行业全面深化落实党的十八大以来党对于反腐倡廉和医疗卫生工作的具体要求，对行风建设工作的重视程度提高到了新高度，大力推动卫生领域行业作风建设，不断探索完善工作制度，有条不紊地推进行风建设稳步前行，弘扬和践行社会主义核心价值观，为打造健康中国、全面建成小康社会和实现中华民族伟大复兴的中国梦提供有力支撑。为进一步贯彻落实深化医药卫生体制改革各项重点任务，国家发布《大型医院巡查工作方案（2015—2017年度）》，大力推进党的群众路线教育实践活动，加强行业作风建设。2018年11月19日全国卫生健康行业作风整治视频会议召开，通报了查处的全国卫生健康系统部分典型行风案例，对全行业进行了警示教育，并启动了行业作风专项整治。在"纠正医药购销领域和医疗服务中不正之风部际联席会议机制"里，2018年调整成员单位为国家卫生健康委、工业和信息化部、财政部、公安部、商务部、国家税务总局、国家市场监管总局、国家医疗保障局、国家中医药管理局九个部门；2019年纠正医药购销领域和医疗服务中不正之风部际联席会议召开，完善全程监管，规范医疗执业行为。国家卫生健康委近年来连续下发《关于印发2020年医疗行业作风建设工作专项行动方案的通知》《关于印发全国医疗机构及其工作人员廉洁从业行动计划（2021—2024年）的通知》《关于印发2021年纠正医药购销领域和医疗服务中不正之风工作要点的通知》《关于印发2022年纠正医药购销领域和医疗服务中不正之风工作要点的通知》，以高压形式打击医疗卫生领域内的不正之风，建立健全医务人员执业行为监管长效机制，营造风清气正的医疗行业环境。2023 年 4 月 7 日，国家卫生健康委党组书记、主任马晓伟在 2023 年全国卫生健康工作会议上要求：以习近平新时代中国特色社会主义思想为指导奋力开创卫生健康事业发展新局面，践行"三个务必"，学思想、见行动，大兴调查研究之风，着力解决群众看病就医急难愁盼问题，让人民群众切实感受到解决问题的实际成效。坚持"四个自我"，持之以恒推进全面从严治党，增强纪律意识、规矩意识，加强医疗卫生行业综合监管和行业作风建设，推进全国医药领域腐败问题集中整治工作，着力营造行业清风正气。

行风管理一直是整个医疗卫生行业重点加强并不断深入开展的管理事项。[1] 在行风管理组织建设方面，医院内部的牵头部门如纪委、监察、审计、行风等职能部门均有涉及，其工作职责的核心内容是保障和规范医疗机构从业人员的行为。十八届中央纪委三次全会要求各级纪检监察机关"转职能、转方式、转作风"（以下简称"三转"）。根据"三转"要求，公立医院纪委的主责应聚焦在监督、执纪、问责上，医德医风建设工作的主要责任由纪委转到行风主管部门。"三转"后，医院纪委将医德医风建设方面的工作重点放在对其开展监督上。[2] 纪委主责行风监督、行风违纪查处和商业贿赂治理，行风主管部门主责行风宣传教育、行风线索追踪、行风案件查处及涉及违纪违法线索移交，审计主管部门主责内部控制，就是为了使行风建设落到实处，坚持"党要管党，从严治党"和"分级负责，谁主管谁负责"的原则，依法执业，从源头上预防和减少不正行为。[3]

（刘启望）

第一节　医院医德医风合规体系建设

一、导　言

医德医风是社会主义精神文明建设的关键内容，也是构建和谐医患关系的重要纽带。医德医风是医务人员的职业道德和医疗卫生行业的风尚，同时也是医院管理与质量的内在体现与外在表征。[4] 加强医德医风合规建设具有重要的现实意义。

加强医德医风合规建设是精神文明建设的重要内容。医院是向社会提供公共服务的窗

---

① 施祖东. 医疗机构管理过程中合规性审查研究. 中国卫生法制，2021（1）：41 - 45
② 吴峥，丁枭伟，等. 新时代公立医院党风廉政建设与医德医风建设问题之调查：以北京 5 家市属医院为例. 中国医学伦理学，2020（10）：1270 - 1276
③ 石西洋，石祥宇. 公立医院党风引领行风建设的实践与思考. 江苏卫生事业管理，2019（2）：232 - 234
④ 叶琳，张忠. 医德医风建设面临的困惑与路径. 淮北职业技术学院学报，2021（46）：22 - 24.

口单位,医务活动的参与者除患者之外,还包括与患者相关联的家属、亲友、同事等社会个体。因此,医务人员的职业道德素养和精神风貌在影响患者治疗效果和心理情绪的同时,也对与患者存在内在关联的社会人群产生着间接影响。医院兼具公益性与服务性,医院服务质量及医患关系的和谐程度已经成为社会高度关注的话题,也反映了一个时期的社会文明程度。从本质属性上看,医务人员的服务形象实则是社会主义精神文明建设的窗口。① 因此,推动医德医风合规建设,督促医务人员文明行医、讲究医德并提供优质服务,不仅是医院作风建设的关键,还是社会主义精神文明建设的重要内容。

加强医德医风合规建设是提升患者满意度的基础保障。提升患者满意度,不仅需要先进的医疗设备和医学技术做支撑,更需要良好的医德医风做保障。随着社会经济和科学技术的迅猛发展,医院的基础性建设已满足人们日益提高的物质生活水平,进一步提升患者满意度的突破口在于提供高质量医疗照护及相关服务。强化医德医风合规建设,能提升医务人员的职业道德素养和思想道德水平,使医务人员在行医过程中抱有强烈的道德责任信念,时刻规范自身诊疗行为,最终促进患者满意度的提升。

加强医德医风合规建设是构建和谐医患关系的现实需要。医院对患者的最终职责是消除病患,而患者得到有效的治疗不仅依赖医生精湛的医术,还要求医务人员提供高质量服务并具备较高的职业道德素养。要获得患者的信赖,医务人员在提高医技水平和看护质量的同时,还需要做到坚守道德、诚实守信。此外,医院的专业结构复杂,医、药、护、技各专业人员层次错落交互,因承担责任不同而彼此产生矛盾的情况屡见报端,而这种矛盾将最终导致患者利益受损。由此可见,在不同部门、不同专业、不同岗位之间构建共同使命感,强化医德医风合规建设,是促进医患关系和谐的必要条件。

二、合规风险提示

医务人员医德医风评价标准主要包含七个方面:救死扶伤、尊重患者权利、文明礼貌、遵纪守法、因病施治、顾全大局、严谨求实。医德医风违规行为不仅包括医务人员违反上述七个评价标准的道德层面的医德沦丧之举,还包含触犯相关法律的违法行为。

(1)缺乏职业道德,追逐利益,损害医务人员职业形象。个别医务人员缺乏医德医风的自我修养,出现思想道德素养滑坡、价值取向扭曲等问题,在医药购销领域潜规则下受

---

① 叶琳,张忠. 医德医风建设面临的困惑与路径. 淮北职业技术学院学报,2021(46):22-24.

利益驱动，将本职工作经济化、物质化，不顾及患者的经济承受能力，做出以医谋私、小病大治、收受红包等各种有悖于医德的行为。

（2）制度落实不足。医德医风监管层面，针对医务人员思想动态和日常行为的监管体系不健全，相关制度得不到有效落实。

（3）院内及社会监督机制不完善。目前医德医风建设的社会监督不够，社会监督机制不尽科学，权责利划分不明确，媒体舆论监督的实效性较弱，未建立起长效的监督机制，导致监督效能的持续性难以满足医德医风建设的内在诉求。

三、合规依据

（1）《处方管理办法》（2007 年）；

（2）《关于建立医务人员医德考评制度的指导意见（试行）》（2007 年）；

（3）《关于印发医疗机构从业人员行为规范的通知》（2012 年）；

（4）《药品管理法》（2019 年修订）；

（5）《护士条例》（2020 年修正）；

（6）《基本医疗卫生与健康促进法》（2019 年）；

（7）《医疗保障基金使用监督管理条例》（2021 年）；

（8）《全国医疗机构及其工作人员廉洁从业行动计划（2021—2024 年）》；

（9）《关于印发医疗机构工作人员廉洁从业九项准则的通知》（2021 年）；

（10）《医师法》（2021 年）。

四、合规指引

实施医德医风组织体系建设，成立医院行风建设领导小组、医德医风考评委员会、医疗缺陷处理委员会等。完善医德医风制度建设，规范流程。落实医德医风合规建设相关具体举措，包括医德医风宣教、医德医风负性事件查办、医德医风考评、医德医风档案管理等[1]，如下页图 11-1 所示。

（一）组织架构建设

建立一套完善的以医德医风为基础的行风建设组织管理体系。成立行风建设组织机

---

[1] 张超，施祖东．医院行风管理体系建设探讨．医院管理论坛，2022（1）：7-9.

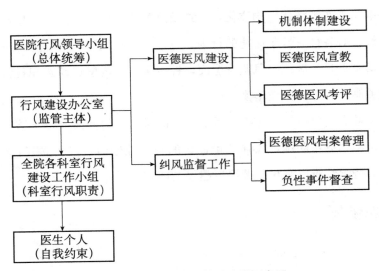

图 11-1 医德医风体系建设示意图

构，设立医院行风建设委员会，打造由医院行风建设领导小组、行风建设办公室、科室行风建设工作小组组成的管理网络，形成"医院行风建设领导小组—行风建设办公室—科室行风建设工作小组—医生个人"的四级架构，层次分明，便于垂直管理。在实施行风建设目标管理的过程中，医院行风建设领导小组组长由医院院长亲任，总体统筹行风建设的内容。行风建设办公室作为医院行风建设管理的协调机构，全面组织、协调、监督、推进各职能处室、临床医技科室的行风管理工作[1]，构建多部门联动、多层级监管、整合型行风管理体制。行风建设办公室是行风建设管理工作的具体实施主体，由医院相关行政科室（医务处、人事处、财务处、纪检监察办公室等）协助实施，全院各科室，尤其是重点临床医技科室，共同参与行风管理，针对药事管理、设备采购管理、物资捐赠管理、临床行为监管、依法执业管理、医务人员宣教等行风重点工作内容，加强建设。[2]

（二）机制体制建设

建立完善的制度，对相关行为进行规范。在医德医风建设过程中，完善制度是一个重要的环节。在这个环节从源头入手，能够使不正之风得到纠正。[3] 因为无论哪项工作，都不可能一蹴而就，所以建立完善的医德医风规章制度就显得尤为重要。它不仅能够确保医

---

[1] 卢俊. 谈非言语行为在教育教学中的应用. 甘肃教育，2018（24）：52.
[2] 岳全心. 加强公立医院作风纪律建设探析. 党史博采，2020（9）.
[3] 周运峰，胡兴旺. 公立医院思想政治和医德医风建设工作研究. 中医药管理杂志，2020（4）：220-222.

院在开展工作时有章可循，而且能有效地铲除不正之风滋生的土壤。① 在面对医德医风问题时，需要医院和卫生健康主管部门建立完善的、可操作性强的规章制度，建立严格的考核体系，对考核管理标准进行量化，采用规范科学的管理模式，坚持用制度管事、管人、管物，不断优化强化监督机制，确保落实相关制度。②

（三）医德医风宣传教育

在医德医风宣教方面，一是要坚持"依法治医"与"以德治医"相统一。"依法治国"与"以德治国"是新时期我国重要的治国方略。坚持"依法治医"与"以德治医"相统一，是"依法治国"与"以德治国"在医疗卫生领域的具体体现。③ 法律和道德作为两个不同范畴，既存在区别，同时也有着联系，两者是相互补充、相互促进的关系。法律能够保障传统道德得到更好的发展，道德则对人们的思想和行为进行约束，确保每个人都遵纪守法。医务人员，必须有良好的法制观念，认真学习相关法律法规。医院要确保医务人员懂法、学法、守法，这样才能做好医疗卫生领域相关的建设工作，确保医德医风合规建设工作落实到位。④ 二是要将制度与案例相结合。医院应始终坚持正面教育与反面教育相结合的教育理念。⑤ 从正面引导，加强法律法规、规章制度教育，组织医务人员及时学习行风建设相关文件，如《全国医疗机构及工作人员廉洁从业行动计划（2021—2024 年）》《医疗机构工作人员廉洁从业九项准则》《医疗机构从业人员行为规范》等文件，普及医务人员行风建设制度常识。加强警示教育，做到以案为镜，向医院各科室实时推送医务人员违纪违法违规的反面典型案例，督促医务人员引以为戒；组织医院中层干部、重点岗位和关键环节的工作人员赴法纪教育基地开展警示教育活动，敲响廉洁自律警示钟，强化规矩意识和法律意识，筑牢廉洁防线。⑥

（四）医德医风考核体系建设

落实医德医风合规建设的相关制度，应建立在严格的考核体系基础上，并通过制定规范化的实施方案，发挥出评价考核体系的最大效用，再结合医院的实际情况，制定合理的

① 马越川. 新形势下促进医德医风建设与党建和业务工作相融合的思路和对策. 人人健康，2020（10）：86 - 87.
② 刘珣，陈琴，等. 现代医院管理制度下医德医风智慧考评体系构建研究. 中国医院管理，2020（10）.
③ 宋茂银. 以德治医在依法治医进程中的实质作用. 中国全科医学，2006（11）：943 - 944.
④ 吕超，周萍，等. 基于卓越绩效理论的医德医风考评体系评估工具研究. 中国医院管理，2020（10）：18 - 20.
⑤ 刘珣，陈琴，等. 现代医院管理制度下医德医风智慧考评体系构建研究. 中国医院管理，2020（10）：11 - 13.
⑥ 韦倩，卢嘉慧，等. 医务人员医德医风档案的构建与思考. 兰台内外，2021（31）：76 -77.

评估办法。[①] 在实施考核期间，应组织成立不同部门协力运作的考核观察机制，并通过阶段性的评估体制，将多元化、多渠道以及多方位的考核结果进行汇总，再将其传输至管理部门归类留档。医德医风考评办法应结合医院医护人员的实际状况，确保其具有良好的可操作性。[②] 将护理服务情况、临床管理以及专项抗菌药物的整治活动有机结合，形成完整的考核机制，并重视对评估结果的应用，将评估结果与医务人员培养、薪资调整、职位晋升以及聘用相互衔接，再通过实施奖惩制度，提升医德医风的建设效果。[③] 对触及医德医风底线的问题，比如违背《医疗机构工作人员廉洁从业九项准则》等，应在医德医风考评时予以一票否决。

（五）不合理医疗行为监管——以四川省卫生健康委建立医疗"三监管"平台为例

为了有效防范和遏制医疗机构违规行为的发生，解决患者就医过程中最关注的"大处方""滥检查""泛耗材""乱收费"等问题，提高质量安全、服务效率、人民群众就医获得感和满意度[④]，2017年四川省率先启动了对"医疗机构、医务人员、医疗行为"的综合监管（以下简称医疗"三监管"）探索，实现了对医疗行业的全程、动态、精准监管。[⑤] 根据2017年11月1日《四川省卫生和计划生育委员会关于加强医疗机构、医务人员、医疗行为信息监管的意见》的要求，四川省卫生健康委以医疗机构、医务人员、医疗行为信息监管为主，依托HIS医疗工作站的数据采集和分析平台，融合统计直报系统、医保系统、省全民健康信息平台等，利用统计和大数据技术以及疾病风险评估模型，对医疗机构、医务人员、医疗行为进行综合分析，建立了集监控、分析、管理于一体的综合性、智能化、信息化医疗"三监管"平台，构建了集数据采集、数据分析、督促整改、现场核查、裁定判决、责任追究为一体的全过程、全链条监管体系。

四川省卫生健康信息中心通过对省级监管的32家医疗机构的指标情况的分析发现，部分重点指标呈现向好趋势，比如：药占比（不含中草药收入）呈下降趋势，且各类机构均较全省同类医疗机构下降明显；百元医疗收入消耗卫生材料费增长慢于全省平均水平，

---

① 刘珣，陈琴，等．现代医院管理制度下医德医风智慧考评体系构建研究．中国医院管理，2020（10）．
② 杨镝霏．国家卫生计生委印发意见加强行风建设．中医药导报，2017（13）：14.
③ 董乾，陈虎，房耘耘．国外行业作风管理模式对我国的启示．中国卫生质量管理，2018（4）：125-127.
④ 梁斌，夏科．"医疗三监管"平台对控制医疗费用增长的成效分析．西南国防医药，2019（8）：875-877. 宋金洋，蒋雪莉，张子武，等．四川省"医疗机构、医务人员、医疗行为"信息监管系统建设实践．医学信息，2021（3）：16-19.
⑤ 魏英，郭永明．浅谈医疗"三监管"政策应用现状及建议．世界最新医学信息文摘，2020（36）：231-234.

尤其是中医、专科医院均较全省同类医疗机构下降明显；平均住院日明显下降；门诊抗菌药物使用率整体呈下降趋势，大型检查设备检查阳性率（CT/MRI）整体上升。整体上，四川省通过监管有效促进了医疗机构医疗行为合理化，说明医疗"三监管"闭环管理系统具有较强应用性，可以广泛推广。[1]

医疗"三监管"成功入选国家卫生健康委 2019 年度"推进医改，服务百姓健康"十大新举措，并于 2019 年 6 月作为医改典型经验，在全国综合医改试点典型经验新闻发布会上主题发布。[2]

（六）建立日常监督、整改落实的长效机制

建立科室行风联络员机制，畅通院科两级信息渠道，将监督触角延伸到科室内部。用好医院行风监督医疗"三监管"平台、医保监管平台和廉洁风险防控信息平台三个平台，以及行风问题线索台账、纪监问题线索台账两本台账，进一步畅通官方网站、邮箱、投诉电话等问题反映社会渠道，定期对三个平台、两本台账进行汇总分析研判，建立联动协调机制，关注投诉举报反映的突出问题和共性问题，深入分析，举一反三，形成"发现问题—线索研判—转递线索—跟踪反馈"的问题线索处置闭环，重点聚焦过度诊疗、牟利转介患者等多发、易发的普遍性问题和关键环节问题进行有效监管，有针对性地开展专项治理。

（七）医德医风负性事件督查

以"标本兼治、纠建并举、综合治理"为工作主体，以重点领域、重点科室、重点产品、重点问题线索为突破口，开展专项整治工作，建立了责任明确、问题突出、整体联动的医药耗材监管、自查体系；通过物理隔断、人防、技防措施相结合，进一步规范医院内部环境管理；将督查与约谈相结合，医院定期开展行风建设工作督查，相关部门带头对全院所有临床医技科室、行政职能部门和业务管理部门进行行风督导检查，其中，医德医风

---

① 宋金洋，蒋雪莉，张子武，等. 四川省"医疗机构、医务人员、医疗行为"信息监管系统建设实践. 医学信息，2021（3）：16－19.

② 国家卫生健康委. 2019 年 6 月 26 日例行新闻发布会文字实录.（2019－06－26）[2022－05－22]. http://www.nhc.gov.cn/xcs/s7847/201906/f532d0e8002e4773a7552d8cee6b8e8d.shtml. 全国深化医改经验推广会在杭州举行推十大医改新举措.（2020－09－12）[2022－05－22]. https://baijiahao.baidu.com/s?id=1677633879026281120&wfr=spider&for=pc.

教育及学习情况是行风督查的重要项目之一，重点督查科室医德医风学习开展频次、学习内容及人员覆盖情况，要求有记录、全覆盖，同时将医德医风学习情况纳入科室年终考核指标。① 此外，医院党委办公室、纪检监察部和行风建设办公室每年联合定期开展行风建设责任约谈，对全院领导干部进行分层约谈，并签订责任书，要求领导干部落实"一岗双责"，做到责任层层传递、压力层层落实；同时，对于出现苗头性问题的个人，医院将召开提醒谈话会，要求其加强业务学习、严守职业道德。最后，医院应构建社会监督、政府监管、自我纠查的综合监管大平台，畅通投诉、举报来源，建立调查机制。② 举报和调查，是合规这种管理体系较为独特的要求。举报程序要根据医院的实际情况进行设置，以鼓励违规人员悬崖勒马、保护举报人员等为原则。合规调查，要注意本身的合法问题，调查者要熟知相关法律法规、内部规定，以及之前发生的相似案例查处情况，视情节依法依规予以处理：对于违反党纪政纪的，移交纪检监察机关依纪处理；对于涉嫌犯罪的，移送司法机关依法处理。对于情节较轻，可局限于院内整改处置的，应以问题为导向实施针对性整改，防微杜渐，避免问题的演变和升级。出现不合规行为时，应当及时处理，更应该查明违规行为的根源，对合规管理体系建设进行重新审视、改进，这样才可持续优化。如果院内类似违规行为多次发生，则说明医德医风合规管控没有起到效果。只有及时和正确地反馈，才能使合规管理行为形成闭环。③

上述医德医风管理体系建设的终极目的是促进医务人员摆正"道义"与"利益"的关系。医学人道主义是医德传统的精华，它强调尊重人、关心人、同情人、爱护人，以维持病人的生命为最高准则④，所以，医务人员的基本责任就是关心病人的生命，同情病人，竭尽全力挽救病人的生命，增进人的健康。医学的这种人道主义思想，保证了医学为人类健康服务的"仁学"性质，对于推动医学科学的发展及规范医德医风起到了极大的作用。

（蔡林俐　刘丹妮）

① 王倩，李希民，等. 医院行风建设机制在构建和谐医患关系中的作用. 中医药管理杂志，2015（11）：171-172.
② 马志娟. 加强医院行风建设的战略性思考. 当代医学，2016（1）：14-15.
③ 陈瑞华. 企业合规制度的三个维度：比较法视野下的分析. 比较法研究，2019（3）：31-77.
④ 殷葵. 加强行风建设，提升服务水平，进一步改善患者就医体验. 中国继续医学教育，2016（25）：25-27.

第二节　医院纠正医疗服务中不正之风

一、导　言

关于医疗服务中不正之风，仲实于 1982 年发表在《社会》杂志上的《医院不正之风调查》[①] 中定义为医院不正之风。从 1999 年开始，国务院纠正行业不正之风办公室将纠正医药购销中的不正之风作为全国纠风工作重点集中进行整治。医院纠正医疗服务中不正之风，涵盖了医药购销领域和医疗服务两个领域，"纠正医药购销和医疗服务中不正之风"专业术语在国家层面制度上见于国务院纠正行业不正之风办公室等六部门联合下发的《2005 年纠正医药购销和医疗服务中不正之风专项治理工作实施意见》。[②]

纠正医疗服务中不正之风是时代感强、政策性明显的一项专门举措，是为深入贯彻十九届中央纪委五次全会精神，坚决落实党中央关于党风廉政建设的决策部署，切实履行"管行业必须管行风""谁主管谁负责"的行业治理主体责任而开展的。该行动既体现了《关于建立现代医院管理制度的指导意见》关于完善医院管理制度、健全绩效考核制度的要求，也体现了促进形成良好医德医风，建设医术精湛、医德高尚、医风严谨的医务人员队伍，塑造行业清风正气等加强医院文化建设的实际要求。

2022 年是全面推进"健康中国"建设、有序实施"十四五"规划的重要一年。纠风工作应以习近平新时代中国特色社会主义思想为指导，深入贯彻落实十九届中央纪委历次全会精神，确保党中央、国务院关于党风廉政工作的有关部署落实到位，持续推进医药购销领域和医疗服务中不正之风综合治理，为推进高质量推进党风廉政和行业作风建设、改善医疗服务行动、推进医院高质量发展、防范化解重大风险攻坚战等重要工作举措落地，国家卫生健康委发布了《关于印发 2021 年纠正医药购销领域和医疗服务中不正之风工作要点的通知》《关于印发全国医疗机构及其工作人员廉洁从业行动计划（2021—2024 年）的通知》《关于印发 2022 年纠正医药购销领域和医疗服务中不正之风工作要点的通知》等文件，在全国医疗卫生领域内全面推进"健康中国"建设。

---

① 仲实. 医院不正之风调查. 社会，1982（4）：40-44.
② 国家工商总局公平交易局. 2005 年全国工商系统纠正医药购销和医疗服务中不正之风工作盘点. 工商行政管理，2006（5）：37-39.

二、合规风险提示

第一，医疗服务之中的不合规行为，具体表现形式如下。

（1）接受药品、医疗设备、医疗器械、医用卫生材料等医疗产品生产、经营企业或者经销人员以任何名义、形式给予的回扣，参加其安排、组织或者支付费用的宴请或者旅游、健身、娱乐等活动安排。

（2）医务人员安排患者到其他指定地点购买医药耗材等产品，向患者推销商品或服务并从中牟取私利，接受互联网企业与开处方配药有关的费用。

（3）以牟取个人利益为目的，经由网上或线下途径介绍、引导患者到指定医疗机构就诊。

（4）医疗机构从业人员违反规定发布医疗广告，参与医药产品、食品、保健品等商品推销活动或直播"带货"。

（5）医务人员利用任何途径和方式为商业目的统计医师个人及临床科室有关药品、医用耗材的用量信息，为医药营销人员统计提供便利；违规收集、使用、加工、传输、透露、买卖患者在医疗机构内所提供的个人资料、产生的医疗信息。

（6）以增加收入或牟取私利为目的过度治疗和过度检查。

（7）索取或者收受患者及其亲友的礼品、礼金、消费卡和有价证券、股权、其他金融产品等财物，参加其安排、组织或者支付费用的宴请或者旅游、健身、娱乐等活动安排。

（8）医药产品生产、经营企业或经销人员在医疗机构门诊、住院部、药房等区域违规向医务人员推销药品、医疗器械，进行商业洽谈。

（9）以个人名义或者假借单位名义接受利益相关者的捐赠资助。

（10）利用号源、床源、紧缺药品耗材等医疗资源或者检查、手术等诊疗安排收受好处、损公肥私。

第二，欺诈骗保、挂床骗保、借名骗保，违规使用医疗保障基金。以诱导、协助他人冒名或者虚假就医购药，提供虚假证明材料，串通他人虚开费用单据等手段骗取、套取医疗保障基金。

第三，违反诊疗规范等的违规违纪违法行为，包括违规诊疗、违规收费、违规使用耗材、违规介入治疗、滥设检验检查套餐、过度大型检查、分解住院等。

第四，医院管理者的持股、兼职薪酬问题。事业单位中的党政领导人员（处级及以上）获取股权，未经批准在企业兼职/任职，虽经批准在企业兼职/任职但领取薪酬、奖金、津贴。

三、合规依据

（1）《基本医疗卫生与健康促进法》（2019 年）；

（2）《传染病防治法》（2013 年修正）；

（3）《社会保险法》（2018 年修正）；

（4）《公益事业捐赠法》（1999 年）；

（5）《医师法》（2021 年）；

（6）《药品管理法》（2019 年修订）；

（7）《劳动合同法》（2012 年修正）；

（8）《护士条例》（2020 年修正）；

（9）《医疗纠纷预防和处理条例》（2018 年）；

（10）《医疗保障基金使用监督管理条例》（2021 年）；

（11）《事业单位工作人员处分暂行规定》（2012 年）；

（12）《医疗机构从业人员行为规范》（2012 年）；

（13）《关于印发 2021 年纠正医药购销领域和医疗服务中不正之风工作要点的通知》（2021 年）；

（14）《关于印发全国医疗机构及其工作人员廉洁从业行动计划（2021—2024 年）的通知》（2021 年）；

（15）《医疗机构工作人员廉洁从业九项准则》（2021 年）；

（16）《医疗机构医疗保障定点管理暂行办法》（2020 年）；

（17）《财政违法行为处罚处分条例》（2011 年修订）；

（18）《卫生计生单位接受公益事业捐赠管理办法（试行）》（2015 年）；

（19）《党政领导干部选拔任用工作条例》（2019 年修订）；

（20）《关于进一步规范党政领导干部在企业兼职（任职）问题的意见》（2013 年）；

（21）《事业单位工作人员处分暂行规定》（2012 年）。

四、合规指引

(一) 建章立制

针对上述风险行为，除了要求医疗机构及医务人员落实医疗质量与安全的"十八项核心制度"，遵循临床诊疗指南、医疗技术操作规范、行业标准和临床路径等开展诊疗工作之外，还应要求医疗机构建立行风建设的规章制度、监管机制和落实措施，要求科室和医务人员严格遵守执行。

（1）建立健全医患双方不收不送红包告知制度，建立健全具有可行性的红包回扣主动上缴登记制度，相关线索反映、调查核实、处置上报制度等管理制度，并不断完善落实。畅通信访、投诉、举报渠道，重点完善信访举报登记制度、案件线索集体排查制度，做好案件线索处置情况上报、案件查办等工作，对收受红包回扣，违反医院管理规定私自介绍患者外出检查、检验、购买药物及器械耗材、住院、手术，搭车开药、检查、检验，出具虚假诊断、证明、报告，医院在职员工与"黄牛"勾结，利用职务之便，参与倒号、倒床并牟取不正当利益等行为，严肃查处，发现涉纪涉法行风问题线索及时向纪检监察机关移送。

开展各级各类短视频账号的清理及排查工作，维护网络意识形态安全，维护医疗卫生行业形象，对所属的短视频账号（抖音、快手、微信视频号等）进行全面的清理统计、排查处理，避免出现医务人员进行网络科普的同时直播"带货"及违反《医疗机构工作人员廉洁从业九项准则》的不正之风问题。

医院安全保卫力量联合公安机关，共同对院内及周边流窜的"号贩子""医托""黑救护车""黑护工""黑诊所"进行清理打击；协助加强护工管理，对护工人员信息、聘用流程、收费标准进行公示；加强监督检查，加大对号源、医技检查、入院床位等方面职工绿色通道的监督检查，严厉查处内部职工或外协单位员工利用职务之便牟取不正当利益的行为，要求相关部门、科室建立绿色通道登记核查机制，追根溯源；加大对网络号源的管理力度和对网络"号贩子"的打击力度，对高频访问 App 或网上挂号端口的异常 IP 地址进行跟踪锁定，对非正常挂号的账号进行排查。

严格执行医疗机构内部"关于建立医药购销领域商业贿赂不良记录的规定"，严肃查处供应商在药品、设备、器械、耗材、基建、信息及相关服务等领域的违规违纪违法行为，严格实施行贿受贿一起查处。

　　严格执行医疗机构内部"关于规范举办学术会议、职工参加国内外学术会议以及接受社会捐赠的通知""接受社会资助资助员工参加学术活动的规定""医院供应商'药械阳光推介'工作方案",明确行业学会协会、医院与医药相关企业间的行为底线;加强门禁管理和人员管理,严禁供应商私自到门诊、病房等工作区域联系医务人员,严格执行"预约制"和"定时间、定地点、定人员、有记录"的"三定一记"规定。

　　畅通官方网站、微信公众号意见箱、邮箱、投诉电话等问题反映渠道,对省级医疗"三监管"平台,省级医保部门医保监管平台,医院内部廉洁风险防控信息平台行风问题线索台账、纪监问题线索台账进行汇总分析和研判,建立联动协同机制,关注投诉举报反映的突出问题和共性问题,深入分析,举一反三,形成"发现问题—线索研判—转递线索—跟踪反馈或移送"的问题线索处置闭环,有效监管违反"九项准则"的行为,聚焦多发、易发等普遍性问题和关键环节问题,有针对性地开展纠风工作。

　　(2)对于欺诈骗保行为,是有明确处罚规定的,如《基本医疗卫生与健康促进法》第104条规定,违反本法规定,以欺诈、伪造证明材料或者其他手段骗取基本医疗保险待遇,或者基本医疗保险经办机构以及医疗机构、药品经营单位等以欺诈、伪造证明材料或者其他手段骗取基本医疗保险基金支出的,由县级以上人民政府医疗保障主管部门依照有关社会保险的法律、行政法规规定给予行政处罚。《社会保险法》第87条规定,社会保险经办机构以及医疗机构、药品经营单位等社会保险服务机构以欺诈、伪造证明材料或者其他手段骗取社会保险基金支出的,由社会保险行政部门责令退回骗取的社会保险金,处骗取金额2倍以上5倍以下的罚款。《医疗保障基金使用监督管理条例》第40条规定,定点医药机构通过下列方式骗取医疗保障基金支出的,由医疗保障行政部门责令退回,处骗取金额2倍以上5倍以下的罚款;责令定点医药机构暂停相关责任部门6个月以上1年以下涉及医疗保障基金使用的医药服务,直至由医疗保障经办机构解除服务协议;有执业资格的,由有关主管部门依法吊销执业资格:1)诱导、协助他人冒名或者虚假就医、购药,提供虚假证明材料,或者串通他人虚开费用单据;2)伪造、变造、隐匿、涂改、销毁医学文书、医学证明、会计凭证、电子信息等有关资料;3)虚构医药服务项目;4)其他骗取医疗保障基金支出的行为。定点医药机构以骗取医疗保障基金为目的,实施了该条例第38条规定的行为之一,造成医疗保障基金损失的,按照上述规定处理。

　　医疗机构应当依照《社会保险法》《医疗保障基金使用监督管理条例》的规定,梳理存在的风险点,比如严格开展串换目录问题自查,合规要点包括物资编码、收费编码、医嘱码和医保码，做到四码合一管理。

（3）以合理用药、合理使用耗材、合理收费为目的，以临床路径和单病种质量控制、处方点评、耗材点评、配置大型设备审批为抓手，对使用中出现异常情形的药品、耗材、检验、检查指标组织专家实施质控及合理性点评，形成闭环管理，不断规范医务人员诊疗行为。

（4）根据《党政领导干部选拔任用工作条例》第4条之规定，事业单位中担任相当于县（处）级以上职务的人员，属于党政领导干部。根据《关于进一步规范党政领导干部在企业兼职（任职）问题的意见》的规定，事业单位中的党政领导人员不得获取股权。据此可知，通常情况下，党员或者事业单位中担任相当于县（处）级以上职务的人员不得获取股权。根据《关于进一步规范党政领导干部在企业兼职（任职）问题的意见》，事业单位中的党政领导人员经批准可以兼职，但不能获取薪酬、奖金、津贴等额外利益。根据《事业单位工作人员处分暂行规定》，事业单位工作人员违反国家规定，从事、参与营利性活动或者兼任职务领取薪酬的，会根据情节严重程度受到相应的处罚。事业单位的党政领导人员和非党政领导人员未经批准，均不得兼职，不得获取兼职薪酬。[①]

（二）建立规范模式

（1）合规行动需要确定行动周期。

（2）建立组织领导机构、工作专班、牵头部门、参与部门（科室），设立专门的纠风工作领导小组和工作小组办公室。

（3）建立工作运行机制、会商沟通机制，实现对重点工作内容、工作推进的全程管理。

（4）选择几个主题：合理检查、合理用药、合理耗材使用、合理收费、治理欺诈骗保行为专项工作、治理红包回扣专项工作。

（5）工作方案中的合规要点。

1）顶层设计。开好几个专题会议，制定、部署、分工落实的方案设计。

第一，医院层面。医院党委常委会、党政联席会专题研究纠风工作方案，并召开全院纠风工作部署会，在落实纠风要点过程中，要强化职工思想政治教育和正面引导，强化医德医风和行业自律教育，重视选树行业先进典型。

---

① 罗尔男. 员工持股及兼职兼薪法律风险防范措施刍议. 法制与社会，2018（11）：79-80.

第二，部门、科室层面。开纠风专题学习会，查阅学习资料汇编、学习记录。

2）工作机制。

第一，医院内部处、科（室）支持配合纠风工作领导小组和工作小组做好统筹协调，主抓本部门工作职责范围内的任务，对于跨部门的任务，由牵头部门组织召集多部门协同，进行任务分解，定期会商并督查督办，及时总结纠风工作期间的经验做法，持续完善规章制度和工作机制，确保纠风工作有实效。

第二，抓牢抓实纠风工作任务，严格落实医院内部处、科（室）纠风工作责任、各项目标任务和相关条目、责任人和主体责任，全面抓好实施、履行"一岗双责"并纳入干部考核管理。

第三，加强教育宣传引导。要强化思想政治教育和正面引导，强化医德医风和行业自律教育，重视选树行业先进典型，弘扬新时代崇高职业精神，增进社会对医疗健康行业的理解、支持和尊重，营造干事创业的环境氛围和积极向上的良好政治生态。

3）工作推进的重点环节：可采用失效模式与影响分析工具（FMEA）梳理高风险环节，进行重点管控，确定重点科室，确定高风险岗位，建立重点科室和人员的谈话操作程序。

4）重点项目。列出高风险点的项目。

5）结合国家年度行风治理工作要点，确定重点领域、工作方法和年度工作内容。

（刘启望）

第三节　医院反商业贿赂管理

2013 年葛兰素史克（GSK）在我国爆出腐败丑闻，2014 年 GSK 因为违反中国商业贿赂法而被罚 30 亿元人民币。这一处罚掀起了我国针对医疗卫生领域商业贿赂的整治，推动了外资企业在中国的经营合规管控，也推动了我国医疗卫生领域，尤其是公立医院的合规管控。

一、导　言

（一）商业贿赂的定义和特征

商业贿赂是什么？我们可以通俗地理解它是发生在商业领域的贿赂。1993 年《反不正当竞争法》在第 8 条采用禁止性规范的表述方式对商业贿赂进行了阐述，即经营者不得采用财物或者其他手段进行贿赂以销售或者购买商品。言下之意，发生该行为即为不法，但并未明确指出该行为即商业贿赂行为。国家工商行政管理总局 1996 年 11 月 15 日《关于禁止商业贿赂行为的暂行规定》第 2 条指出 1993 年《反不正当竞争法》第 8 条规定的行为即商业贿赂行为，并对商业贿赂进行了明确的定义，提出商业贿赂是经营者为销售或者购买商品而采用财物或者其他手段贿赂对方单位或者个人的行为。随着经济发展，商业贿赂的目的不再局限于销售或购买商品，于是中央治理商业贿赂领导小组于 2007 年 5 月 28 日发布《关于在治理商业贿赂专项工作中正确把握政策界限的意见》，将商业贿赂的目的从销售或购买商品扩展为提供或获取交易机会或者其他经济利益，并且提出对商业贿赂行为进行三分，即不正当交易行为、一般违法行为和犯罪行为。2017 年，《反不正当竞争法》迎来修订。此次修订对关于商业贿赂的规定进行了全方位的完善，尤其是对受贿主体范围、商业贿赂的目的均进行了扩展，对经营者的工作人员的行为进行了不利推定。[①] 我们通过对商业贿赂的特征进行分析，可以对商业贿赂有更为直观的了解。首先，商业贿赂的主体一方是经营者，经营者即《民法典》规定的自然人、法人、非法人组织，它们都可能构成商业贿赂的主体。因法人、非法人组织由自然人组成，所以推定经营者的工作人员进行贿赂的，应当被认定为经营者的行为。商业贿赂的另一方包含三类：交易相对方的工作人员、受交易相对方委托办理相关事务的单位或者个人、利用职权或者影响力影响交易的单位或者个人。其次，商业贿赂的手段为财物或者其他手段。在《关于禁止商业贿赂行为的暂行规定》中"其他手段"是指提供国内外各种名义的旅游、考察等给付财物以外的其他利益手段。最后，商业贿赂的目的为谋取交易机会或者竞争优势

（二）反商业贿赂的法律沿革

我国现行《刑法》并未对商业贿赂犯罪规定单独的罪名，相关规定分散于各章中。关于商业贿赂犯罪的规定主要集中在《刑法》以及相关的刑事立法解释、司法解释中，并通过数次对《刑法》的修正建立起了对商业贿赂犯罪的打击体系。

[①] 《反不正当竞争法》第 7 条规定，经营者不得采用财物或者其他手段贿赂下列单位或者个人，以谋取交易机会或者竞争优势：（1）交易相对方的工作人员；（2）受交易相对方委托办理相关事务的单位或者个人；（3）利用职权或者影响力影响交易的单位或者个人。经营者在交易活动中，可以以明示方式向交易相对方支付折扣，或者向中间人支付佣金。经营者向交易相对方支付折扣、向中间人支付佣金的，应当如实入账。接受折扣、佣金的经营者也应当如实入账。经营者的工作人员进行贿赂的，应当被认定为经营者的行为；但是，经营者有证据证明该工作人员的行为与为经营者谋取交易机会或者竞争优势无关的除外。

　　最高人民法院、最高人民检察院在 2008 年 11 月 20 日发布的《关于办理商业贿赂刑事案件适用法律若干问题的意见》明确规定商业贿赂涉及八种罪名，且对医疗领域商业贿赂行为进行了明确规定。① 此后，2009 年《刑法修正案（七）》增设利用影响力受贿罪，2011 年《刑法修正案（八）》增设对外国公职人员、国际公共组织官员行贿罪，2015 年《刑法修正案（九）》则大幅加大对行贿犯罪的处罚力度：增加了利用职业便利实施犯罪，或者实施违背职业要求的特定义务的犯罪的，可禁止从事相关专业的规定；对行贿罪、单位行贿罪、介绍贿赂罪的刑罚增设罚金刑；同时将对主动交代者可以减轻处罚或者免除处罚调整为可以从轻或者减轻处罚；增设对有影响力的人行贿罪。

　　2020 年，企业犯罪治理理念迎来转型，刑事合规出现在公众视野。2020 年 3 月，最高人民检察院开展第一期涉案企业合规改革试点工作；2021 年 3 月起第二期涉案企业合规改革试点工作启动。在第一批典型案例王某某、林某某、刘乙对非国家工作人员行贿案中，最高人民检察院提出检察机关应积极推动将企业合规与依法适用不起诉相结合。刑事激励措施的出台，将倒逼企业不断完善反商业贿赂合规管理体系，使合规成为一种习惯。

二、合规风险提示

（一）医院有接受商业受贿的现象

　　近年来，与公立医院相关的商业贿赂案件屡见于报端。这些案例中行贿方多以赞助学术会议为名对多家医院开展行贿。经相关整理，医院接受商业贿赂常常表现为以下几种方式②：（1）根据医院采购药品的数量核算费用，并以"会务费""推广费"等名义出账后，由在职医药代表以会议赞助、科室聚餐、赠送礼品等形式给付至医院相关科室及其人员。（2）在邀请医院相关医生参加学术会议的过程中，组织医生外出旅游。（3）支付医生参加国际学术会议的商务舱往返机票费用。（4）在组织各类学术会议开展推广活动的同时，直

---

　　①　最高人民法院、最高人民检察院 2008 年 11 月 20 日《关于办理商业贿赂刑事案件适用法律若干问题的意见》第 1 条规定，商业贿赂犯罪涉及刑法规定的以下八种罪名：（1）非国家工作人员受贿罪（《刑法》第 163 条）；（2）对非国家工作人员行贿罪（《刑法》第 164 条）；（3）受贿罪（《刑法》第 385 条）；（4）单位受贿罪（《刑法》第 387 条）；（5）行贿罪（《刑法》第 389 条）；（6）对单位行贿罪（《刑法》第 391 条）；（7）介绍贿赂罪（《刑法》第 392 条）；（8）单位行贿罪（《刑法》第 393 条）。第 4 条规定：医疗机构中的国家工作人员，在药品、医疗器械、医用卫生材料等医药产品采购活动中，利用职务上的便利，索取销售方财物，或者非法收受销售方财物，为销售方谋取利益，构成犯罪的，依照《刑法》第 385 条的规定，以受贿罪定罪处罚。医疗机构中的非国家工作人员，有前款行为，数额较大的，依照《刑法》第 163 条的规定，以非国家工作人员受贿罪定罪处罚。医疗机构中的医务人员，利用开处方的职务便利，以各种名义非法收受药品、医疗器械、医用卫生材料等医药产品销售方财物，为医药产品销售方谋取利益，数额较大的，依照《刑法》第 163 条的规定，以非国家工作人员受贿罪定罪处罚。

　　②　戴闻萱，邓勇 . 医药企业赞助学术会议之乱象及其治理 . 医学与法学，2021（3）：112 - 116.

接支付科室赞助费，同时组织相关医院的医生旅游。（5）在推广药品过程中，在组织各类学术会议开展推广活动的同时向与会的医生赠送购物卡。（6）为某研究所准备召开的研讨会直接支付"会议费"。

（二）医药公司存在向医院进行商业贿赂的行为

作为我国知名药企，江苏某医药股份有限公司及其子公司多次被卷入行贿案中，故以该公司为例对相关行为进行说明。该公司的异常行为在其销售费用上体现得非常直接，该费用包括学术推广、创新药专业化平台建设等市场费用，差旅费、股权激励费用及其他[①]，其中"学术推广、创新药专业化平台建设等市场费用"所占比重最大。根据中国裁判文书网披露的信息及 2021 年 4 月 12 日财政部发布的医药企业会计信息质量检查公告，该公司及其子公司存在以下行贿行为：（1）2016—2019 年，该公司的子公司之一某医药公司的销售代表及区域经理为了感谢某医院医生对其公司药品使用的特殊照顾并维持合作关系，分别送给该医生巨额现金贿赂及高额回扣。（2）2010—2018 年，为了为该公司在药品销售等方面谋取利益，区域经理先后十次送贵重物品给某医生。（3）2015—2018 年，地区业务员先后 7 次非法贿送现金给某医院药剂科主任，使其在药品采购以及监督检查上为同为该公司子公司的另一个医药公司开后门。（4）2021 年 4 月 12 日，财政部发布的医药企业会计信息质量检查公告显示，该公司 2018 年以非本公司发生的机票等报销专家讲课费、点评费、主持费，涉及金额 108.80 万元，2018 年以非本公司发生的机票及过路费、咨询费、广告费等发票列支公司员工福利奖励支出，涉及金额 214.91 万元。据此，财政部对该公司处以 5 万元罚款。

上述商业贿赂现象的产生，固然有医药市场信息不对称，药品研发投入不足迫使营销过度，医药公司会计信息披露不当、内部管理不善的原因，也有医院内部监管不足、监管制度落实不到位等管理缺位问题。因此，公立医院的反腐败合规建设，不能只着眼于企业或者医院单个机构的管理，而应该综合考虑上述两方面，系统性地推进合规治理。

三、合规依据

（1）《公益事业捐赠法》（1999 年）。

（2）《关于办理商业贿赂刑事案件适用法律若干问题的意见》（2008 年）。

---

① 陈禹. 恒瑞医药销售费用超额问题探析. 南昌：江西财经大学，2021.

（3）《关于建立医药购销领域商业贿赂不良记录的规定》（2013年修订）。

（4）《关于在公立医疗机构药品采购中推行"两票制"的实施意见（试行）的通知》（2016年）。

（5）《国家卫生计生委、财政部、中央编办、国家发展改革委、人力资源社会保障部、国家中医药局、国务院医改办关于全面推开公立医院综合改革工作的通知》（2017年）。

（6）《国务院办公厅关于进一步改革完善药品生产流通使用政策的若干意见》（2017年）。

（7）《国家医疗保障局关于建立医药价格和招采信用评价制度的指导意见》（2020年）。

（8）《国家卫生健康委、国家中医药局关于印发全国医疗机构及其工作人员廉洁从业行动计划（2021—2024年）的通知》（2021年）。

（9）《医疗机构工作人员廉洁从业九项准则》（2021年）。

四、 合规指引

（一）医院反商业贿赂内部管理机制

由于每家医院在职能定位、机构设置、组织架构等方面的基础情况不同，因此各家医院在反商业贿赂内部管理方面均具有自己的特征。总体来说，在组织建设、人员配置和制度建设上，需要覆盖以下三方面内容：

首先，需要明确"底线"行为。严禁医院各职能部门、临床医技科室和个人直接接受企业捐赠资助，严禁接受附有影响公平竞争条件的捐赠资助，严禁将接受捐赠资助与采购商品（服务）挂钩，严禁将捐赠资助资金用于发放职工福利，严禁接受企业捐赠资助旅游或者变相旅游。明确医院、各职能部门和临床医技科室举办学术会议，必须通过正规的第三方学术机构或医院进行经费支持，企业不得直接对学术会议进行赞助。职工参加国内外相关管理和学术会议，应由会议主办单位、学术团体或基金会邀请，企业不得直接邀请医院职工参会医院。医院职工参加相关管理和学术会议的经费，可由医院、会议主办方、基金会或学术团体支付，不得由企业直接支付或提供经济担保函等。

其次，鉴于医药的相辅相成关系，需要向医院内各单位告知接受社会捐赠的合规途径。例如，举办和医院职工参加学术会议，需由企业和其他单位赞助的，需严格按照《卫生计生单位接受公益事业捐赠管理办法》及医院的相关制度执行，按规定落实捐赠单位申报、医院相关部门和院班子预评估、签订协议、财务由医院统一管理、按预算严格执行、信息公开等流程。医院职工参加国内外学术会议，应由科室管理小组集体讨论决定，个人严格履行医院外出请假手续和外事相关规定等。

最后，需要向企业公示和医院科室、职工正常交流的渠道与流程。例如，企业如需推广新知识、新技术、新产品或受组织学术交流活动的外单位的委托来医院联系学术交流，严禁私自联系医务人员，需先到科室进行预约登记，科室对登记的宣讲内容进行评估筛查后，由科室确定沟通时间、地点、人员，通知企业人员前来沟通，并做好记录。

围绕上述三方面问题，医院需在制度建设、人员配置及职能明细、监督制约方面进行考量。

(二) 医院反商业贿赂体系建设

当前，各公立医院并没有专门的反商业贿赂合规建设部门，主要从廉洁风险防控、行风建设以及内控角度等来推进和强化医院的反商业贿赂。根据前面的分析，公立医院开展反商业贿赂合规建设需要从院内人员管理和供应商管理两方面入手，共同努力推进形成风清气正的行业氛围。在这方面，我们建议以廉洁风险防控为切入点，以廉洁风险防控思想为指导构建包含院内合规建设和督促药企合规合作的"4＋1"合规建设模式。

以全面从严治党为总目标和大原则，通过"教育、预防、监督、惩治"四措并举＋廉洁风险防控信息系统支撑的"4＋1"模式（见下页图 11-2），统筹推进"不敢腐、不能腐、不想腐"体制机制。通过院内举措"内循环"，推进医院廉洁风险防控管理；通过供应商管理和合作倡议，以医院"内循环"驱动行业"外循环"，"双循环"纵横支撑、并驾齐驱，携手共创风清气正的行业氛围，以"一流风险防控建设"为"一流医院发展"保驾护航（见下页图 11-3）。

1. 发展廉洁文化，确保教育渗透

（1）院内教育。

在中华民族传统美德和国家卫生健康主管部门倡导的思想"高线"（《医疗机构从业人员行为规范》）和行为"底线"（《医疗机构工作人员廉洁从业九项准则》）的长期、常规教育基础上，针对不同人群分类定制专属教育：对党员干部强调党规党纪思想教育，对关键岗位工作人员强调行业作风专题教育，对新任干部/新进职工强调岗位职权风险教育，对普通医务人员强调廉洁从业提醒教育，对专/兼职纪检监察干部强调纪律规矩能力教育。通过普适性全面教育和针对性风险教育的"1＋×"个性化套餐，满足不同类型不同阶段人群对廉洁教育的需求，确保廉洁文化的营造和渗透。

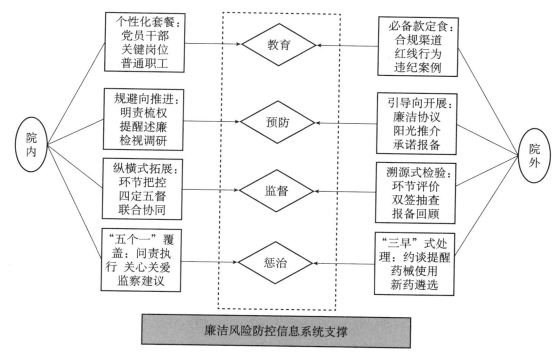

图 11-2　廉洁风险防控"4＋1"模式图

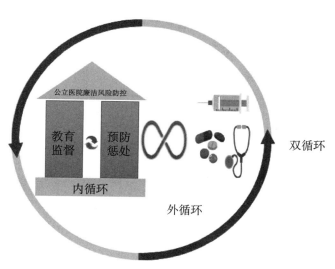

图 11-3　"内循环"驱动"双循环"示意图

（2）供应商教育。

针对与医院有合作关系的供应商，"三管齐下"推进立体宣讲：一是向供应商公开宣讲与医院合规合作的"可为"渠道，并与企业代表围绕在保护行业规范方面双方应如何协作共赢进行商讨，促使供应商合规运营；二是组织召开全院供应商大会，明确宣讲国家和医院管理制度中的"底线"条款，让供应商明晰"不可为"的方式；三是以问题为导向，公开供应商违规行为的后果和影响，强化震慑。三种措施同步推进，帮助供应商工作人员树立"不想腐"的廉洁从业思想，不跨行业"红线"，严守规矩"底线"。

2. 提供合规渠道，推动预防举措落地

（1）院内预防。

以风险规避为导向，促进医院职工知腐、防腐、治腐。从顶层设计、具体实施多角度构建医院廉洁风险防控制度的"四梁八柱"，完善制度设计；明确职责定位和范围，形成党委统一领导、党政齐抓共管、纪委组织协调、部门/科室各司其职、依靠群众参与的反腐倡廉领导体制和工作机制。每年组织部门/科室针对一个问题开展风险防控专项治理，对苗头性、倾向性问题早发现、早提醒、早纠正，防止小问题变成大问题。持续推进干部述责述廉，"把自己摆进去，把职责摆进去，把工作摆进去"，进行廉洁工作专题汇报、接受质询和民主评议，倒逼整改落实。强化调查研究，围绕社会关注的热点难点问题，面上在专/兼职纪检干部、职能部门和临床科室中广泛开展调研，确定关注重点；线上回顾性分析问题线索，检视问题、探索规律，针对性指导治腐举措。

（2）供应商预防。

以廉洁购销为原则，引导供应商合规合作。执行购销合同双签制，医药企业在与医院签订购销合同的同时，需签订"医药产品廉洁购销合同"，明示行为底线和责任归属，保障廉洁供应；开展学术推广和学术活动联系"阳光推介"，用预约制＋"三定一记"拦截不轨意图，为正规合作提供阳光渠道；强化报备制度，合作企业书面报告有无医院干部及其配偶、子女及其配偶在该企业合作或任职的情况，确保心中有数，防患于未然。

3. 开展廉洁风险管控，彰显信任，不替代监督

（1）院内监督。

以纪监专责监督为核心，整合党内监督和党外监督力量，依靠扎根于支部的专/兼职纪监干部队伍，以监督合力开展覆盖全面、重点突出的监督工作。在制度监督方面，以"四定五督"为抓手，从反映较多、涉及面较广、影响程度较大的问题入手，横向抓"关键少数人"，纵向抓"高危风险点"，推进重点领域制度流程修订完善。在制度执行方面，紧盯权力运行关键环节，强化对权力的制约和监督，横向抓"疑似异常点"，督促主责部门对照检查、及时整改，纵向抓"疑似问题线"，多部门联合协同，按照现行权力运行流程的各个环节进行检视、督导，各司其职、各负其责，全方位落实问题整改。

（2）供应商监督。

以供应链为流程，强化供应事前、事中、事后的环节监督：事前强化风险排查和廉洁提醒，回顾供应商的历史廉洁表现；事中强化从业规范，关注供应过程中是否存在违反国家、行业和医院规定的行为，是否积极参与医院组织的供应商教育活动；事后强化廉洁问题处理，关注是否存在针对供应商的相关信访事件、供应商的配合情况以及查处结果。

4. 严肃腐败问题治理，彰显"零容忍"惩治高压

（1）院内惩治。

按照"惩前毖后，治病救人"的原则，构建集缺陷处理、诫勉谈话、组织处理、党纪政纪处分于一体的主体明确、层级清晰的问责体系，加大监督执纪问责力度，运用"四种形态"对出现苗头性、倾向性问题的党员、职工及时预警、提醒，对涉嫌违规违纪问题严肃查处。强化纪律刚性约束，明确党纪政纪处分决定执行和缺陷处理规范化执行具体流程，打通处分"最后一公里"，保障问责执行到位。强化典型违纪违法案件"五个一"治本长效机制构建，采取典型引领、以案说纪、党性分析等多种形式，增强全院干部和职工的政治定力、纪律定力、道德定力和拒腐定力。强化结果应用，持续更新全院干部、职工的廉洁档案数据库，为干部选拔、考核及评优评先提供客观依据。坚持严管厚爱结合、激励约束并重，结合院纪委委员分片联系的工作机制，加强对受处分和处理人员的关心关爱，做好纪律处分"后半篇文章"。

（2）供应商惩治。

以监督执纪"四种形态"为指导，对存在违反国家、行业和医院规定行为的供应商采取两种方式予以处理。早在 2013 年 12 月，国家卫生计生委为打击医药购销领域的商业贿赂行为细化建立医药购销领域商业贿赂不良记录，被列入商业贿赂黑名单的企业无法参加公立医疗机构的采购。因此，对于违规行为被定性为商业贿赂的供应商，医院可以探索在一定年限内不得以任何名义、任何形式购入其产品或服务，对已购入、在院使用的相关品种或服务立即停止使用，对交纳的廉保金不予退还等方式予以惩处。对于违规行为未被定性为商业贿赂的供应商，则以抓早抓小思想为指导，按照违纪行为严重程度和影响情况，采取约谈供应商、暂停药品器械使用、取消新药遴选资格等方式予以严肃处理。

（陈　夔）

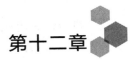

第十二章

医患纠纷处理合规管理

概　述

　　中国特色社会主义新时代，医疗卫生领域的主要矛盾是城乡居民日益增长的健康美好生活需要和医疗卫生发展不平衡不充分之间的矛盾。① 当前，医患纠纷呈现出快速增长势头和日益多样化、复杂化的趋势，备受社会各界关注。患者投诉、医疗纠纷、医疗事故对医疗机构和医务人员来讲都是最触动神经的敏感话题，大家往往谈投诉"色变"，谈纠纷"为难"，谈事故"反感"。患者投诉和医疗纠纷的处理既需要法律法规知识的储备，又需要道德情理的支撑，厘清患者投诉和医疗纠纷处理中的风险点，妥善处理医患矛盾，对于减少对医疗机构的负面影响、维护正常医疗秩序意义重大。

第一节　患者投诉合规管理

一、导　言

　　患者投诉是指患者及其近亲属等有关人员就医疗服务行为、医疗管理、医疗质量安全等方面存在的问题向医疗机构反映情况，提出意见、建议或者投诉请求的行为。② 从概念来看，患者投诉涵盖了医疗纠纷和医疗事故，是患者对医疗机构提出意见的行为的总概括。

---

　　① 刘平良，钟锭，柯飞，等．医疗卫生领域的主要矛盾及其化解策略：基于湖南相关数据分析．卫生经济研究，2018（11）：16 - 19.

　　② http：//www.nhc.gov.cn/fzs/s7851/201903/92b2236fb5e447fb86f1f3dbc253b4cd.shtml.

二、 合规风险提示

（一）医疗机构未设置统一的投诉受理部门

医疗机构，特别是三级医院，往往职能管理部门设置过多，部门之间的分工也不尽相同，门诊部、医务处、医患关系办公室、党委办公室、院长办公室、纪检监察办公室都有可能受理投诉，但是受理投诉的类别并不一样，投诉门/急诊问题找门诊办，投诉住院问题投诉找医患关系办公室，投诉依法执业问题找医务处，投诉行贿受贿问题找纪检监察办公室。投诉接待部门设置过多，就形成了"九龙治水"、医患投诉处理不好的局面。患者可能因为一件投诉要拨打很多电话，找很多部门，往往会"怒火中烧"，本来想在医疗机构内部解决投诉问题的，只能升级到找卫生健康主管部门、信访部门或者拨打政府"12345"热线进行解决。

（二）投诉接待人员专业能力不足

有些医疗机构对受理患者投诉工作的重视程度不够，对于患者投诉对改善医疗质量和保障患者安全的重要性认识不到位；有些医疗机构没有专门的投诉接待人员，投诉接待人员都是由其他部门工作人员兼职。投诉接待人员的专业性不够，缺乏医学、法学、管理学、社会学、心理学等方面的知识，较少接受医疗投诉处置相关培训，缺乏应对重大疑难复杂医疗投诉的能力。在投诉处理过程中没有依法依规妥善处置的话，就会引发患者二次投诉，造成被动局面。

（三）患者投诉后医疗机构没有及时反馈

有些患者可能存在多次投诉的情况，医疗机构认为一次答复后就已经完成任务，不想对患者进行再次答复，对于提出的新诉求新建议没有按照法律法规的规定进行答复。有些患者提出的诉求超出了医疗机构能够解决的范围，医疗机构认为"没有道理"，并搁置不理，没有说服劝说到位。有的医疗机构采取"拖"字战术，企图利用时间的消磨来达到让患者不再投诉的目的，往往效果不是很好，往往会"将小事拖大"，"将大事拖炸"。

三、合规依据

（1）《基本医疗卫生与健康促进法》（2019 年）；

（2）《医师法》（2021 年）；

（3）《医疗纠纷预防和处理条例》（2018 年）；

（4）《医疗事故处理条例》（2002 年）；

（5）《护士条例》（2020 年修订）；

（6）《医疗机构投诉管理办法》（2019 年）；

（7）《医疗机构投诉接待处理"十应当"》（2021 年）；

（8）《医疗卫生机构信息公开管理办法》（2021 年）。

四、合规指引

（一）转变观念，提高认识，将患者投诉作为改进医疗质量的重要抓手

患者通过各种投诉渠道反映出来的医疗机构存在的突出问题，既有新动向，也有老难题，是主动反馈给医疗机构的宝贵信息[1]，是反映医疗服务缺陷的重要指标[2]，为提高医疗质量提供了良好的切入点。[3] 妥善处理患者投诉是提高患者满意度、改善医疗质量的重要工作。[4] 医疗机构及其医务人员要从思想上、观念上转变患者投诉是"没事找事""无理取闹""吹毛求疵"的陈旧认识，坚持公平公正、实事求是、依法依规原则，将患者投诉视为送上门来的群众工作，努力将人民群众在看病就医时产生的涉及其切身利益的问题处理好，构建和谐有序的医患关系。

---

① Tingle J. . The urgent need to improve patient complaint handling in the NHS. British Journal of Nursing, 2016, 25 (11): 626 - 627. Wofford M. M. , Wofford J. L. , Bothra J. , et al. . Patient complaints about physician behaviors: A qualitative study. Academic Medicine, 2004, 79 (2): 134 - 138. Añel-Rodríguez R. M. , Cambero-Serrano M. I. , Irurzun-Zuazabal E. . Analysis of patient complaints in primary care: An opportunity to improve clinical safety. Revista de calid adasistencial: organo de la Sociedad Española de Calidad Asistencial, 2015, 30 (5): 220 - 225. Brooks J. . How to respond to a complaint positively-good practice. Prim. Dent. J. , 2015, 4 (1): 44 - 47.

② Schnitzer S. , Kuhlmey A. , Adolph H. , et al. . Complaints as indicators of health care shortcomings: which groups of patients are affected? . International Journal for Quality in Health Care, 2012, 24 (5): 476 - 482.

③ Hsieh, S. Y. . The use of patient complaints to drive quality improvement: An exploratory study in Taiwan. Health Services Management Research, 2010, 23 (1): 5 - 11. Kuosmanen L. , Kaltialaheino R. , Suominen S. , et al. . Patient complaints in Finland 2000—2004: A retrospective register study. Journal of Medical Ethics, 2008, 34 (11): 788 - 792. Hsieh SY. . Factors hampering the use of patient complaints to improve quality: an exploratory study. International Journal of Nursing Practice, 2010, 15 (6): 534 - 542. Suat Zengin, Behcet Al, Erdal Yavuz, et al. . Patient and relative complaints in a hospital emergency department: A 4 - year analysis. Turkish Journal of Emergency Medicine, 2012, 12 (4): 163 - 168.

④ Robinson L. , Cotton J. , Sarkar S. , et al. . A 36 - month study of patient complaints at a tertiary fertility centre. Human Fertility, 2014, 17 (1): 45 - 49.

（二）建立患者投诉标准化处理模式

患者投诉处理是一项专业性较强的工作，需要建立完善的制度和标准化的处理流程。医疗机构应该根据国家法律法规的规定，建立患者投诉标准化处理模式。

1. 加强患者投诉组织建设和人员队伍建设

《医疗机构投诉管理办法》规定：二级以上医疗机构应当设置医患关系办公室或者指定部门统一承担投诉管理工作。其他医疗机构应当配备专/兼职人员，有条件的也可以设置投诉管理部门。《医疗纠纷预防和处理条例》规定，医疗机构应当建立健全投诉接待制度，设置统一的投诉管理部门或者配备专/兼职人员。《医疗机构投诉接待处理"十应当"》规定，医疗机构应当建立以病人为中心的投诉接待处理模式，实现门诊、病房等投诉解决"一站式"服务，按照《医疗机构投诉管理办法》的要求，由医疗机构投诉管理部门（或投诉管理专/兼职人员）专门负责，达到统一受理、统一调查、统一协调、统一办理、统一反馈要求。

《医疗机构投诉管理办法》规定，医疗机构投诉管理人员应当具备以下条件：具备良好的职业道德和工作责任心；具备一定的医学、管理学、法学、心理学、伦理学、社会工作等学科知识，熟悉医疗和投诉管理相关法律法规，以及医疗机构规章制度；社会适应能力较强，具有良好的社会人际交往能力，具备良好的沟通能力和应变能力。

因此，医疗机构要不断加强患者投诉组织建设和人员队伍建设，建立统一承担投诉管理工作的部门，实行患者投诉"一站式"服务，配备具有医学、管理学、法学、心理学、伦理学、社会工作等学科知识的专业化投诉接待人员，实现"专业的人做专业的事"，让患者少跑路，让服务更暖心。

2. 建立标准化的工作流程

制定患者意见收集、登记、调查核实、院内讨论、反馈等"一体化"处理流程，明确各节点的完成时间和风险点，并监督各节点工作完成情况；制定患者投诉院内协商、人民调解、行政调解、诉讼、医疗事故鉴定、医疗损害技术鉴定等处理方式的具体流程，并明确各环节的关键工作。

3. 建立科学的医疗投诉风险评估和预警机制

《医疗机构投诉管理办法》规定：医疗机构各部门、各科室应当定期对投诉涉及的风险进行评估，对投诉隐患进行摸排，对高发隐患提出针对性的防范措施，加强与患者的沟通，及时做好矛盾纠纷排查化解工作。医疗机构要将医疗差错的严重程度、患者预后转归情况、患方认知接受程度、患方可能采取的"维权"方式、索赔数额、科室配合程度等作为医疗投诉风险评估的因素，根据评估结果的严重程度划分为一级预警、二级预警、三级预警等不同等级，根据不同等级的预警制订不同的处理方案。

4. 制定科学的医疗投诉数据收集、分析整改制度

《医疗机构投诉管理办法》规定：医疗机构应当规范投诉管理工作，定期统计投诉情况，统计结果应当与年终考核、医师定期考核、医德考评、评优评先等相结合。医疗机构应借助信息化手段和方式，整理既往医疗机构发生的医疗投诉数据，分析影响医疗质量和安全的重要因素，对重点科室、重点人员、重点环节、重要时间等进行重点关注，提高对患者投诉的快速响应能力，及时有效处理患者投诉，并针对患者投诉反映出的临床诊疗、医院管理、医患关系等方面的问题及时整改，将患者投诉作为加强对医务人员行为的监管的重要途径，不断改进医疗服务，提升医疗质量和患者满意度。[1]

第二节　医疗纠纷预防与处理合规管理

一、导　言

《医疗纠纷预防和处理条例》第 2 条规定，医疗纠纷是指医患双方因诊疗活动引发的争议。《医疗事故处理条例》第 2 条规定，医疗事故是指医疗机构及其医务人员在医疗活动中，违反医疗卫生管理法律、行政法规、部门规章和诊疗护理规范、常规，过失造成患者人身损害的事故。研究发现，患者投诉中医疗纠纷占 11.88％。[2] 虽然医疗事故与医疗纠纷在内涵和外延上存在差别，但是医疗机构在处理医疗纠纷和医疗事故的流程上没有太大的变化，《医疗纠纷预防和处理条例》同样适用于对医疗事故的处理。因此，本节将医疗纠纷与医疗事故放在一起进行阐述。

---

① Siyambalapitiya S., Caunt J., Harrison N., et al. A 22 month study of patient complaints at a national health service hospital. International Journal of Nursing Practice, 2007, 13 (2): 107 - 110. Levin C. M., Hopkins J.. Creating a patient complaint capture and resolution process to incorporate best practices for patient-centered representation. Joint Commission Journal on Quality & Patient Safety, 2014, 40 (11): 484 - 492.

② 王将军，钟林涛，应娇茜，等. 北京某三甲医院 5 886 件患者投诉现况及影响因素分析. 中国医院，2020 (6): 44 - 47.

二、合规风险提示

（一）医疗机构医疗风险防范体系尚不健全

1. 缺乏医疗纠纷风险预防制度

一份针对国内三甲医院 6 610 例医疗损害纠纷案件的分析显示，医疗纠纷诉讼高发科室为骨科（占 11.5%）、妇产科（占 9.6%）和急诊科（占 9.2%），最常见的损害原因是医疗技术损害（占 77.8%）；医院无责任案件占 23.1%，赔偿率为 76.9%。[1] 在医疗技术损害中，如诊疗方案不当、延误诊治、漏诊、抢救不及时、检查不完善、风险评估不到位等医疗过失为主要问题。[2] 对于临床诊疗中存在的医疗风险，国家虽然要求建立医疗质量（安全）不良事件报告制度，但是对于医疗质量（安全）不良事件的定义和分类，医疗机构报告什么内容、通过什么途径报告、医疗机构报告后由什么机构来进行审核，谁来反馈，什么类型医疗质量（安全）不良事件要求强制报告、什么类型的医疗质量（安全）不良事件属于自愿报告类别，如何持续改进，国家相关制度并没有明确规定。医疗质量（安全）不良事件的报告基本尚处于各医疗机构"各自为政"的状态，医务人员的医疗风险意识、依法执业意识、预防意识、报告意识参差不齐。

2. 缺少医疗风险评估预警

对临床诊疗中发生的不良事件或者医疗过错事件，未按照医疗风险程度进行科学分类、科学评估，运用风险管理方法进行认真分析、讨论、改进的工作做得不够，没有做到举一反三，医疗纠纷处理完毕后就把档案资料束之高阁，对医疗纠纷发生的原因及改进措施没有深入、细致的分析，以致同类的问题反复在医疗机构中出现。

3. 医疗风险防控措施不完善

医疗纠纷院内协商、人民调解、诉前调解、行政调解等多元化纠纷解决方式的有效衔接不够。在处置突发事件时，医疗机构临床医技科室与职能管理部门之间，医疗机构与上级卫生健康主管部门之间，医疗机构与医院警务工作室、公安机关之间有效衔接不够。医疗责任保险和医疗意外保险并没有发挥切实有效地化解医疗风险的作用，其在医疗风险社会化分担中发挥的作用需要进一步提升。

---

① 董圣洁，施贞凤，李国红. 我国三甲医院医疗损害责任纠纷现况分析. 中国医院，2020（4）：4.
② 钟林涛，王将军，周山，等. 445 例北京市医疗损害责任纠纷诉讼案件分析. 中华医院管理杂志，2018（11）：5.

(二) 医务人员缺少医疗纠纷处理的教育与法律培训

1. 不能厘清医疗纠纷涉及的法律关系和法律责任

医疗纠纷发生后，患者或患者近亲属向医疗机构和医务人员提出民事赔偿要求，最终通过院内协商、调解组织调解、人民法院判决等形式，获得赔偿或者没有获得赔偿。医务人员对医疗纠纷的民事处理形式还算知晓，往往认为医疗纠纷的处理到此就结束了。当卫生健康主管部门接到患者或患者近亲属的投诉举报，到医疗机构进行调查并最终作出行政处罚，或者医生涉嫌非法行医罪被公安机关刑事拘留、被人民检察院批准逮捕、被法院判决构成非法行医罪，最终被判处相应刑罚时，许多医务人员对行政处理或刑事判决不太理解：对医疗纠纷法院已经做了审理，也已经赔偿了患者或其近亲属，卫生健康主管部门为什么还要作出行政处罚？为什么再正常不过的诊疗行为还会涉及行政处罚、刑事犯罪？

2. 对医疗损害法律责任缺乏了解

2020 年 5 月 1 日，新修订的《关于民事诉讼证据的若干规定》正式实施，其中引人注目的就是"举证责任倒置"取消。对此，有媒体称："新《证据规定》最终删除了'举证责任倒置'的规定，医疗损害责任纠纷举证责任规定的法律体系实现了统一。"有的网站甚至打出了大标题："医生喜大普奔！举证责任倒置规定被删除了！"[①] 不少医务人员纷纷转载这一利好消息，但当问及什么是举证责任、什么是"倒置"、什么是归责原则时，其往往不能准确地进行表述，往往是一知半解、人云亦云。还有些医务人员在处理医疗纠纷过程中，对最新的民事侵权归责原则的法律规定不甚了解，依旧"捶胸顿足"地"痛斥"国家法律法规不合理，"举证责任倒置"应该被废除。

3. 医务人员私下与患者达成赔偿协议风险大

医疗纠纷发生后，医务人员害怕医疗纠纷给自己和所在医疗机构带来不好影响，或者不堪忍受患者或患者近亲属的"骚扰"，希望"快刀斩乱麻""速战速决"，通过个人汇款或支付现金的形式与患者或其近亲属达成君子协议。但是有的患者或患者近亲属拿到医务人员给付的赔偿后，又来找医疗机构索赔。对此医务人员有苦难言。

4. 不能分辨医疗事故与医疗损害责任的关系

《医疗事故处理条例》在患者和医务人员心目中已经"根深蒂固"，患者在医疗投诉和

---

① "举证责任倒置"规定被删，医生该"喜大普奔"？. (2020 - 05 - 20) [2022 - 06 - 14]. https://www.cn-healthcare.com/articlewm/20200522/content-1115391.html.

医疗纠纷中经常使用"医疗事故"这一词汇。在民事诉讼中，患者既可以申请医疗事故技术鉴定，也可以申请医疗损害责任司法技术鉴定，如果不构成医疗事故，则患者依然可以申请医疗损害责任司法技术鉴定，而最终的医疗过错、损害后果、因果关系的认定主要是依据医疗损害责任司法技术鉴定意见作出，医务人员不能理解为什么不构成医疗事故但是还要承担医疗损害责任。

（三）对患者的知情同意权尊重程度不够

医疗机构及其医务人员往往更加注重医疗技术这一"硬实力"，对"知情告知""医患沟通"这一"软实力"重视不够。一份针对北京市 731 件告知过错医疗损害责任纠纷案件的分析显示，告知过错案件数量呈上升趋势，法院判定医疗机构告知过错与患者损害后果之间存在因果关系的占 77.05%，法院判决医疗机构承担赔偿或补偿责任的占 81.17%。从风险点来看，医务人员在患者住院期间发生告知过错的数量最多（占 76.14%），以外科（占 50.24%）最常见。诊疗环节的告知过错最多（占 95.44%），告知过错点以医疗措施/诊疗方案居多（占 41.01%）；在非诊疗环节中，告知过错点以尸检最多（占 89.47%）。[①]

（四）病历缺陷已成为影响医疗纠纷处理的最重要的风险之一

1. 病历书写不规范

门/急诊病历书写存在的主要问题是：初诊忽略鉴别诊断、复诊病历书写不规范、缺少必要的辅助检查、体格检查记录缺少主要的阳性体征和必要的阴性体征等。[②] 住院病历书写存在的主要问题如下：一是入院记录方面，有的病历对主诉的记录不确切，拖沓冗长，不能准确反映患者的主要症状及持续时间；患者的既往史、个人史、婚姻月经史、家族史及体格检查等遗漏。二是首次病程记录方面，存在病例特点不精练、诊疗计划不具体等缺陷。三是日常病程记录方面，突出表现在患者病情演变及治疗措施更改记录不详细或没有记录，体现不出临床技术和药物应用的依据以及对治疗效果的分析。四是出院记录方面总结能力不强，对患者诊疗经过的描述过于原则化，对治疗具有重要意义的药物的使用方法书写不详细；出院医嘱过于简单，对患者指导意义不强。[③]

---

① 王将军，周山，钟林涛，等．北京市 731 件医疗机构违反告知义务侵权责任案件分析．中国医院管理，2021（11）：4.

② 刘凤华，杜淑英．基于案例分析对门（急）诊病案管理对策的思考．中国病案，2010（7）：7-8.

③ 刘长伟．某医院住院病历质量缺陷分析．中国医院管理，2012（5）：45-47.

2. 存在修改、伪造、篡改病历现象

有的医务人员认为对病历可以随便修改。在医疗纠纷发生或者患者对诊疗表达不满后，有些医务人员的第一反应就是对病历进行修改完善，以达到规避自己责任的目的。但是这样做往往会弄巧成拙。法院会因医院修改病历，导致事实不能查清，判决医院承担举证不能的责任，承担全部赔偿责任。

3. 不及时查阅、复制、封存病历导致纠纷

有些医务人员并不清楚门诊病历和住院病历的保管政策；不清楚什么人可以查阅、复制病历；不清楚患者或患者近亲属可以在什么时间可以查阅、复制病历——是在住院期间还是在出院后，抑或是随时都可以复印病历；不清楚可以查阅、复制哪些病历内容，对主观病历能不能查阅、复制；不清楚电子病历是否需要进行封存，如何进行封存；不清楚封存病历是封存原件还是封存复印件。

4. 病历不能及时、完整归档保存

病历质量管理是医疗质量管理的关键环节，病历不仅是医疗过程的真实记录，也是一个医院医疗质量、技术水平、管理水平的体现。医疗机构对病案的内涵质量关注度不够，对医务人员是否严格按照"客观、真实、准确、及时、完整、规范"的病历书写十二字基本原则书写病历缺乏行之有效的监督检查机制和制度。对于医务人员提交的病历资料是不是有缺失、有遗漏的病历形式完整性检查不到位，无法明确医护人员提交的病历资料是否有缺失、遗漏，造成患者复印病历时存在缺失遗漏，患者封存病历时重要病历资料没有及时得到封存，导致民事诉讼过程中法院以"隐匿或者拒绝提供与纠纷有关的病历资料"为由推定医疗机构存在过错，或者卫生健康主管部门以"拒绝为患者提供查阅、复制病历资料服务"为由给予医疗机构行政处罚。

（五）医疗机构不配合医疗纠纷鉴定

医疗纠纷案件涉及医学专业知识，要实现医患纠纷的定分止争、案结事了，往往需要进行医疗损害责任技术鉴定或医疗事故技术鉴定，医疗损害责任司法技术鉴定需要对诊疗行为有无过错、过错与损害后果之间有无因果关系、原因力大小等问题进行鉴定。患者提出的医疗事故问题，也需要通过医学会组织的医疗事故鉴定予以明确。

自 2010 年《侵权责任法》实施后，医疗损害责任纠纷案件的举证责任发生了变化，由实行过错推定原则转变为实行过错责任原则，实行"谁主张、谁举证"，由患方对诊疗行为的过错、医疗过错与医疗损害后果之间的因果关系承担举证责任。但是考虑到诊疗活

动的专业性、特异性，法律规定，对于专业性的问题，可以通过鉴定的方式缓和患方的举证责任。有些医疗机构和医务人员对医疗损害技术鉴定或医疗事故技术鉴定的流程不是很熟悉，对法院、司法鉴定机构、医学会提出的鉴定要求不能积极配合，耽误了鉴定事项的推进。如果医疗机构不配合相关鉴定工作，那么医疗机构在病历资料和患者就诊信息上的主导地位，往往会导致不能够查明医院诊疗行为的过错及因果关系，法院通常会采用转移举证责任的方式对案件进行裁量，最终认定被告举证不能，从而判定医院承担责任。

（六）医疗机构诉讼准备不充分

诉讼准备不充分的原因可能是医疗机构没有专门的法律顾问代理医疗纠纷案件，尤其是缺乏具备医疗专业背景的执业律师；医疗机构内部专门处理医疗纠纷的工作人员没有法律背景，对民事诉讼程序不太理解；医疗机构和医务人员对与医疗纠纷相关的病历资料或其他重要证据材料没有按规定进行保管或收集，造成病历资料的缺失或无法及时提供。

三、合规依据

（1）《民法典》（2020 年）；

（2）《基本医疗卫生与健康促进法》（2019 年）；

（3）《医师法》（2021 年）；

（4）《传染病防治法》（2013 年修正）；

（5）《个人信息保护法》（2021 年）；

（6）《行政处罚法》（2021 年修订）；

（7）《最高人民法院关于审理人身损害赔偿案件适用法律若干问题的解释》（2022 年修正）；

（8）《最高人民法院关于审理医疗损害责任纠纷案件适用法律若干问题的解释》（2020 年修正）；

（9）《医疗纠纷预防和处理条例》（2018 年）；

（10）《医疗事故处理条例》（2002 年）；

（11）《医疗机构管理条例》（2022 年修订）；

（12）《艾滋病防治条例》（2019 年修正）；

（13）《医疗机构投诉管理办法》（2019 年）；

（14）《医疗机构投诉接待处理"十应当"》（2021 年）；

（15）《医疗质量管理办法》（2016 年）；

（16）《医疗质量安全核心制度要点》（2018 年）；

（17）《医疗机构病历管理规定（2013 年版）》；

（18）《病历书写基本规范》（2010 年）；

（19）《电子病历应用管理规范（试行）》（2017 年）。

四、合规指引

（一）坚持预防为主，构建医疗纠纷预防体系，从源头上减少医疗纠纷的发生

预防是最经济最有效的健康策略。同理，在处理患者投诉和医疗纠纷问题上，预防问题的成本永远低于解决问题的成本。各级医疗机构要十分重视预防为主、源头治理。

1. 严格落实医疗质量核心制度

打铁还需自身硬。医疗机构及其医务人员要严格遵守医疗卫生法律、法规、规章和诊疗相关规范、常规，恪守职业道德，不断提高医疗质量和水平，从源头上减少患者投诉和医疗纠纷的发生。

强化监督不松懈。医疗机构医疗质量持续改进是永恒的话题，只有进行时，没有完成时。医疗机构应当建立本机构全员参与、覆盖临床诊疗服务全过程的医疗质量管理与控制工作制度，严格按照卫生健康主管部门、质控组织和本医疗机构关于医疗质量管理控制工作的有关要求，持续开展医疗质量巡查监督工作，及时发现、整改医疗机构运行中存在的问题，促进医疗质量持续改进。

2. 完善医疗质量（安全）不良事件报告制度

《医疗质量管理办法》将医疗质量（安全）不良事件报告作为医疗安全风险防范的重要举措，鼓励医疗机构和医务人员主动上报临床诊疗过程中的不良事件，促进信息共享和持续改进；要求医疗机构建立医疗质量（安全）不良事件信息采集、记录和报告相关制度，并作为医疗机构持续改进医疗质量的重要基础工作。

根据《医疗质量管理办法的》的规定，医疗机构要建立符合本医疗机构特点的报告制度：清晰界定医疗质量（安全）不良事件的定义、类别和事件严重程度等级；明确医疗机构相关部门的职责，避免推诿扯皮；明确逢疑必报、全员上报原则，逐步培育自

愿、非惩罚上报文化；制定不同类型医疗质量（安全）不良事件医疗机构内部上报流程，严格按照国家相关规定及时上报上级主管部门；对于上报的医疗质量（安全）不良事件，医院相关部门要进行认真的分析讨论，制定切实可行的改进措施，避免类似问题重复出现。

（二）建立以患者为中心的知情告知制度

实现患者有效知情同意的三大要素是医务人员充分告知、患者具备知情同意能力、患者自愿。[①] 医务人员充分履行告知义务，可以确保医患双方的平等地位和患者的自主决策权[②]，提高患者满意度。

《民法典》规定，医务人员应当及时向患者具体说明医疗风险、替代医疗方案等情况。这对医务人员的告知内容提出了更高要求，医务人员应对患者进行诊疗环节（包括病情、医疗措施/诊疗方案、医疗风险、替代医疗方案、医疗费用、病历书写问题、其他）和非诊疗环节（尸检、病历/药品封存、纠纷解决方式、安全保障、其他）两方面内容的全面告知。

患者知情同意不仅仅是患方在知情同意书上简单签署自己的姓名，不是一种"形式"，而是患者了解医疗干预措施的目的、利弊和潜在风险。医务人员不仅要向患者传递诊疗信息，还要确保其接受并尽可能理解这些信息。医务人员要采用个体化的方法，考虑患方的社会背景、理解能力和诊疗需要，除传统的口头告知、书面签字等形式外，还要积极采用多媒体资源，包括视频、可靠的互联网资源和教育手册等方式[③]，进行充分沟通，帮助患者更好地通过可视化、通俗化方式加深对他们面临的治疗选择的理解，最大限度地保障患者的自主权和知情同意的质量。

---

① Sivanadarajah N., El-Daly I., Mamarelis G., et al.. Informed consent and the readability of the written consent form. Ann R. Coll. Surg. Engl., 2017, 99 (8): 645-649.

② Hartgerink B. J., McMullen P., McDonough J. P., et al.. A guide to understanding informed consent. Crna the Clinical Forum for Nurse Anesthetists, 1998, 9 (4): 128-134.

③ Pucher P. H., Johnston M. J., Archer S, et al.. Informing the consent process for surgeons: a survey study of patient preferences, perceptions, and risk tolerance. Journal of Surgical Research, 2019, 23 (5): 298-302; Verulava T., Jorbenadze R., Surguladze V.. Patients' informed consent to medical services in Georgia. The Medico-legal Journal, 2019, 87 (4): 1-5; Grauberger J., Kerezoudis P., Choudhry A. J., et al.. Allegations of failure to obtain informed consent in spinal surgery medical malpractice claims. JAMA Surg. 2017, 152 (6): e170544; Park J., Son W., Park K. S., et al.. Educational and interactive informed consent process for treatment of unruptured intracranial aneurysms. Journal of Neurosurgery, 2017, 126 (3): 825-830; Michalski A., Stopa M., Miskowiak B.. Use of multimedia technology in the doctor-patient relationship for obtaining patient informed consent. Med. Sci. Monit., 2016 (22): 3994-3999.

(三)高度重视病历书写、复制、封存工作

病历是医务人员探索疾病原因和治疗效果的真实工作记录，是临床经验的积累，是科研、教学的资料，是医疗保险报销的重要凭证，更是医疗纠纷处理中的关键证据材料，需要引起医疗机构及其医务人员的高度重视。

医务人员要严格按照《民法典》《医疗纠纷预防和处理条例》《病历书写基本规范》等的规定，客观、真实、准确、及时、完整、规范地书写病历，严格按照规定的时限和方式修改完善病历，坚决杜绝篡改、伪造、隐匿、毁灭病历的行为。发生医疗投诉和医疗纠纷时，要及时告知患方可以复制、查阅、封存病历。在复制、封存病历时要提供患者在诊疗中产生的包括主观病历和客观病历在内的所有病历资料，避免遗漏部分病历资料，造成后续医疗纠纷处理中的被动。在封存病历时，可以封存病历的复制件，也可以封存病历的原件。对于封存的具体病历内容，医疗机构要制作封存清单，封存清单要载明封存的时间、封存的具体内容、在场人员、封存病历的形式（原件或复印件）、封存件保存的地点、封存件保存的时间等内容。封存件需要一式两份，一份交由患方，一份由医疗机构妥善保管。

(四)建立科学的医疗纠纷处理机制，依法依规处理医疗纠纷

1. 建立多元化医疗纠纷处理机制

患者遇到医疗纠纷后，希望通过最短的时间获得最优的解决方案，最直接了当的方式就是通过院内协商方式解决，但是限于法律法规、医疗过错认定分歧等原因，有些医疗纠纷无法通过院内协商方式解决。医疗机构要推行"谁管理谁普法""谁服务谁普法"[①]，不断加强法治宣传，及时向患者告知医疗纠纷的处理方式，对不同处理方式的概念、适用范围、申请流程和注意事项进行耐心讲解，并提供必要的帮助，通过法治宣传拉进医患之间的距离，化解和最大限度地消除医患之间的对立情绪，引导患者通过合理合法的方式维护权益。根据法律法规、患方诉求、医疗过错等因素，综合确定医疗机构对医疗纠纷的处理方式，并根据医患沟通的进展情况做适时的调整，努力实现医疗纠纷院内协商、人民调解、诉前调解、行政调解、司法确认等纠纷解决方式的有效衔接。

---

① 中共中央国务院转发《中央宣传部、司法部关于开展法治宣传教育的第八个五年规划（2021—2025年）》. (2021-06-16)［2022-6-28］. http://politics.people.com.cn/n1/2021/0616/c1001-32131114.html.

2. 引入法律顾问全流程参与医疗纠纷处理

在医疗纠纷事前预防、事中处置、事后改进过程中全面引入法律顾问参与。在医疗风险发生但尚未形成医疗纠纷时，引入法律顾问全面评估医疗风险可能导致的法律后果，制定详细的应对预案；在形成医疗纠纷后，引入法律顾问评估患者诉求的合理性，制定沟通策略和处理方式，在患者申请人民调解、提起诉讼后，由法律顾问作为代理人处理医疗纠纷。以诉讼为例：在收到患者的起诉书后，医疗机构与法律顾问及时沟通患者的诉讼请求，分析诊疗中存在的问题，准备证据材料和答辩意见；在法院委托医疗损害技术鉴定或者医疗事故技术鉴定前，医疗机构与法律顾问认真准备鉴定会陈述意见；在鉴定意见出具后，针对鉴定意见，提出有针对性的质询意见。

3. 建立合理的医疗风险分担机制

医疗机构根据国家法律法规的要求，投保符合医疗机构自身特点的医疗责任保险险种，解决医疗过错造成的经济赔偿责任，减轻医疗机构的赔付压力。推广或试点患者参加医疗意外保险，解决非医疗过错造成的经济赔偿责任，弥补患者看病就医的损失。通过医疗责任保险和医疗意外保险的有机结合，充分发挥保险机制在医疗纠纷处理中的第三方赔付和医疗风险社会化分担的作用。

（王将军）

图书在版编目（CIP）数据

现代医院合规管理：风险防范与规范指引 / 郑雪倩，
曹艳林，程雪莲主编. -- 北京：中国人民大学出版社，
2023.11
　　ISBN 978-7-300-32297-1

　　Ⅰ. ①现… Ⅱ. ①郑… ②曹… ③程… Ⅲ. ①医院—
管理 Ⅳ. ①R197.32

中国国家版本馆 CIP 数据核字（2023）第 210766 号

现代医院合规管理——风险防范与规范指引
主　编　郑雪倩　曹艳林　程雪莲
Xiandai Yiyuan Hegui Guanli

出版发行	中国人民大学出版社			
社　　址	北京中关村大街 31 号		邮政编码	100080
电　　话	010 - 62511242（总编室）		010 - 62511770（质管部）	
	010 - 82501766（邮购部）		010 - 62514148（门市部）	
	010 - 62515195（发行公司）		010 - 62515275（盗版举报）	
网　　址	http://www.crup.com.cn			
经　　销	新华书店			
印　　刷	天津中印联印务有限公司			
开　　本	787 mm×1092 mm　1/16		版　　次	2023 年 11 月第 1 版
印　　张	24.25 插页 1		印　　次	2023 年 11 月第 1 次印刷
字　　数	449 000		定　　价	108.00 元